中国轻工业"十三五"规划教材

食品营养与卫生
（第二版）

主　编
李京东　倪雪朋

中国轻工业出版社

图书在版编目(CIP)数据

食品营养与卫生/李京东,倪雪朋主编. —2版. —北京:中国轻工业出版社,2024.1

中国轻工业"十三五"规划教材

ISBN 978-7-5184-1710-0

Ⅰ.①食… Ⅱ.①李… ②倪… Ⅲ.①食品营养—高等职业教育—教材 ②食品卫生—高等职业教育—教材 Ⅳ.①R15

中国版本图书馆CIP数据核字(2017)第286092号

责任编辑:张　靓　　责任终审:张乃柬　　整体设计:锋尚设计
文字编辑:刘逸飞　　责任校对:晋　洁　　责任监印:张京华

出版发行:中国轻工业出版社(北京鲁谷东街5号,邮编:100040)
印　　刷:北京君升印刷有限公司
经　　销:各地新华书店
版　　次:2024年1月第2版第7次印刷
开　　本:720×1000　1/16　印张:19.75
字　　数:382千字
书　　号:ISBN 978-7-5184-1710-0　定价:45.00元
邮购电话:010-85119873
发行电话:010-85119832　010-85119912
网　　址:http://www.chlip.com.cn
Email:club@chlip.com.cn
版权所有　侵权必究
如发现图书残缺请与我社邮购联系调换
240095J2C207ZBQ

本书编委会

主　　编　李京东（潍坊工程职业学院）
　　　　　　倪雪朋（日照职业技术学院）

副 主 编　苏　蕾（山东商业职业技术学院）
　　　　　　关志炜（齐鲁师范学院）
　　　　　　赵升鹏（潍坊工程职业学院）

参编人员　郭　丹（烟台职业学院）
　　　　　　王　磊（山东经贸职业学院）
　　　　　　张　静（东营职业学院）
　　　　　　肖素荣（潍坊工程职业学院）
　　　　　　毕秋芸（淄博职业学院）
　　　　　　于　辉（山东农业工程学院）

前　言

食品营养与卫生是食品类各专业的核心课程，培养学生的营养指导职业能力和基本健康素养，指导人们践行绿色生活方法，树立大食物观，科学从事食品安全管理，实现2035年健康中国目标，对完成相关专业高素质技术技能型人才的培养有极其重要的作用。

本书第一版于2011年出版，经过几年的使用，我们收到了很多反馈意见和建议，结合《中国居民膳食营养素参考摄入量（2013）》《中国居民膳食指南（2022）》的颁布，第一版中一些内容已不适应当前食品科学的发展，急需进行修订、更新。我们根据当前社会经济发展对食品营养与卫生相关工作岗位能力的要求，以及教材使用者的意见和建议，本着为教学服务、为学生成才服务、为企业人才需求服务的宗旨，对教材进行了修订。

修订后的教材对第一版的内容体系进行了较大改动，由原先的六大模块二十九个项目改为七个项目三十个任务，按照工作岗位职业能力逐渐提升的序化要求，每一个任务包括基础知识、理论知识扩展、实训练习等部分，并有相应的习题进行强化，突出教材职业性、实践性的特点，便于学习理解。教材主要内容包括绪论，人体营养状况测定与评价，营养素分析、评价与饮食指导，食物营养价值评价，膳食调查与膳食指导，营养性相关疾病的膳食指导，食品安全卫生调查、分析、处理，以及社区营养管理等。

参加教材修订的基本是第一版教材的编写者，李京东、倪雪朋担任主编，具体分工为：李京东、倪雪朋、赵升鹏撰写编写提纲，李京东编写绪论、项目二（任务一～任务三）、项目六（任务四），倪雪朋编写项目一、项目四（任务一～任务二，与李京东合编），苏蕾编写项目二（任务六～任务八）、项目三（任务三），关志炜编写项目五（任务一～任务四），赵升鹏编写项目三（任务四），郭丹编写项目二（任务四～任务五），王磊编写项目四（任务四～任务五），张静编写项目四（任务三）、项目七（任务一～任务二），肖素荣编写项目六（任务一～任务三），毕秋云编写项目五（任务五～任务六），于辉编写项目三（任务一～任务二），全书由李京东统稿。

本书可以作为食品类各相关专业的食品营养与卫生课程教材。在编写过程中，得到了相关院校师生的大力支持与帮助，在此表示感谢。

编者

2017年6月

第一版前言

食品营养与卫生学是食品科学及食品相关专业的核心课程。本教材编写突出了高职高专教学中应用为主的特色，强调对学生能力的培养。教学过程以项目化形式展开，做到以理论为基础，以技能提高为目的，通过项目化形式达到教学目标，在每个项目中以实训练习为强化手段，体现高职教学中对能力的要求。本教材最大特点是突出食品营养与卫生学的相关职业岗位要求，不再将该课程作为食品科学的基础课程，而是突出其应用性和实用性，结合公共营养师、营养配餐员等岗位能力要求进行编写，同时打破了以往教材将营养学和卫生学分开编写的形式，通过二者有机结合，使教材便于学习、理解，也更具实用性，满足实际工作的需要。

本教材根据食品营养与卫生学的基本内容，划分为六个模块，每个模块下又分为若干项目，每个项目都针对某一项或某几项技能的培训进行编写。每个项目内容包括基础知识、理论知识扩展、实训练习等部分，并有相应的习题进行强化。教材主要内容包括营养学基础知识、食物营养与食品卫生、公共营养学知识、特殊人群合理膳食、营养与疾病、营养教育与社区营养等。

本书由李京东、倪雪鹏担任主编，具体分工为李京东撰写编写提纲，并编写绪论、项目一~项目三、项目十五，倪雪鹏编写项目十七、项目十六（与李京东合编）、项目十八（与李京东合编），苏蕾编写项目六~项目八及项目十一，关志炜编写项目二十二~项目二十五，郭丹编写项目四~项目五，王磊编写项目二十~项目二十一，张静编写项目十九、项目二十八~项目二十九，肖素荣编写项目十二~项目十四，毕秋芸编写项目二十六~项目二十七，于辉编写项目九~项目十，全书由李京东统稿。

本书可作为食品科学专业及其它相关专业的食品营养与卫生课程教材。

由于编者水平所限，书中不妥及错误之处，请读者指正。

编者

目 录 CONTENTS

绪论 ··· 1
 一、基础知识 ·· 1
 二、食品营养与卫生学研究内容及任务 ··· 3
 三、食品营养与卫生学职业岗位及能力要求 ······································· 4
 思考题 ··· 5

项目一 人体营养状况测定与评价 ·· 6
 任　务　人体营养状况测定与评价 ·· 6
  一、基础知识 ·· 6
  二、人体体格调查评价 ··· 10
  三、实训练习：儿童体格测量 ··· 15
  思考题 ··· 18

项目二 营养素分析、评价与饮食指导 ·· 19
 任务一　蛋白质分析、评价与饮食指导 ·· 19
  一、基础知识 ··· 20
  二、食物蛋白质评价 ·· 23
  三、实训练习：食物蛋白质营养价值评价 ····································· 25
  思考题 ·· 27
 任务二　脂类分析、评价与饮食指导 ·· 27
  一、基础知识 ··· 27
  二、食物脂肪的评价 ··· 30
  三、实训练习：评价几种油脂营养价值，计算混合食物脂肪含量 ······ 30
  思考题 ·· 32
 任务三　碳水化合物分析、评价与饮食指导 ··· 32
  一、基础知识 ··· 32
  二、食物碳水化合物的评价 ·· 35

三、实训练习：计算混合食物 GI 和 GL，并进行评价 …………………… 36
　　　思考题 ……………………………………………………………………… 37
　任务四　食谱能量摄入分析评价 ………………………………………………… 37
　　　一、基础知识 ……………………………………………………………… 38
　　　二、能量的需要量确定 …………………………………………………… 42
　　　三、实训练习：一日食谱能量分析评价 ………………………………… 43
　　　思考题 ……………………………………………………………………… 45
　任务五　维生素分析、评价与饮食指导 ………………………………………… 45
　　　一、基础知识 ……………………………………………………………… 45
　　　二、脂溶性维生素 ………………………………………………………… 46
　　　三、水溶性维生素 ………………………………………………………… 52
　　　四、维生素的缺乏与判断 ………………………………………………… 61
　　　五、实训练习：某种维生素缺乏症的分析、判断及建议 ……………… 63
　　　思考题 ……………………………………………………………………… 65
　任务六　矿物质分析、评价与饮食指导 ………………………………………… 65
　　　一、基础知识 ……………………………………………………………… 65
　　　二、矿物质的缺乏与评价 ………………………………………………… 76
　　　三、实训练习：矿物质元素缺乏症的分析、判断与建议 ……………… 79
　　　思考题 ……………………………………………………………………… 80
　任务七　合理饮水指导 …………………………………………………………… 81
　　　一、基础知识 ……………………………………………………………… 81
　　　二、水缺乏症 ……………………………………………………………… 82
　　　三、实训练习：饮料营养价值分析 ……………………………………… 83
　　　思考题 ……………………………………………………………………… 84
　任务八　食谱中膳食纤维摄入量分析 …………………………………………… 84
　　　一、基础知识 ……………………………………………………………… 84
　　　二、膳食纤维缺乏 ………………………………………………………… 86
　　　三、实训练习：分析食物膳食纤维摄入量，提出膳食建议 …………… 86
　　　思考题 ……………………………………………………………………… 87

项目三　食物营养价值评价 …………………………………………………………… 88
　任务一　评价植物性食物营养价值 ……………………………………………… 88
　　　一、基础知识 ……………………………………………………………… 89
　　　二、膳食蛋白质互补的原则和评价 ……………………………………… 95

三、实训练习：评价某一食谱蛋白质营养价值并提出合理的
　　　　　食谱搭配意见 ·· 96
　　　思考题 ·· 98
　任务二　评价动物性食物营养价值 ··· 99
　　　一、基础知识 ·· 99
　　　二、食物营养价值的评价 ·· 106
　　　三、实训练习：评价某食物营养价值 ·· 107
　　　思考题 ·· 109
　任务三　强化食品、保健食品的评价 ··· 109
　　　一、食品营养强化基础知识 ·· 110
　　　二、保健食品 ·· 112
　　　三、实训练习：强化食品的设计、生产及评价 ································ 113
　　　思考题 ·· 114
　任务四　食品标签与食品营养标签的识别、评价与制作 ······························· 115
　　　一、基础知识 ·· 115
　　　二、食品标签制作 ·· 118
　　　三、实训练习：食品标签的识别、评价 ·· 120
　　　思考题 ·· 122

项目四　膳食调查与膳食指导 ·· 123
　任务一　膳食调查与评价 ·· 123
　　　一、基础知识 ·· 124
　　　二、膳食调查结果分析评价 ·· 131
　　　三、实训练习：膳食调查——询问法 ·· 133
　　　思考题 ·· 137
　任务二　膳食结构与膳食指南应用 ·· 137
　　　一、基础知识 ·· 137
　　　二、《中国居民膳食指南（2022）》应用 ·· 143
　　　三、实训练习：不同种类食物的营养识别 ·· 148
　　　思考题 ·· 150
　任务三　营养食谱编制 ·· 150
　　　一、基础知识 ·· 150
　　　二、营养配餐的原则 ·· 151
　　　三、营养配餐的应用 ·· 153

四、实训练习：用营养素计算法编制一份营养食谱……………… 163
　　　思考题……………………………………………………………… 166
　任务四　特殊生理条件人群膳食指导与食谱编制………………………… 166
　　一、基础知识………………………………………………………… 166
　　二、实训练习：某一生理条件人群食谱的编制…………………… 176
　　　思考题……………………………………………………………… 178
　任务五　特殊环境人群膳食指导与食谱编制……………………………… 178
　　一、基础知识………………………………………………………… 178
　　二、实训练习：对特殊环境人群的合理膳食指导………………… 182
　　　思考题……………………………………………………………… 182

项目五　营养性相关疾病的膳食指导……………………………………… 183
　任务一　肥胖病人的膳食指导……………………………………………… 183
　　一、基础知识………………………………………………………… 184
　　二、肥胖对人体健康的危害………………………………………… 185
　　三、肥胖的营养防治原则与措施…………………………………… 186
　　四、实训练习：肥胖病人减肥食谱的编制和调配………………… 187
　　　思考题……………………………………………………………… 188
　任务二　心血管疾病病人的膳食指导……………………………………… 188
　　一、基础知识………………………………………………………… 189
　　二、营养与动脉粥样硬化…………………………………………… 189
　　三、营养与高血压…………………………………………………… 193
　　四、实训练习：高血脂病人的食谱编制…………………………… 196
　　　思考题……………………………………………………………… 197
　任务三　糖尿病人的膳食指导……………………………………………… 197
　　一、基础知识………………………………………………………… 197
　　二、糖尿病营养防治原则…………………………………………… 198
　　三、实训练习：食物交换份法在糖尿病人营养餐制定中的应用……… 200
　　　思考题……………………………………………………………… 202
　任务四　骨质疏松症病人的膳食指导……………………………………… 202
　　一、基础知识………………………………………………………… 202
　　二、营养与骨质疏松症的关系……………………………………… 203
　　三、骨质疏松症营养防治原则……………………………………… 206
　　四、实训练习：骨质疏松症人群的膳食指导……………………… 206

思考题 ·· 208

　任务五　痛风病人的膳食指导 ··· 209
　　　一、基础知识 ·· 209
　　　二、痛风营养防治原则 ·· 210
　　　三、实训练习：设计痛风病人食谱 ··· 211
　　　思考题 ·· 213

　任务六　肿瘤病人的膳食指导 ··· 213
　　　一、基础知识 ·· 213
　　　二、肿瘤病人膳食指导 ·· 216
　　　三、实训练习：为肿瘤病人编制一日食谱 ·· 218
　　　思考题 ·· 219

项目六　食品安全卫生调查、分析、处理 ·· 220

　任务一　食品污染调查 ··· 220
　　　一、基础知识 ·· 221
　　　二、食品微生物污染 ·· 221
　　　三、食品化学性污染 ·· 225
　　　四、食品物理性污染 ·· 231
　　　五、实训练习：对某一家庭进行食品安全调查和指导 ····································· 232
　　　思考题 ·· 233

　任务二　食品腐败变质鉴别和食品保藏 ··· 233
　　　一、基础知识 ·· 234
　　　二、食品腐败变质的控制措施 ··· 237
　　　三、实训练习：食品腐败变质鉴别和食品保藏宣传教育 ······························· 239
　　　思考题 ·· 240

　任务三　食物中毒案例分析 ·· 240
　　　一、基础知识 ·· 240
　　　二、常见细菌性食物中毒 ·· 242
　　　三、常见非细菌性食物中毒 ·· 247
　　　四、实训练习：食物中毒案例分析 ·· 253
　　　思考题 ·· 254

　任务四　食品添加剂、消毒剂、洗涤剂及食品包装卫生检查 ·································· 254
　　　一、食品添加剂的作用及安全性 ··· 255
　　　二、食品洗涤剂、消毒剂的作用及安全性 ·· 259

三、食品包装材料作用及安全性……………………………………………262
　　四、实训练习：评价食品添加剂………………………………………………265
　　思考题……………………………………………………………………………266

项目七　社区营养管理……………………………………………………………267
　任务一　营养教育方案编制……………………………………………………267
　　一、基础知识……………………………………………………………………268
　　二、营养教育的方法和步骤……………………………………………………269
　　三、实训练习：编写一份营养教育方案………………………………………274
　　思考题……………………………………………………………………………275
　任务二　社区营养干预…………………………………………………………276
　　一、基础知识……………………………………………………………………276
　　二、社区营养……………………………………………………………………276
　　三、社区营养干预………………………………………………………………283
　　四、实训练习：编制社区居民个人健康档案…………………………………287
　　思考题……………………………………………………………………………289

附录一　中国居民膳食营养素参考摄入量表（DRIs）2013 ………………………290
附录二　中国居民膳食矿物质的推荐摄入量（RNI）或适宜摄入量（AI）…292
附录三　中国居民膳食维生素推荐摄入量（RNI）或适宜摄入量（AI）……293
附录四　食物营养成分表…………………………………………………………294

参考文献……………………………………………………………………………301

绪　论

知识目标

1. 明确营养学的基本概念。
2. 明确膳食营养素参考摄入量及基本内容。
3. 明确食品卫生学基本概念。
4. 了解食品营养与卫生学的基本内容。

能力目标

能够应用膳食营养素参考摄入量指导营养教育。

一、基础知识

（一）基本概念

1. 食品

2015 年 4 月 24 日颁布的《中华人民共和国食品安全法》明确定义，食品是指各种供人食用或者饮用的成品和原料以及按照传统既是食品又是药品的物品，但是不包括以治疗为目的的物品。

2. 营养

营养是指人体从外界摄取食物，经过消化、吸收、代谢和排泄，利用食物中的营养素满足机体生理需要的过程。

3. 营养素

营养素是指机体为了维持生存、生长发育、体力活动和健康，以食物的形式摄入的一些需要的物质。人体需要的营养素包括蛋白质、脂类、碳水化合物、矿物质、维生素、水、膳食纤维等七大类。

4. 营养学

研究营养规律及其改善措施的科学称为营养学。营养规律包括普通人群的营养规律，也包括特殊人群和特殊环境下的营养规律，改善措施则包括生物学的措施和社会性措施，二者均包括措施的根据和措施的评价。

5. 食品卫生

食品卫生是指食品从生产、加工、贮藏、运输、销售、烹调直至最后食用的各个环节中均能保持良好、完整和安全的状况。

6. 食品安全

食品安全是指食品无毒、无害，符合应当有的营养要求，对人体健康不造成任何急性、亚急性或慢性危害。

（二）膳食营养素参考摄入量

营养素具有提供能量、促进生长、修复组织与调节生理功能的作用。不同的人群由于年龄、性别、生理状况、体力活动水平不同，对各种营养素的需要量各不相同。许多国家和地区的营养学工作者和营养机构为了指导居民合理营养、平衡膳食，避免营养素过多或缺乏症状的出现，制定了膳食营养素参考摄入量（Dietary Reference Intakes，DRIs）。膳食营养素参考摄入量是一组每日平均膳食营养素摄取量的参考值，它是在推荐的营养素供给量（Recommended Dietary Allowance，RDAs）基础上发展起来的，包括平均需要量、推荐摄入量、适宜摄入量、可耐受最高摄入量、宏量营养素可接受范围、降低膳食相关非传染性疾病风险的建议摄入量和特定建议值。

1. 平均需用量（Estimated Average Requirement，EAR）

平均需用量是群体中各个体需要量的平均值，是根据个体需要量的研究资料计算得到的。EAR 可以满足某一特定性别、年龄及生理状况群体中半数个体的需要量的摄入水平，即这一摄入水平能够满足该群体中 50% 成员的需要，但不能满足另外 50% 的个体对该营养素的需要。

2. 推荐摄入量（Recommended Nutrient Intake，RNI）

推荐摄入量相当于传统使用的膳食营养素参考摄入量（RDA），是可以满足某一特定性别、年龄及生理状况群体中绝大多数（97%~98%）个体需要的摄入水平，长期摄入 RNI 水平，可以保证组织中有适当的储备。RNI 是以 EAR 为基础制定的，如果已知 EAR 的标准差（SD），则 $RNI = EAR + 2SD$。在需要量资料不够充分，不能确定 SD 时，设 EAR 变异系数为 10%，则 $RNI = 1.2 \times EAR$。

3. 适宜摄入量（Adequate Intake，AI）

当某种营养素的个体需要量研究资料不足，没有办法计算 EAR 时，不能求 RNI，可以设定适宜摄入量来代替 RNI，AI 是通过观察或实验获得的健康人群某种营养素的摄入量。RNI 和 AI 都可以作为个体摄入量的目标,满足目标人群中几乎所有个体的需要,但是通常 AI 准确性不如 RNI,且常高于 RNI,因此应小心使用。

4. 可耐受最高摄入量（Upper Level of Intake，UL）

可耐受最高摄入量是平均每日摄入营养素的最高量,这一摄入水平对一般人群中的几乎所有个体都不至于损害健康,但并不表示可能是有益的。当摄入量超过 UL 进而进一步增加时,损害健康的危险性随之增大。UL 不是一个建议的摄入水平,可耐受是指在生物学上大体是可以耐受的。对大多数营养素来说,当前没有足够资料来制定其 UL 值,所以没有 UL 值并不意味该营养素过多摄入没有潜在的危险。

5. 宏量营养素可接受范围（Acceptable Macronutrient Distribution Range，AMDR）

宏量营养素可接受范围指蛋白质、脂肪、碳水化合物理想的摄入范围,该范围可以提供人体对这些必需营养素的需要,并且有利于降低慢性病的发生危险。通过摄入量上限和下限的设定,预防个体在摄入这些营养素时高于或低于推荐的范围,增加引起罹患慢性疾病的危险或导致这些营养素缺乏现象发生。

6. 降低膳食相关非传染性疾病风险的建议摄入量（Proposed Intakes for Reducing the Risk of Diet–related Non–communicable Diseases，PI–NCD,简称建议摄入量,PI）

膳食营养素摄入量过高或过低导致一些慢性疾病如肥胖、糖尿病、高血压的发生。PI–NCD 是以慢性非传染性疾病（NCD）的一级预防为目标,提出的必需营养素的每日摄入量,当 NCD 易感人群某些营养素的摄入量接近或达到 PI 时,可以降低发生 NCD 的风险。

7. 特定建议值（Specific Proposed Levels，SPL）

研究证明,营养素外的某些膳食成分,多数属于植物化合物,具有改善生理功能、预防慢性疾病的生物学作用。特定建议值是指某些疾病易感人群膳食中这些成分的摄入量达到或接近这个建议水平时,有利于维护人体健康。

二、食品营养与卫生学研究内容及任务

（一）食品营养与卫生学研究内容

食品营养与卫生学研究的主要内容包括：各种食物在人体中消化、吸收、利用的过程；不同营养素的生理功能、食物来源及膳食推荐摄入量；不同食物的营养价值及在加工过程中的变化；膳食结构及膳食指南；特殊人群和特殊环境下的营养；营养缺乏病,与营养相关慢性疾病的预防和营养治疗；社区营养管理及营养教育；食物污染及其预防；食物中毒及其预防；各类食物的卫生要求等。

（二）食品营养与卫生学的任务

食品营养与卫生学的主要任务就是指导人们科学的饮食,通过保障食物供给,

落实适宜的干预措施,减少饥饿和食物不足,降低能量—蛋白质营养不良的发生率,预防、控制和消除微量营养素缺乏症,通过正确引导食物消费,优化膳食结构,推动绿色低碳的生产方式和生活方式、倡导文明健康的生活方式,全面改善居民的营养状况,预防与营养有关的慢性病。同时,在全面理解食品能量和营养素的正常需要量以及不同人群食品营养要求的基础上掌握各类食物的营养价值,并学会对各种食物营养价值综合评定方法,将评定结果应用于食品生产、食品新资源的开发利用上,使我国不断生产开发具有高营养价值的新型食品,通过营养教育和宣传,调整我国膳食结构,改善居民营养状况和健康状况,加强食品安全卫生管理,建立健全食品安全质量保障体系,全面提高食品质量。

三、食品营养与卫生学职业岗位及能力要求

行业	职业岗位	能力要求
医疗卫生行业	临床营养师 保健医师 食品卫生监督管理 食品卫生检验 公共营养师	运用应用营养学知识,对不同人群营养状况进行监控,能够开展营养咨询;对发现的营养问题提出建议,指导合理膳食平衡;熟练掌握食品安全卫生法规和政策,对食品质量和安全生产进行监督管理,具备食品卫生分析能力
食品行业	食品生产技术人员 食品营销人员 质检员 化验员	运用现代营养学知识,设计、开发新型食品,对新资源合理利用;及时发现食品生产中的卫生问题,并提出解决方法;具备开展社区营养教育和宣传,营养咨询和售后服务能力
饮食行业	营养配餐员 管理人员 食品仓储、运输员 食品加工人员	能够对食品进行合理搭配,科学配餐,指导人们合理摄入能量和营养素;保障食品生产、运输和储藏的安全卫生;按照《食品安全法》做好食品生产和卫生的监督管理工作
相关行业	保育员 营养教育工作者	掌握一定的保健、护理和营养学知识,具备进行营养宣传普及能力

> **思考题**
>
> 1. 名称解释：食品、营养、营养素、营养学、食品卫生、食品安全。
> 2. 什么是膳食营养素参考摄入量？包括哪些内容？
> 3. 食品营养与食品卫生学的任务是什么？

项目一

人体营养状况测定与评价

任 务

人体营养状况测定与评价

知识目标

1. 熟悉评价人体营养状况常用的体格测量指标及其意义。
2. 掌握儿童身高、坐高及体重的测量。
3. 熟悉体格测量评价。

能力目标

能熟练运用体格测量评价指标进行体格评价。

一、基础知识

体格大小和生长速度是反映机体营养状况的敏感指标。体格测量是评价群体或个体营养状况的重要项目之一。成人体格测量的主要指标有身高、体重、上臂围、腰围和皮褶厚度等，其中身高和体重两项指标最为重要，它综合反映了蛋白质、能量以及其它一些营养素的摄入、利用和储备情况，反映了机体、肌肉、内脏的发育情况和潜在能力；对于成人而言，由于身高已基本无变化，当蛋白质和能量供应不足时体重的变化更灵敏，因此常作为了解蛋白质和能量的重要观察指标。常用的评定个体营养状况的方法是人体测量，它包括体重、身高、皮褶厚度及身体各个围度的测量，因为它们简单易行，可以较好地反映机体的营养状况，所以是人体营养状况测定不可缺少的内容，是评价人体营养状况的一个重要方法。不同年龄组所选用的指标侧重点不同，指标的测定方法也存在较大差异，在测量这些指标的时候，应注意年龄、性别的差异以及测量方法的准确性、记录的规范性等。

（一）营养状况评价常用的体格测量指标

身体的生长发育和正常体形的维持与营养状况密切相关，因此可以通过身体测量的方法来了解机体的营养状况。成年人测量项目通常包括身高、体重、上臂围、腰围、臀围、皮褶厚度等；儿童应测量体重、身高、胸围、头围、坐高及上臂围等；婴幼儿应采用卧位，分别测定头顶至臀部、足底的距离，即顶-臀长和身长反映婴幼儿体格纵向发育情况。反映机体营养状况常用身体指标测量如下。

1. 身高

身高指从足底到颅顶的高度。一般在上午 10 时左右进行，测量时足跟、骶骨部及两肩胛间与立柱相接触，躯干自然挺直，头部正直，两眼平视前方，耳屏上缘与两眼眶下缘最低点呈水平（三点靠立柱、两点呈水平）。

2. 体重

体重指人体各部分的重量之和。反映蛋白质和能量营养状况的重要指标，秋季显著增加，个人体重测量宜在早晨空腹排便后进行。

3. 头围

头围指经眉弓上方突出部，绕经枕后结节一周的长度。

4. 胸围

胸围指从两乳头线到后面两肩胛下角下缘绕胸一周的长度。

5. 坐高

坐高指从臀部到颅顶的高度。

6. 上臂围

上臂围指在上臂中点水平绕一周的长度。

7. 皮褶厚度

皮褶厚度指人体表皮和皮下脂肪的总厚度，常见测量部位是肱三头肌、肩胛下部和腹部。

（二）常用测量指标的测量方法及其意义

1. 身高测量

身高在一天中会发生变化，波动幅度在 1~2cm，由于脊柱弯曲的增大，脊柱、股关节、膝关节等软骨的压缩，一天中上午减少急剧，下午减少缓慢，晚上变化很小，所以测量身高一般在上午 10 时左右进行，此时身高为全天的中间值。

（1）身高测量方法　过去常采用软尺或立尺进行测量，现在使用较多的是身高计，包括电子身高计和机械身高计。

（2）身高测量意义　身高与遗传、环境因素有关；在生长发育阶段，身高与营养状况有关；对于成人来讲，身高发育已经完成，单纯的身高测量不能反映营养状况，必须和体重指标结合起来才能评价营养状况。成人身高测量的意义在于计算标准体重，或用于计算体质指数，进而反映能量和蛋白质的营养状况。

2. 体重测量

体重在一年之中会发生变化，秋季显著增加；在一天内会随着饮食而增加，随着运动、排泄、出汗而降低，因此个人体重测量宜在早晨、空腹、排便之后进行，群体也可以在上午10时左右进行。

（1）体重测量方法　成人体重测量采用体重计进行，测量时被测者脱去外衣、鞋袜和帽子，只穿背心和短裤，读数以kg为单位，记录至小数点后1位。

（2）体重测量意义　在生长发育阶段，体重是反映蛋白质和能量营养状况的重要指标，成人体重的变化主要反映了能量的营养状况，长期能量过剩会引起体重增加，长期能量不足会导致体重降低。

3. 头围测量

（1）头围测量方法　用软卷尺齐双眉上缘，后经枕骨结节，左右对称环绕一周，表示头颅的围长，间接反映颅内容量的大小。

（2）头围测量意义　头围测量在2岁前最有价值，如果儿童的头围值明显超出正常范围，则可能患脑积水、巨脑症及佝偻病等疾病；如果头围值过小，则可能是脑发育不全、头小畸形。新生儿头围平均34cm，前半年增加8~10cm，后半年增加2~4cm，2岁时达48cm；第二年仅增加2cm，5岁时50cm，15岁时接近成人头围，54~58cm。监测2岁以前小儿的头围，有助于及早发现和诊断相关疾病。

4. 胸围测量

一般使用衬有尼龙丝的塑料带尺（无伸缩性材料制成）测量胸围。使用前应仔细检查有无裂隙、变形等。

（1）胸围测量方法　测量人员需根据不同人群确定不同的固定点，男性及乳腺尚未突起的女童通常以被测者胸前乳头下缘为固定点，乳腺已突起的女性以胸骨中线第四肋间高度为固定点，固定点确定后，用软尺使其绕经右侧后背以两肩胛下角下缘经左侧面回至零点，读平静呼吸时的读数。

（2）胸围测量意义　胸围是表示胸腔容积、胸肌、背肌的发育和皮脂蓄积状况的重要指标之一，借此可了解呼吸器官的发育程度以及成人健康情况。对于儿童来说，1岁左右胸围与头围大致相等称为头胸交叉，12~21个月时胸围超过头围，胸围赶上头围的时间与小儿营养状况有密切的关系，若到2岁半时胸围还比头围小，则要考虑营养不良或胸廓、肺发育不良。

5. 腰围测量

（1）腰围测量方法　一般使用无伸缩性材料制成的塑料带尺测量腰围。测量时被测者站直，双手自然下垂，在其肋下缘与髂前上嵴连线的中点做标记，用塑料带尺通过该中点测量腰围。

（2）腰围测量意义　腰围测量对于成人超重和肥胖的判断尤为重要，特别是腹型肥胖，腰围可以很好地预测腹部脂肪是否堆积过多，所以是预测代谢综合征的有力指标，即使是对于体重正常者，腰围增加仍是患病风险升高的一个标志。

6. 臀围测量

（1）臀围测量方法　让被测者站直，双手自然下垂，测量最大臀围，即耻骨联合和背后臀大肌最凸出。

（2）臀围测量意义　臀围反映髋骨和肌肉的发育情况，与腰围一起可以很好地评价和判断腹型肥胖，因为脂肪无论堆积在腰腹或内脏，都难以直接测量，所以腰臀围比值是间接反映腹型肥胖的最好指标，腰臀围比值越大，腹型肥胖的程度越高。

7. 上臂围测量

（1）上臂围测量方法　一般取上臂自肩峰与尺骨鹰嘴连线中点的臂周长。

（2）上臂围测量意义　上臂围反映机体的营养状况，与体重密切相关。

8. 皮褶厚度测量

人体脂肪分布有一定的规律，通常2/3存在于皮下，1/3存在于身体内部、脏器周围，皮下脂肪厚度与体脂总量有一定的比例关系，皮褶厚度的测量不仅可以反映体脂分布情况，也可以从不同部位的皮褶厚度推算出体脂总量，但反映全身体脂含量的程度受年龄、性别、总脂肪量、测量部位和技术的影响，一般情况下同年龄女性皮下脂肪要多于男性，同性别年轻人皮下脂肪要多于老年人。

（1）皮褶厚度测量方法　测定部位有上臂肱二头肌、肱三头肌、肩胛下角及脐旁皮褶厚度等。

①肱三头肌皮褶厚度测量：用拇指、食指和中指夹提起肱三头肌所在的皮肤和皮下组织，在提起点的下方1cm处用皮褶计测量其厚度，连续测量三次，求平均值。

②肱二头肌皮褶厚度的测量：测试人员顺自然皮褶方向（垂直方向）夹提肱二头肌所在的皮肤和皮下组织，按同样方法测定。

③肩胛下角皮褶厚度的测量：在右肩胛骨下角下方1cm处，顺自然皮褶方向（皮褶走向与脊柱成45°），用拇指、食指和中指将被测部位皮肤和皮下组织夹提起来，采用同样方法进行测量。

④腹部皮褶厚度测量：右腹部脐旁1cm。

（2）皮褶厚度测量意义　皮褶厚度是衡量个体营养状况和肥胖程度较好的指标，主要表示皮下脂肪厚度，可以间接评价人体肥胖与否。上臂肱二头肌、肱三头肌和肩胛下角皮褶厚度等，可分别代表肢体和躯干的皮下脂肪堆积情况，对判断肥胖和营养不良有重要意义，它与全身脂肪含量具有一定线性关系，可以通过测量人体不同部位皮褶厚度推算全身脂肪含量，相关系数在0.7~0.9。

(三) 常用测量工具及使用方法

1. 测量身高常用工具

身高的测量工具较多,最简单的可以使用软尺、立尺,还有传统的机械式身高计以及电子式身高计等。

(1) 软尺、立尺　在使用前应仔细检查立尺、软尺有无裂隙、变形等。立尺应采用不易发生热胀冷缩和产生裂隙的木料制作,软尺宜用布质材料涂漆制作。

(2) 机械式和电子式身高计　机械式和电子式身高计的结构基本相同,由一水平底板、垂直立柱和可沿立柱滑动的水平压板组成;机械式身高计的刻度在立柱上,电子式身高计直接在电子显示屏上读数。

2. 测量体重常用工具

用于体重测量的常用工具有机械磅秤、电子磅秤、刻度式体重计、电子式体重计等。

3. 测量皮褶厚度常用工具

常用的测量工具有皮褶厚度计或皮脂厚度计。实验者右手握皮脂计使两半弓形测试臂张开,左手拇指和食指将受试者所测部位的皮肤捏紧提起。拇食指捏住提起时,拇食指间应保持适当距离,这样捏紧提起皮肤既包括皮肤亦包括皮下组织,但要防止将所在部位的肌肉也提起,为检查是否将肌肉也提起可令受试者主动收缩该部位的肌肉,此时肌肉即滑脱,然后将张开的皮脂计距离手指捏起部位1cm处钳入,右手指将皮脂计的把柄放开,读出指针的数值(mm)并记录下来,每个部位应重复测两次,二者所测的数值误差不应超5%。如图1-1所示。

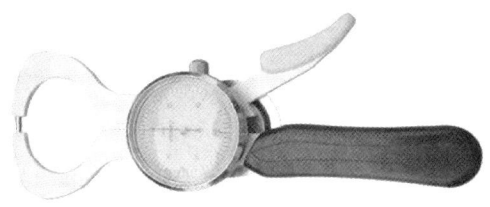

图1-1　皮脂厚度计

二、人体体格调查评价

(一) 体格测量评价指标及标准参考值

体格测量常用的指标有体质指数(body mass index, BMI)、标准体重指数、维尔维克指数(Vervaeck index)等。

1. 体质指数

公式:体质指数(BMI) = 体重(kg) / [身高(m)]^2

评价:参照2003年中国肥胖问题工作组提出的参考标准如表1-1所示。

表 1 – 1　　　　　　　　　　　　中国成人体质指数评价表

体质指数	评价	体质指数	评价
<16	重度瘦弱	18.5~23.9	正常
16~16.9	中度瘦弱	24~27.9	超重
17~18.4	轻度消瘦	>28	肥胖

2. 标准体重指数

标准体重指数按下式进行计算

标准体重指数 = [实测体重(kg) − 标准体重(kg)] ÷ 标准体重(kg) × 100%

其中，标准体重（又称理想体重）可根据布罗埃（Broea）改良公式计算：

标准体重(kg) = 身高(cm) − 105

评价：参照成人标准体重指数分级，见表 1 – 2。

表 1 – 2　　　　　　　　　　　　成年人标准体重指数分级

评价	标准体重指数	评价	标准体重指数
正常	±10%	轻度肥胖	20%~30%
瘦弱	<−10%	中度肥胖	30%~50%
重度瘦弱	<−20%	重度肥胖	>50%
超重	>10%	病态肥胖	>100%
肥胖	>20%		

3. 维尔维克指数

维尔维克（Vervaeck index）指数用于衡量青年的体格发育情况。它是体重与身高之比和胸围与身高之比的总和，充分反映了人体纵轴、横轴和组织密度，与心肺和呼吸机能关系密切，是个很好的评价体质、体格状况的指数。计算公式如下：

维尔维克指数 = [体重(kg) + 胸围(cm)] ÷ 身高(cm) × 100%

评价标准：见表 1 – 3。

表 1 – 3　　　　　　　　　　　我国青年维尔维克指数营养评价标准

营养评价	男	17 岁	18 岁	19 岁	20 岁	21 岁以上
	女		17 岁	18 岁	19 岁	20 岁以上
优		>85.5	>87.5	>89.0	>89.5	>90.0
良		>80.5	>82.5	>84.0	>84.5	>85.0
中		>75.5	>77.5	>79.0	>79.0	>80.0
营养不良		>70.5	>72.5	>74.0	>74.0	>75.0
重度营养不良		<70.5	<72.5	<74.0	<74.0	<75.0

4. 皮褶厚度指标

联合国粮农组织/世界卫生组织（FAO/WHO）推荐以脐侧、肩胛骨下角及肱三头肌的皮褶厚度为评价指标，见表1-4。

表1-4　　　　　　FAO/WHO关于皮褶厚度评价推荐值　　　　　　单位：mm

性别	瘦弱	中等	肥胖
男	<10	10~40	>40
女	<20	20~50	>50

（二）成人消瘦的判断

消瘦是由于营养素摄入不足或吸收不良而引起的营养不良表现，主要表现为体重明显低于正常范围，皮下脂肪减少，肌肉萎缩。严重的话，可导致人体抵抗力下降，甚至危及生命，需要通过合理膳食加强机体能量供给改善消瘦状况。一般根据实测体重占标准体重的百分比标准或体质指数来判断是否患有消瘦。

1. 基本信息询问

询问基本信息时要对被检测者热情，取得他们的信任和协作。询问时要抓住重点，相关问题有：最近饮食是否规律，食欲如何，最近经常摄取的食物种类和名称，有无患病等，以帮助判断。

2. 体重和身高的测量

体重和身高的测量按照相关内容的介绍进行。

3. 计算标准体重指数

根据体重、身高数据和公式，计算标准体重和标准体重指数。

4. 计算体质指数

根据体重、身高数据和公式，计算体质指数。

5. 等级评价

将计算结果填入表1-5中，并根据知识要求中的标准判断是否消瘦及消瘦程度。

表1-5　　　　　　　　　　　成人消瘦评价表

指标	结果	等级评价（正常、消瘦、中度、重度）
标准体重指数		
体质指数		
维尔维克指数		

6. 综合评价和分析

综合获得的相关信息以及体检结果，对被检测者进行评价，参考下表，判断和分析消瘦发生的可能原因。成人消瘦综合评价方法和原因分析见表1-6。

表1-6　　　　　　　成人消瘦综合评价参考指标和原因分析

营养评价	可能的参考指标和原因分析	备注
生化数据 临床检验	·实际静息代谢率（RMR）高于预测或估计值	如有数据可参考
人体测量	·皮褶厚度减少 ·体质指数：瘦弱BMI<18.5；重度瘦弱<16 ·标准体重指数：瘦弱<-10%，重度瘦弱<-20%	
体检观察	·肌肉减少和萎缩，皮肤松弛	
食物/营养史	报告或观察指标 ·食物摄入不足 ·提供的食物有限 ·膳食搭配不合理 ·饥饿 ·拒食，偏食 ·运动量过大 ·维生素/矿物质缺乏	膳食调查数据
个人情况	·营养不良 ·疾病或残疾 ·智力障碍、痴呆 ·服用影响食欲的药物 ·运动员、舞蹈演员、体操运动员	询问和观察

在进行消瘦的判断时，需要综合查体结果和个人病史资料，按照规定的标准作出正确的判断。如果营养评价中获得的评价指标（典型的主观和客观的指标）证明存在消瘦，则应对该被检测者进行量化评价，并描述其严重程度。

7. 提出建议

其他对应可能的原因，给被检测者提出适合的改善建议。

（三）成人超重和肥胖的判断

肥胖（obesity）是指人体脂肪的过量储存，表现为脂肪细胞增多和（或）细胞体积增大，即全身脂肪组织块增大，与其它组织失去正常比例的一种状态。常表现为体重超过了相应身高所确定的标准值20%以上。肥胖的人除了皮下脂肪堆积过多，内脏和遍布全身的血管内皮下也可能堆积了过多的脂肪，所以容易引起多种慢性疾病。1997年，世界卫生组织将肥胖宣布为一种疾病，这不仅仅因为它本身就是一种慢性疾病，而且因为它会引起其他一系列慢性疾病，如2型糖尿病、高血压、冠心病、脂肪肝、胆囊疾病、痛风等。虽然肥胖常表现为体重超过标准体重，但超重不一定全都是肥胖，机体肌肉组织和骨骼如果特别发达，重量增加也可使体重超过标准体重，但这种情况并不多见。

1. 基本信息询问

询问基本信息时要对被检测者热情，取得他们的信任和协作。询问时要抓住重点，相关问题有：最近饮食是否规律，食欲如何，最近经常摄取的食物种类和名称，有无患病等，以帮助判断。

2. 体重和身高的测量

体重和身高的测量按照相关内容的介绍进行。

3. 计算体质指数

根据体重、身高数据和公式，计算体质指数（BMI）。

4. 计算腰臀比

根据腰围、臀围数据计算腰臀比值（WHR）。

腰围（WC）：腰围是判断腹部肥胖常用的指标，中国肥胖问题工作组建议男性 WC≥85cm、女性≥80cm 为肥胖的标准。

$$腰臀比值(WHR) = 腰围(cm)/臀围(cm)$$

参考标准：成年男性 <0.9，成年女性 <0.85，若成年男性 WHR≥0.9，成年女性 WHR≥0.85，则表明该被检测对象属腹型肥胖，比外周性（四肢型）肥胖更易患高脂血症、高血压、冠心病等慢性病。

5. 计算标准体重指数判断肥胖度

根据体重、身高数据和公式，计算标准体重和标准体重指数，以此来判断肥胖度。

6. 等级评价

将计算结果填入表 1-7 中，并根据知识要求中的标准判断是否属于肥胖及肥胖程度。

表 1-7　　　　　　　　　　　　　肥胖程度判断表

指标	结果	等级评价
体质指数		超重，肥胖，轻度、中度、重度
体质指数		超重，肥胖，一级、二级、三级
腰臀比值		腹型肥胖：是/否

7. 综合评价和分析

综合获得的相关信息以及体检结果，对被检测者进行评价，参考表 1-8，并分析肥胖的可能原因。

表1-8　　　　　　　　　肥胖评价参考指标和原因分析表

营养评价	可能的参考指标和原因分析	备注
生化数据临床检验	·实际静息代谢率（RMR）低于预测或估计值	如有数据可参考
人体测量	·按年龄、性别，BMI超出规定标准 ·按年龄、性别，腰围超出规定标准 ·皮褶厚度增加	
体检观察	·可见肥胖，面部、腹部脂肪堆积，腰围粗	
食物/营养史	报告或观察指标 ·摄入过多的高脂肪、高能量食品或饮料 ·进食太多（进食量超过推荐量的2倍） ·能量摄入过高 ·缺乏运动或运动时间、强度不够 ·久坐，如看电视、看书、玩电脑 ·不了解营养相关的膳食推荐值 ·无法或不愿执行膳食推荐值 ·职业	
个人情况	·患有甲状腺功能低下、代谢综合征，进食不规律 ·残疾或运动受限 ·有身体虐待、性虐待、情感虐待史 ·服用影响RMR的药物，如心得安、吡嗪类、激素类药物	

在进行肥胖判断时，需要综合查体结果和个人病史资料，按照规定的标准作出正确的判断。如果营养评价中获得的评价指标（典型的主观和客观的指标）证明存在肥胖，则应对该被检测者进行量化评价，并描述其严重程度。

8. 提出改善建议

对应可能的原因，给被检测者提出适合的改善建议。

三、实训练习：儿童体格测量

1. 实训目标

掌握儿童体格的测量方法。

2. 实训案例

对儿童进行体格测量。

案例一：为30名10岁儿童进行体格测量

步骤一：工作准备。

（1）根据测量目的确定调查指标和内容。

（2）设计调查表项目 包括被测人信息、测定项目、备查项目等，见表 1-9。

表 1-9　　　　　　　　　　　体格测量记录表

姓名：_____	性别：_____	个人编号：_____
测量日期：_____年_____月_____日		
出生日期：_____年_____月_____日		
目前体重：_____kg	头围：_____cm	
目前身高（长）：_____cm	胸围：_____cm	

（3）准备和调整用到的相关测量器械 包括身高计、体重计、软尺、钢尺、记录纸、笔。

①体重秤水平放置，调整零点至刻度尺成水平位，用标准砝码校对；

②身高计靠墙水平放置，检查立柱是否垂直，连接是否紧密，有无晃动和松脱等，用钢尺校正刻度尺。

步骤二：了解基本情况。

核对被测者姓名、性别、年龄，询问进食时间和排便情况。

步骤三：测量并记录体重。

嘱被测者脱去鞋、帽和外衣，只穿背心（或短袖衣）、短裤，平静站于踏板中央；先将粗游码置于接近被测者体重的整数刻度位置上，再调节细游码直至杠杆平衡时读取两游码读数，两数相加，即为被测者体重，精确到 0.1kg；测量完毕后将两游码归零；嘱被测者上、下秤的动作要轻，手不能乱动或接触其他物体。

步骤四：测量并记录身高。

被测量人立正站在踏板上，挺胸收腹，双臂下垂，脚跟靠拢，脚尖分开约 60°，双膝并拢挺直，两眼平视正前方，眼眶下缘与耳屏上缘保持在同一水平，足跟、骶骨部和两肩胛间三个点同时接触立柱；手扶滑测板轻轻向下滑动，底面与颅顶点相接触，读取滑测板底面立柱上所示数字，以 cm 为单位，记录到小数点后一位；读数时眼睛与滑测板应在一个水平面上；读数完毕将滑测板推到安全高度。

步骤五：测量并记录头围。

测量人站在被测者前方或右方，视高度模特取立位、坐位均可；用左手拇指将软尺零点固定于头部右侧眉弓上缘处，软尺经枕骨粗隆（后脑勺最突出的一点）及左侧眉弓上缘回至零点；读数精确到 0.1cm 并记录。

注意：软尺在头两侧的水平要一致，应紧贴皮肤，不能打折。

步骤六：测量并记录胸围。

测量人与被测者面对面站立，被测者自然站立，两手下垂；左手拇指固定软尺在被测者胸前右侧乳头下缘；右手拉软尺绕经右侧后背以两肩胛骨下角下缘为准，经左侧回至零点，软尺与皮肤紧贴在平静呼吸状态下测量，并保持正确体位读数，记录。

步骤七：数据评价。

略。

案例二：婴幼儿头围、胸围、身长、体重的测量。

步骤一：工作准备。

(1) 软尺　仔细检查软尺有无裂缝，制作材料是否符合要求，用2m长的刻度钢尺检查软尺的刻度是否准确，若2m相差0.5cm则不能使用，需更换。

(2) 标准量床　应选择平坦的地方放置，围板刻度尺应面向光源（便于读数）。仔细检查两端头板有无松动现象，围板刻度。点是否与头板的头顶面重合，并以钢尺检查围板上的刻度是否准确，一般为10.0cm误差不得大于0.1cm。

(3) 婴幼儿专门体重磅秤或成人体重计　放置于平坦地面上，要求无晃动。仔细检查零点是否准确，若不准确应旋转调节螺母进行校正。用标准砝码检测体重计的测量准确度，要求误差不得超过0.1%。其方法是：以备用的10kg、20kg、30kg标准砝码（或用等重标定重物代替）分别进行称量，检查指标读数与标准砝码误差是否在允许范围。

步骤二：头围测量。

被测婴幼儿取坐位或仰卧位，测量者位于婴幼儿右侧或前方，用左手拇指将软尺零点固定于头部右侧眉弓上缘处，软尺经枕骨粗隆（后脑勺最突出的一点）及左侧眉弓上缘回至零点，读取软尺与零点重合处的读数，以cm为记录单位，保留小数点后一位。

测量时，婴幼儿需脱帽，测量时软尺应紧贴皮肤，不能褶皱。长发或梳辫者，应先将头发在软尺经过处向上、下分开，使软尺紧贴头皮。

步骤三：胸围测定。

被测婴幼儿取仰卧位，自然躺平，使其处于平静状态。测量者立于婴幼儿右方，用左手拇指将软尺零点固定于被测婴幼儿胸前右侧乳头下缘，右手拉软尺使其绕经右侧后背以两肩胛骨下角下缘为准，经左侧回至零点，读取软尺与零点重合处的读数，以cm为记录单位，保留小数点后一位。

测试时应注意保持软尺在婴幼儿后背的位置准确，必要时可由一名助手帮助固定后背软尺位置；各处软尺轻轻接触皮肤，皮下脂肪较厚的婴幼儿，软尺接触皮肤宜稍紧些。取婴幼儿平静呼吸时的中间读数。

步骤四：身长和顶-臀长测定。

婴幼儿脱去帽、鞋、袜，穿单衣仰卧于标准量床底板中线上。由助手将婴幼儿头扶正，头顶接触头板。测量者位于婴幼儿右侧，左手握住其双膝，使腿伸直，右手移动足板使其接触婴幼儿双侧足跟，读取围板上的刻度读数即为婴幼儿的身长，以 cm 为记录单位，保留小数点后一位。

然后，测试者左手提取婴幼儿下肢，使膝关节屈曲，大腿与底板垂直，右手移动足板使其接触婴幼儿臀部，读取围板上的刻度读数即为婴幼儿的顶-臀长，以 cm 为记录单位，保留小数点后一位。

在身长测量过程中应确保婴幼儿头顶至足跟呈一条直线，同时要防止婴幼儿出现身体扭动等现象。

步骤五：体重测定。

被测婴幼儿按年龄不同，取不同体位进行体重测量，1 岁以下取卧位，1~3 岁取坐位。被测婴幼儿事先排空大小便，测量时脱去外衣、鞋袜和帽子，只着背心和短裤，按不同测试体位要求使婴幼儿安定地位于体重计中央，读数以 kg 为单位，记录至小数点后两位。

如被测婴幼儿哭闹厉害，无法独立配合完成体重测量，可采用减差法进行测量，脱去婴幼儿外衣、鞋袜和帽子，只着背心和短裤，由一名大人抱着在成人体重计上测量总体重，然后单独测量大人的体重，二者之差即为婴幼儿的体重。

测量读数过程中，不能手扶婴幼儿，同时注意防止婴幼儿身体剧烈扭动，如有特殊原因，被测婴幼儿不能多脱衣物，应设法扣除衣物重量。

3. 实操练习

人体体格测量练习

测量本班同学的体重、身高、腰围，计算体质指数、标准体重指数并作出评价。

> **思考题**

1. 人体体格测量常用指标有哪些？
2. 中国成人体质指数是怎样分级的？
3. 案例分析：张老师，男，52 岁。习惯吃各种甜食和巧克力、炸薯条等热量高的食品。平时基本上没有户外运动的习惯。体格测量结果为：身高 172cm，体重 90kg，腰围 93cm，臀围 114cm。

根据以上案例回答以下问题。

(1) 张老师的 BMI 值是多少？按标准是否正常？

(2) 除 BMI 值外，还可以通过哪些指标反映上述判断情况？

项目二

营养素分析、评价与饮食指导

人体所需要的营养素来自不同食物,不同食物营养素的种类和含量各不相同,人们摄取的食物在消化系统中经过物理性消化和化学性消化后,各种营养素变成可吸收成分被吸收入血液,这些小分子物质在细胞内经过合成代谢构成机体组成成分,或更新衰老的组织,或在人体中参与某种生理功能,或调解机体某项生理活动,同时还要提供每天生命活动需要的能量。七类营养素按照营养科学分为以下几类。

(1) 宏量营养素 蛋白质、脂类、碳水化合物。

(2) 微量营养素 维生素(脂溶性维生素和水溶性维生素)、矿物质(常量元素和微量元素)。

(3) 其他膳食成分 膳食纤维、水分。

任务一

蛋白质分析、评价与饮食指导

知识目标

1. 明确蛋白质的基本概念。
2. 掌握蛋白质的营养学意义。
3. 明确蛋白质的食物来源和膳食参考摄入量。
4. 了解膳食蛋白质缺乏症。

> 能力目标

能够评价膳食蛋白质营养价值。

一、基础知识

（一）基本概念

1. 蛋白质的结构特点

蛋白质是一类结构复杂的有机大分子化合物，基本结构单位是氨基酸，构成蛋白质的氨基酸有20种，氨基酸之间通过肽腱相连，由于构成蛋白质的氨基酸种类、数目、排列方式的不同，形成不同结构、特性及功能的蛋白质。蛋白质主要由碳（50%~55%）、氢（5%~7%）、氧（19%~24%）、氮（14%~19%）等四种基本元素构成，某些蛋白质还含有硫、磷、铁等元素，其中蛋白质的氮是人体氮的唯一来源，食物中蛋白质的含氮量平均为16%，折合为每1g氮相当于6.25g蛋白质，称为蛋白质折算系数，不同食物蛋白质的折算系数不同，常见食物蛋白质折算系数见表2-1。

表2-1　　　　　　不同食物氮折算成蛋白质的折算系数

食物种类	折算系数	食物种类	折算系数	食物种类	折算系数
小麦	5.83	花生	5.46	芝麻、向日葵	5.4
小麦粉及其制品	5.7	大豆及其制品	5.71	南瓜子	5.4
大麦、燕麦、黑麦	5.83	畜禽肉及其制品	6.25	栗子、胡桃	5.3
米	5.95	乳及乳制品	6.38	其他食品	6.25

2. 必需氨基酸和非必需氨基酸

营养学上将氨基酸分为必需氨基酸和非必需氨基酸。必需氨基酸是指在人体内不能合成或合成速度不能满足机体需要，必须由食物蛋白质供给的氨基酸，人体的必需氨基酸包括亮氨酸、异亮氨酸、赖氨酸、甲硫氨酸、苯丙氨酸、苏氨酸、色氨酸、缬氨酸八种，另外组氨酸在婴儿体内也必须由食物提供才能满足机体需要，故对婴儿也是必需氨基酸。非必需氨基酸是指人体需要，但人体可以利用其他氮源合成，不必由食物供给的氨基酸，包括天门冬氨酸、天门冬酰胺、谷氨酸、谷氨酰胺、甘氨酸、脯氨酸、丝氨酸、精氨酸、胱氨酸和丙氨酸。半胱氨酸、酪氨酸可以在体内分别由甲硫氨酸和苯丙氨酸转变而成，如果通过膳食摄入足量的半胱氨酸和酪氨酸，则人体对甲硫氨酸和苯丙氨酸两种必需氨基酸的需要量减少30%和50%，故称半胱氨酸、酪氨酸为半必需氨基酸。

3. 氨基酸模式和限制性氨基酸

构成蛋白质的必需氨基酸种类、数量和相互比值称为蛋白质的氨基酸模式,食物蛋白质氨基酸模式与人体蛋白质氨基酸模式越接近则食物的蛋白质被利用程度越高,其蛋白质营养价值越高,蛋白质氨基酸模式计算是以蛋白质中色氨酸的含量定为1,分别计算出其他必需氨基酸的相应比值,常见食物蛋白质氨基酸模式见表2-2。

表2-2 人体蛋白质和几种食物蛋白质氨基酸含量及氨基酸模式 单位:mg/g

必需氨基酸	人体		全鸡蛋		牛乳		牛肉		大豆		标准粉		粳米(标三)	
	含量	比值	含量	比值	含量	比值	含量	比值	含量	比值	含量	比值	含量	比值
异亮氨酸	40	4.0	49	2.9	40	3.1	45	4.1	53	4.0	37	3.1	53	2.9
亮氨酸	70	7.0	81	4.8	84	6.5	80	7.3	81	6.2	70	5.8	72	4.0
赖氨酸	55	5.5	66	3.9	71	5.5	87	7.9	64	4.9	26	2.2	32	1.8
甲硫氨酸+半胱氨酸	35	3.5	47	2.8	32	2.5	38	3.5	26	2.0	36	3.0	36	2.0
苯丙氨酸+酪氨酸	60	6.0	86	5.1	80	6.2	76	6.9	86	6.6	78	6.5	102	5.7
苏氨酸	40	4.5	45	2.6	35	2.7	46	4.2	41	2.8	28	2.3	29	1.6
色氨酸	10	1.0	17	1.0	13	1.0	11	1.0	13	1.0	12	1.0	18	1.0
缬氨酸	50	5.0	54	3.2	46	3.5	49	4.5	49	3.8	47	3.9	53	2.9

食物蛋白质必需氨基酸构成比值与参考蛋白质中氨基酸构成比值进行比较,其中比值最低者被称为第一限制性氨基酸,依不足程度其余分别为第二、第三限制性氨基酸,第一限制性氨基酸决定了食物蛋白质被利用的程度,如粮谷类的第一限制性氨基酸是赖氨酸、第二限制性氨基酸为甲硫氨酸,第三限制性氨基酸为色氨酸。

4. 完全蛋白质、半完全蛋白质、不完全蛋白质

营养学上根据食物蛋白质中必需氨基酸组成及被人体利用程度将蛋白质分为完全蛋白质、半完全蛋白质、不完全蛋白质。

完全蛋白质是指所含必需氨基酸种类齐全、数量充足、比例适当,被人体较好利用的蛋白质,也称为优质蛋白,如动物蛋白质中的乳白蛋白、卵磷蛋白、肌蛋白,植物蛋白质中的大豆蛋白等。半完全蛋白质是指必需氨基酸种类齐全,但含量不均,比例不适当,如植物小麦中的麦胶蛋白等。不完全蛋白质是指所含必需氨基酸种类不全,如果作为唯一的人体蛋白质来源,将不能维持幼体的生长,如动物体结缔组织中的胶质蛋白,植物中的玉米胶蛋白等。

5. 蛋白质互补作用

将不同食物混合食用时,不同食物中蛋白质的必需氨基酸之间可以相互补充,达到较好的比例,从而提高了食物蛋白质的营养价值,称为蛋白质互补作用,如

将面粉、小米、大豆、牛肉单独食用，其蛋白质的利用率分别是67%、57%、64%、76%，如果按照31%、46%、8%、15%比例混合上述食物，混合食物中蛋白质的利用率可达89%，为提高混合食物蛋白质的互补作用，一般要求食物搭配种类越多越好，种类之间的生物学关系越远越好，不同食物摄取时间越近越好。

（二）蛋白质的营养学意义

1. 构成和修补人体组织

蛋白质是生命的物质基础，没有蛋白质就没有生命，人体细胞、组织、器官均含有蛋白质，成年人体含蛋白质16%～19%，细胞中除水分外，蛋白质约占细胞内物质的80%，肌肉、神经、皮肤、毛发、内脏、血液也都含大量蛋白质。人体蛋白质处于不断更新过程，通常每天机体3%的蛋白质参与了更新，不同器官的蛋白质更新速度不同，肝脏每10d更新一半，肌肉每185d更新一半，血浆蛋白每10d更新一半，有些组织中蛋白质的更新只有数秒钟。

机体蛋白质更新都依赖于食物供给，人们必须从食物中摄取足够量蛋白质，通常可用氮平衡反应摄入蛋白质水平，氮平衡包括三种类型，氮平衡是指摄入氮=排出氮，多为正常成年人对蛋白质的摄入和排出水平；正氮平衡是指摄入氮＞排出氮，多为孕妇、恢复期病人及生长发育中的儿童、青少年对蛋白质的摄入和排出水平；负氮平衡是指摄入氮＜排出氮，多为营养不良或消耗性疾病患者对蛋白质的摄入和排出水平。

2. 提供能量

人体需要的能量由碳水化合物、蛋白质、脂肪三大产热营养素提供，虽然蛋白质不是人体主要的能量来源，但合理的膳食中每日来源于蛋白质的供能应该占总能量的10%～15%较为适宜，1g蛋白质在体内氧化能够提供16.74kJ（4.0kcal）的热量，需要指出在能量供给充足的条件下，蛋白质可以更好发挥其它营养学意义。

3. 调节人体生理功能

蛋白质参与人体多种物质的组成，对人体机能起到调节作用。作为生命活动的重要调节物质激素和酶，其本质就是蛋白质；人类抵御外来危险物侵袭的抗体也是蛋白质；肌球蛋白引起肌肉的收缩，血红蛋白在血液中携带和运输氧气，以及对相应的营养素有转运能力的脂蛋白、运铁蛋白、视黄醇结合蛋白质等；胶原蛋白参与机体支架的构成；血浆蛋白在维持机体酸碱平衡，维护机体内环境的相对稳定性，调节血浆胶体渗透压等方面都起着不可替代的作用；核蛋白还是传递遗传信息的物质。

蛋白质的营养学意义是其他营养素不可替代的，所以摄取蛋白质不足或过量都会对机体健康造成影响，通常蛋白质摄取不足表现为以消瘦为特征的混合型蛋白质——能量缺乏和以浮肿为特征的蛋白质缺乏两种症状。过多的蛋白质摄入会加重人体肾脏的负担，同时含硫氨基酸摄入过多会加速骨钙的丢失，造成骨质疏松。

（三）蛋白质的食物来源和膳食参考摄入量

1. 食物来源

食物蛋白质的来源分为植物性蛋白质和动物性蛋白质，其中动物性蛋白质和植物大豆蛋白是优质蛋白的主要来源，包括动物的肉、内脏、蛋、乳、大豆及其制品等，合理膳食要求动物蛋白应占每天需要蛋白质的30%，或动物蛋白和大豆蛋白占每天需要蛋白质的50%以上。

2. 蛋白质的推荐摄入量

按照机体蛋白质的代谢率，每日蛋白质的摄取量成人为 $0.8g/(kg \cdot d)$，但由于我国膳食以植物性食物为主，蛋白质的推荐摄入量定为 $1.16g/(kg \cdot d)$；按照膳食中蛋白质的能量供给量，应占总能量的 10%~15%，一般成人在 10%~12%，儿童、青少年在 12%~15% 为宜；按照中国居民膳食蛋白质推荐摄入量轻体力活动成年男性、女性分别为 65g/d、55g/d。

二、食物蛋白质评价

食物蛋白质营养价值的评价主要从食物蛋白质含量、消化率以及人体利用率三个方面进行。

（一）食物蛋白质含量

蛋白质含量是评价蛋白质营养价值的一个重要方面，通过凯氏定氮法测定氮含量再乘以该食物蛋白质折算系数即得到蛋白质含量。

（二）食物蛋白质消化率

蛋白质消化率是指食物蛋白质在消化道内被消化吸收的量占摄入蛋白质含量的百分比，分为表观消化率和真消化率。真消化率能较准确反映食物蛋白质的消化情况，但是表观消化率的测定方法简单，且表观消化率值比真消化率小，具有更大的安全性，故一般多测定食物蛋白质的表观消化率。

$$表观消化率 = [(摄入氮 - 粪氮)/摄入氮] \times 100\%$$

$$真消化率 = \{[摄入氮 - (粪氮 - 粪代谢氮)]/摄入氮\} \times 100\%$$

通常蛋白质的消化率越高，其被机体吸收利用的可能性越大，营养价值也就越高，但食物消化率受到多种因素的影响，如蛋白质的性质、膳食纤维、多酚类物质和酶反应等。一般说动物性食物蛋白质消化率高于植物性食物，鸡蛋、牛乳、玉米、大米中蛋白质消化率分别为97%、95%、85%、88%，不同加工方法也影响到食物蛋白质消化率，大豆整粒进食蛋白质消化率为60%，而豆腐中蛋白质消化率可达90%。

（三）食物蛋白质利用率

蛋白质利用率是指食物蛋白质被吸收后在体内的利用程度，主要测定指标包括以下几方面。

1. 蛋白质的生物价（BV）

蛋白质的生物价值也称生物价，是指食物蛋白质被吸收后在体内的储留氮与吸收氮的比值，它反应了食物蛋白质吸收后在体内被真正利用的程度，是衡量食物蛋白质营养价值最常用的指标，生物价越高，表明蛋白质被机体利用程度越高，食物蛋白质营养价值越高，常见食物蛋白质生物价见表2-3。

$$蛋白质生物价 = (氮储留/氮吸收) \times 100\%$$
$$氮储留 = 吸收氮 - (尿氮 - 尿内源氮)$$
$$吸收氮 = 摄入氮 - (粪氮 - 粪代谢氮)$$

表2-3　　　　　　　　　常见食物蛋白质的生物价

食物蛋白质	生物价	食物蛋白质	生物价	食物蛋白质	生物价
鸡蛋	94	大米	77	蚕豆	58
脱脂牛乳	85	小麦	67	白菜	76
鱼	83	生大豆	57	红薯	72
牛肉	76	玉米	60	马铃薯	67
猪肉	74	小米	57	花生	59

2. 氨基酸评分（AAS）

氨基酸评分又称为蛋白质化学评分，是指将被测食物蛋白质的某种必需氨基酸含量（一般为第一限制性氨基酸）与参考蛋白质中同种必需氨基酸含量进行比较，所得比值为该种氨基酸评分，该值也即为该食物蛋白质氨基酸评分。

$$氨基酸评分 = \frac{被测食物蛋白质每克氮或蛋白质氨基酸含量(mg)}{参考蛋白质每克氮或蛋白质氨基酸含量(mg)} \times 100$$

氨基酸评分是目前广为应用的一种食物蛋白质营养价值评价方法，一种食物蛋白质的AAS越接近100，则越接近人体需要，其营养价值就越高，同时AAS不仅可以对单一食物蛋白质进行评价，也可以对混合食物蛋白质进行评价。但由于在进行氨基酸评分计算时没有考虑到食物蛋白质的消化率，可用经消化率修正的氨基酸评分（PDCAAS）来计算，计算方法如下。

$$经消化率修正的氨基酸评分(PDCAAS) = 氨基酸评分 \times 真消化率$$

3. 蛋白质功效比值（PER）

蛋白质功效比值是指测定生长发育中的幼小动物摄入1g蛋白质所增加的体重（g），表示蛋白质被机体利用的程度，具体方法是用含10%蛋白质饲喂断乳的雄性大鼠28天，然后计算相当于1g蛋白质所增加的体重，为了便于比较，通常实验中设酪蛋白对照组进行校正。

$$PER = 动物增加体重(g)/摄入蛋白质(g)$$

常见食物蛋白质PER为，全鸡蛋3.92、牛乳3.09、鱼4.55、牛肉2.30、大豆2.32、精制面粉0.60、大米2.16。

三、实训练习：食物蛋白质营养价值评价

1. 实训目标

利用 AAS 法评价食物蛋白质营养价值。

2. 实训案例

评价大豆及某一混合食物营养价值。

案例一：已知大豆的真消化率为 78%，用 AAS 和 PDCAAS 法评价大豆蛋白质的营养价值。

步骤一：查找食物成分表确定大豆中蛋白质含量。

大豆蛋白质含量为：35.0g/100g。

步骤二：确定大豆必需氨基酸的含量。

查找食物成分表，将得到的每 100g 大豆必需氨基酸毫克数（mg/100g）换算为每 1g 大豆蛋白质中氨基酸毫克数（mg/g），结果见表 2-4。

步骤三：计算 AAS 和 PDCAAS。

计算结果见表 2-4。

表 2-4　　　　大豆必需氨基酸及 AAS，PDCAAS 计算结果

必需氨基酸	参考蛋白质氨基酸模式/（mg/g 蛋白质）	大豆氨基酸含量			
		mg/100g 大豆	mg/g 蛋白质	AAS	PDCAAS
异亮氨酸	40	1853	53	132	103
亮氨酸	70	2819	81	116	90
赖氨酸	55	2237	64	116	90
甲硫氨酸 + 胱氨酸	35	902	26	74	58
苯丙氨酸 + 酪氨酸	60	3013	86	143	112
苏氨酸	40	1435	41	103	80
色氨酸	10	455	13	130	101
缬氨酸	50	1726	49	98	76
总计	360		413		

步骤四：评价食物蛋白质营养价值。

大豆蛋白质含量较高，与参考蛋白质比较接近，其第一限制性氨基酸是含硫氨基酸，大豆蛋白质氨基酸评分（AAS）和（PDCAAS）分别为 74 和 58。

案例二：已知某人早餐食物为燕麦片 30g，牛乳 250mL，黄油面包 150g，用 AAS 法评价混合食物蛋白质营养价值。

步骤一：确定混合膳食中蛋白质含量和质量比。

查找食物营养成分表确定每种食物蛋白质含量，并根据食物消费量确定每种食物提供蛋白质实际量和总量，同时计算混合食物中各食物提供的蛋白质质量分数，见表2-5。

表2-5　　　　　　　　　　混合食物蛋白质含量和质量分数

食物名称	蛋白质含量/(g/100g)	质量	实际含量/g	蛋白质质量分数/%
燕麦片	15.0	30g	4.5	18.9
牛乳	3.0	250mL	7.5	31.5
黄油面包	7.9	150g	11.8	49.6
合计	—	—	23.8	—

步骤二：混合膳食蛋白质氨基酸评价。

（1）查询食物成分表得到必需氨基酸氨基酸含量，并计算混合食物中各配料的必需氨基酸评分，确定各自的限制性氨基酸和食物蛋白质AAS（为简便计算，通常选取含量较低必需氨基酸），见表2-6。

表2-6　　　　　　　　　　混合食物中各食物AAS

食物名称	氨基酸含量/(mg/g蛋白质)								蛋白质氨基酸评分
	赖氨酸		含硫氨基酸		苏氨酸		色氨酸		
	含量	AAS	含量	AAS	含量	AAS	含量	AAS	
燕麦片	34.9	63	43.3	124	32.1	80	16.9	169	63
牛乳	71.3	130	32.0	91	34.7	87	13.0	130	87
黄油面包	19.1	35	42.4	121	25.6	64	10.5	105	35

（2）将各种食物氨基酸含量乘以相应的蛋白质质量比，再加和计算出混合膳食中每种氨基酸总量，再计算混合膳食的AAS，见表2-7。

表2-7　　　　　　　　　　混合食物的AAS

食物名称	混合后氨基酸含量/(mg/g蛋白质)				
	赖氨酸	含硫氨基酸	苏氨酸	色氨酸	
燕麦片	6.6	8.2	6.1	3.2	混合食物蛋白质AAS
牛乳	22.5	10.1	10.9	4.1	
面包	9.5	21.0	12.7	5.2	
合计	38.6	39.3	29.7	12.5	
混合食物AAS	70	112	74	125	70

步骤三：评价该膳食蛋白质营养价值。

该早餐包括谷类、牛乳，其蛋白质 AAS 比单纯谷类食品有所提高，说明蛋白质营养价值有所提高，但赖氨酸、苏氨酸不足，应该增加含上两种必需氨基酸丰富的食物，如大豆、玉米等。

3. 实操训练

比较两种食物蛋白质的营养价值。

> **思考题**
>
> 1. 名词解释：必需氨基酸、氨基酸模式、限制性氨基酸、完全蛋白质、蛋白质互补作用。
> 2. 简述蛋白质的营养学意义。
> 3. 简述人体蛋白质需要量和食物来源。

任务二

脂类分析、评价与饮食指导

知识目标

1. 了解脂类的基本概念。
2. 明确脂类的营养学意义。
3. 掌握脂类的食物来源和膳食参考摄入量。

能力目标

能够评价膳食脂类营养价值。

一、基础知识

（一）基本概念

1. 脂类的结构特点

脂类是一大类具有生物学作用的有机化合物，是脂肪和类脂的总称。具有不溶于水、溶于有机溶剂的特点，广泛存在于动植物体内；人体脂类总量占体重的 10%~20%，肥胖者占体重的 30%，肥胖者可占体重的 60%。

脂肪含有碳、氢、氧三种元素构成，由一分子甘油和三分子脂肪酸组成，称为甘油三酯或三酰甘油酯。人体脂肪大部分分布在皮下、大网膜、肠系膜以及肾周围的脂肪组织中，含量约占脂类的95%，受营养状况和人体活动等因素影响变化较大，被称为"动脂"；在常温下呈液态形式的脂肪称为"油"，而常温下呈固态的脂肪称为"脂"，主要与脂肪中的脂肪酸饱和程度有关。

类脂除了由碳、氢、氧元素之外，还含有磷、氮等元素，包括磷脂、糖脂、类固醇等，类脂约占机体5%，通常比较固定，因此又称为"固定脂"。

2. 脂肪酸

构成脂肪的脂肪酸有多种分类方法，按照其脂肪酸碳链的长短可以分为短链脂肪酸（$C_2 \sim C_6$碳），中链脂肪酸（$C_8 \sim C_{12}$碳），长链脂肪酸（C_{14}以上）；按照脂肪酸饱和程度分为饱和脂肪酸（SFA）、单不饱和脂肪酸（MUFA）、多不饱和脂肪酸（PUFA）。饱和脂肪酸不含双键，单不饱和脂肪酸只含有一个双键，多不饱和脂肪酸含有两个以上双键，一般植物和鱼类的脂肪含有较多的不饱和脂肪酸；按照脂肪酸的空间结构分为顺式脂肪酸和反式脂肪酸；按照不饱和脂肪酸第一个双键位置分为n或$\omega-3$系、n或$\omega-6$系、n或$\omega-7$系和n或$\omega-9$系。

3. 必需脂肪酸

必需脂肪酸（EFA）是指机体不能合成，必须从食物中摄取的脂肪酸，目前被公认的包括亚油酸（$n-6$，$C_{18:2}$）、α-亚麻酸（$n-3$，$C_{18:3}$）。必需脂肪酸在机体中有许多重要的生理功能，它是构成线粒体和细胞膜的重要组成成分；合成前列腺素的前体物质；参与机体胆固醇的代谢；参与动物精细胞的形成；α-亚麻酸的衍生物DHA（二十二碳六烯酸）是维持视网膜感光功能的必需物质，对婴儿的大脑和视功能发育有重要作用，衍生物EPA（二十碳五烯酸）则参与机体血脂代谢、免疫调节、血栓的形成与溶解等功能。人体必需脂肪酸需要量为亚油酸占膳食能量的3%~5%，亚麻酸占0.5%~1%时，可预防必需脂肪酸缺乏症。

（二）脂类的营养学意义

1. 供给和储存能量

脂肪是人体能量的重要来源，1g脂肪在体内氧化可产生37.66kJ（9kcal）能量，是相同重量的蛋白质和碳水化合物的一倍多，按照合理营养需要，脂肪供能比在成人需占一日总能量的20%~30%。同时人体脂肪还是机体储能物质，当人体能量需要量增加时，可利用储存在皮下、大网膜、肠系膜等处的脂肪分解释放能量，满足机体需要。

2. 构成机体组织

脂肪是机体脂肪细胞中的主要成分；磷脂、糖脂、胆固醇参与生物膜的构成；鞘磷脂、脑磷脂、胆固醇参与神经组织的构成；胆固醇还是胆酸、7-脱氢胆固醇、性激素、黄体酮、前列腺素、肾上腺皮质激素等生理活性物质和激素的前体物质等。

3. 促进脂溶性维生素吸收

脂肪是脂溶性维生素的溶媒，因此膳食脂肪可以作为食物中脂溶性维生素的载体，促进脂溶性维生素的吸收，某些食物脂肪中含有脂溶性维生素，如鱼肝油含有丰富的维生素 A 和维生素 D。

4. 维持体温、保护内脏器官

皮下脂肪作为不良热导体，可以避免机体热量逸散，起到保温御寒作用；而人体器官周围的脂肪组织像保护垫一样，缓冲了机械冲击对器官的损伤，可以保护固定器官，如肾脏的肾脂肪囊、眼球周围的眶脂体等。

5. 增加饱腹感

食物中脂肪进入十二指肠后，刺激产生肠抑胃素，反射性引起胃肠蠕动减慢，延缓胃的排空时间，从而使食物在胃中停留较长时间，使人不感到饥饿。

6. 提高食物感官性状

不同油脂具有不同的色泽，烹饪过程可以改善食物的品质，同时油脂与原料中的其它物质在高温下发生反应，使加工后的食品具有丰富的色泽、滋润光亮，产生浓郁的芳香气味等，增加了食物的感官效果，促进食欲的提高。

7. 提供必需脂肪酸

食物是人体必需脂肪酸的唯一来源。

脂肪对人体有重要生理功能，因此每天必须摄入足够的脂肪，但随生活水平提高，脂肪摄入量往往超过人体需要量，过多食物脂肪会转变为体脂，堆积在皮下及内脏器官，出现肥胖，同时引起多种疾病，因此脂肪摄入量必须同机体代谢相适应。

（三）脂类的食物来源和膳食参考摄入量

1. 食物来源

食物脂类主要来源于食用油和食物本身含有的油脂。食用油包括食用动物性脂肪如猪油、牛油、羊油等，主要以饱和性脂肪酸为主；植物油主要是来自油料作物种子，如菜籽油、大豆油、花生油、芝麻油、棉籽油等，是必需脂肪酸的最好来源。胆固醇只存在于动物性食物，在肉类、动物脑、内脏、蛋黄、奶油中含量较高，特别是蛋黄、蟹黄、动物脑含量最高，另外人体肝脏、小肠及产生固醇类激素的内分泌腺都具有合成胆固醇的能力。含磷脂丰富的食物主要有蛋黄、瘦肉、动物的脑、肝及肾等；植物性食物中以大豆含磷脂最为丰富，其它植物如芝麻、亚麻、葵花籽中也含有一定量磷脂。

2. 脂类的推荐摄入量

脂肪的需要量受饮食习惯、季节和气候的影响，变动范围较大，一般成人每日膳食中脂肪含量在 50g 即能满足需要，中国营养学会参考各国不同人群脂肪推荐摄入量，结合我国的膳食结构特点，提出了成人膳食脂肪适宜摄入量，由脂肪提供能量占每日摄入总能量的 20% ~ 30%，其中饱和脂肪酸含量不超过 10%，单不饱和脂肪酸和多不饱和脂肪酸各占10%较为合适。儿童、青少年所占比例略高，且年龄越小，所占比例越高。胆固醇是人体需要的重要成分，人体每天自身合成量远大于食物摄取，故《中国居民膳食营养素参考摄入量（2013）》取消了膳食胆固醇的限制。

二、食物脂肪的评价

食物脂肪的评价主要是从脂肪的消化率、必需脂肪酸含量及脂溶性维生素含量三个方面进行。

（一）脂肪的消化率

脂肪消化率是指食物脂肪在消化道内被消化吸收量占摄入脂肪量的百分比。脂肪消化率高低与脂肪熔点有密切关系，熔点高则消化率低，熔点低则消化率高，通常熔点在50℃以上的脂肪不易消化，而熔点接近体温或低于体温的脂肪则消化率高，植物油的消化率高于动物性脂肪。

（二）必需脂肪酸含量

必需脂肪酸含量高的油脂营养价值高。植物油中亚油酸含量高于动物脂肪，故营养价值高于动物脂肪；另外，在脂肪供给量相同条件下，由单不饱和脂肪酸和多不饱和脂肪酸构成的脂肪比由饱和脂肪酸构成的脂肪营养价值更好。

（三）脂溶性维生素含量

脂溶性维生素含量高的油脂营养价值高，反之则营养价值低。动物性脂肪几乎不含维生素，植物油中则含有丰富的维生素E；畜禽肝脏、海产鱼肝脏、乳、蛋中含有丰富的维生素A、维生素D。

三、实训练习：评价几种油脂营养价值，计算混合食物脂肪含量

1. 实训目标

学会评价不同油脂的营养价值。

2. 实训案例

油脂的评价与脂肪含量计算。

案例一：评价大豆油、猪油、调和油营养价值。

步骤一：确定各种油脂中脂肪总量、必需脂肪酸含量以及含量较高脂肪酸及含量。

查食物成分表确定三种油脂中脂肪总量、必需脂肪酸含量以及含量较高脂肪酸及含量，结果见表2-8。

表2-8　　　　　　　　　　　　食物中脂肪及脂肪酸含量

食物名称	总脂肪含量/（g/100g）	含量较高脂肪酸（占总脂肪含量）/%		必需脂肪酸	
				亚油酸	亚麻酸
大豆油	99.9	油酸39.2	亚油酸34.3	34.3	6.9
猪油	99.6	油酸44.2	棕榈酸26.0	8.9	—
调和油	99.9	油酸54.0	亚油酸18.0	18.0	6.4

步骤二：计算各种油脂脂肪酸比例

查表得出食物中饱和脂肪酸（S）、不饱和脂肪酸（M）、多不饱和脂肪酸（P）占总脂肪的比例，以饱和脂肪酸为1.0，计算 S：M：P 比值。具体结果见表2-9。

表2-9　　　　　　　　　　　脂肪酸在总脂肪酸中含量与比值

食物名称	S		M		P	
	含量/%	比值	含量/%	比值	含量/%	比值
大豆油	15.2	1.0	23.6	1.6	55.1	3.6
猪油	41.1	1.0	45.6	1.1	8.5	0.2
调和油	19.3	1.0	52.7	2.7	23.3	1.2

步骤三：评价三种油脂的营养价值。

对上述三种油脂的脂肪酸分析，可以看出在大豆油中油酸（M）和亚油酸（P）含量较高，并且数量接近，调和油中油酸（M）含量较高，猪油中油酸（M）和棕榈酸（S）含量较高，并且基本不含亚麻酸，从必需脂肪酸含量可以得出三者营养价值的高低，依次是大豆油、调和油、猪油。

从三种油脂脂肪酸构成及比例也可以看到，大豆油中单不饱和脂肪酸、多不饱和脂肪酸含量都较高，是非常好的多不饱和脂肪酸来源，调和油中单不饱和脂肪酸含量高，是油酸的重要来源，而猪油中饱和脂肪酸含量高，而多不饱和脂肪酸含量极低，比例不合适，按照三种脂肪酸在总脂肪酸中合适比例考虑，猪油中的各种脂肪酸比例最不合理，故营养价值在三者中最低。

步骤四：建议。

考虑到通常饱和脂肪酸：单不饱和脂肪酸：多不饱和脂肪酸为1：1：1较为合理，因此日常饮食对油脂摄取时应该合理搭配使用，以相互弥补脂肪酸组成，提高油脂营养价值。

案例二：计算某一混合食物中脂肪含量。

已知某份菜肴中用牛肉（肥瘦）50g、鸡蛋（红皮）100g、菜籽油10g，计算该食物中脂肪含量。

步骤一：确定各食物中脂肪含量。

查食物成分表可知牛肉、鸡蛋、菜籽油中脂肪含量分别为4.2%、11.1%、99.9%。
步骤二：根据各种食物质量比加权相和后计算食物脂肪含量。

$$食物总重量 = 50 + 100 + 10 = 160g$$

混合后脂肪比例(脂肪 g/100g 食物) $= (4.2 \times 50)/160 + (11.1 \times 100)/160 + (99.9 \times 10)/160$

$$= 14.4$$

3. 实操训练

比较几种食物油脂的营养价值。

> **思考题**
>
> 1. 名词解释：必需脂肪酸、不饱和脂肪酸。
> 2. 简述脂肪的营养学意义。
> 3. 如何评价食物脂肪营养价值？

任务三

碳水化合物分析、评价与饮食指导

知识目标

1. 了解碳水化合物的基本概念。
2. 明确碳水化合物的营养学意义。
3. 掌握碳水化合物的食物来源和膳食参考摄入量。

能力目标

能够利用食物血糖生成指数评价碳水化合物。

一、基础知识

（一）基本概念

1. 碳水化合物的结构特点

碳水化合物又称为糖类化合物，是一大类由碳、氢、氧三种元素构成的多羟基酮或多羟基醛及衍生物类的有机化合物。根据其分子结构特点、营养学特性、生理学功能不同，可以将其分为糖、寡糖、多糖三类。

2. 碳水化合物分类

碳水化合物分类见表2-10。

表2-10　　　　　　　　　碳水化合物分类及食物来源

分类	亚组	组成	食物来源
糖（1~2糖分子）	单糖	葡萄糖	水果、蜂蜜
		半乳糖	以结合形式存于乳糖、蜜二糖、棉籽糖、水苏糖等
		果糖	水果、蜂蜜
	双糖	蔗糖	甘蔗、甜菜、槭树汁
		乳糖	哺乳动物乳汁
		麦芽糖	发芽谷粒，特别是麦芽中，是淀粉和糖原的结构成分
		海藻糖	动植物及微生物体内都广泛存在，如蘑菇、海藻、豆类、虾、面包、啤酒及酵母发酵食品等
	糖醇	山梨醇	植物果实等
		甘露糖醇	海藻、蘑菇等
寡糖（3~9糖分子）	异麦芽低聚糖	麦芽糊精	以淀粉为原料，经控制水解糖化率（DE）值在20%以下的产品称为麦芽糊精
	其他寡糖	棉籽糖	大部分植物存在，如大豆
		水苏糖	大部分植物存在，如大豆
		低聚果糖	水果、蔬菜，如洋葱、大蒜、香蕉
多糖（大于10个糖分子）	淀粉	直链淀粉	谷类、根茎类植物中，由葡萄糖聚合而成
		支链淀粉	谷类、根茎类植物中，由葡萄糖聚合而成
		变性淀粉	淀粉经过某种方法处理后，不同程度地改变其原来的物理或化学特性，称为变性淀粉
		糖原	动物组织，如肝糖原、肌糖原等
	非淀粉多糖	纤维素	植物细胞壁
		非纤维素	植物细胞壁
		果胶	陆地植物原始细胞壁和细胞间质层，一些植物软组织含量高，如柑橘皮、苹果、山楂、甜菜等
		亲水胶质物	植物

（二）碳水化合物的营养学意义

1. 供给和贮存能量

碳水化合物是人类从膳食中获取能量最经济和最主要的来源，也是我们主食的主要成分，1g葡萄糖在体内完全氧化能产生16.7kJ（4kcal）能量，合理膳食结构中50%~65%能量来源于碳水化合物，人体某些系统只能利用糖类（葡萄糖）供能，如神经系统等。糖原是人体内碳水化合物的储存形式，主要是肝糖原和肌糖原，肝脏约储存机体内1/3糖原，机体需要时，肝糖原可以转化为葡萄糖，立即提供能量。

2. 构成组织及重要生命物质

碳水化合物是机体重要的组成成分，细胞中碳水化合物含量约为2%~10%，以糖脂、糖蛋白和蛋白多糖形式存在，如细胞膜中的糖蛋白、神经组织的糖脂、结缔组织的黏蛋白等。体内的遗传物质DNA和RNA也是由核糖参与组成的。

3. 碳水化合物节约蛋白质作用

当机体碳水化合物不足时，为满足机体能量需要，通过糖异生作用将蛋白质转化为葡萄糖供给能量，因此当有足够的碳水化合物时，可预防蛋白质的供能消耗，保证蛋白质最大程度地发挥建构机体组织作用，这就是碳水化合物的节约蛋白质作用。

4. 碳水化合物的抗生酮作用

当碳水化合物不足或机体因病对碳水化合物的利用出现障碍时，脂肪在体内氧化代谢供能不能被充分分解，产生过多的酮体，酮体在体内不能及时代谢而出现蓄积，就产生酮血症或酮尿症，即酮症酸中毒。如果机体有足够碳水化合物摄入就能避免这种现象的发生，这种现象被称为碳水化合物的抗生酮作用。

5. 保肝解毒作用

碳水化合物经过糖醛酸途径可以生成葡萄糖醛酸，是机体内的重要结合解毒剂。通过食物进入人体的有害物质如酒精、细菌毒素、金属砷等在肝脏中能与其葡萄糖醛酸结合，从而降低或解除其毒性或生物活性，起到解毒作用。

6. 增强肠道机能

碳水化合物中的膳食纤维、功能低聚糖等，能刺激肠道蠕动，同时能被结肠中微生物利用，通过发酵作用产生短链脂肪酸，促进了肠道益生菌群的增殖，防止宿便，加强肠道排泄功能。

7. 提供活性多糖

碳水化合物中活性多糖具有提高机体免疫力，在抗衰老、抗氧化、抗疲劳及抗肿瘤方面有重要意义。

（三）碳水化合物的食物来源和膳食参考摄入量

1. 食物来源

食物中碳水化合物主要来自于植物性食物。粮谷类和薯类是淀粉的主要来源，粮谷类淀粉含量在60%~80%，薯类在15%~29%，膳食纤维主要来自蔬菜和水果等；单糖和双糖主要来自蔗糖、糖果、甜食、甜味水果、含糖饮料和蜂蜜等。

2. 碳水化合物的推荐摄入量

碳水化合物作为我国居民膳食中能量的主要来源，其需要量常以占供能量的百分比表示，按照中国居民膳食营养素参考摄入量建议，碳水化合物的供能比占每日所需总能量的50%~65%较为适宜，包括淀粉、抗性淀粉、非淀粉多糖及低聚糖等，应该限制精制糖的摄入，避免纯能量碳水化合物过多摄入。

二、食物碳水化合物的评价

对碳水化合物分类学分析和评价是食物碳水化合物评价的重要内容，考虑到血糖代谢水平能够很好反映食物碳水化合物在机体中转化和应用程度，因此常用血糖生成指数和血糖负荷来评价食物碳水化合物。

（一）血糖生成指数（GI）

血糖生成指数简称血糖指数，是指餐后不同食物血糖耐量曲线在基线内面积与标准糖（葡萄糖）耐量面积之比，通常以摄取食物后2h内的血糖耐量改变计算，可用百分比表示，也可将二者之比乘以100表示。

$$GI = \frac{某食物在摄取后 2h 血糖曲线下面积}{等量碳水化合物标准参考物摄入后 2h 血糖曲线下面积} \times 100\% (100)$$

食物碳水化合物由于在机体中被消化吸收的速度不同可能有不同的GI值，GI值高的食物或膳食，表示胃肠对食物消化快，机体吸收完全，血糖升高幅度大；GI值低的食物或膳食则表示消化分解慢，向血液中释放葡萄糖速度缓慢，血糖升高幅度也较慢。影响GI的因素包括食物的烹调加工方式、食物成分的含量、胃排空率、胰岛素反应强度、人们的摄食习惯及机体中酶的含量、活性等。通常每种食物都可以测定其GI值，对于混合食物可以用单一食物的GI和配比计算其GI。

人们把GI值>70的食物称为高GI食物，GI值在55~70的食物称为中GI食物，GI值<55的食物称为低GI食物，常见食物GI值见表2-11。

表2-11　　　　　　　　　　常见食物GI

食物名称	GI	食物名称	GI	食物名称	GI	食物名称	GI
葡萄糖	100	面条	81.6	豆腐干	23.7	苹果	36.0
麦芽糖	105	烙饼	79.6	炖鲜豆腐	31.9	桃子	28.0
白糖	83	南瓜	75	绿豆	27.2	西瓜	72
蜂蜜	73	油条	74.9	扁豆	38.0	柑	43
蔗糖	65	荞麦面条	59.3	大豆	18.0	菠萝	66
乳糖	46	面包	87.9	花生	14.0	猕猴桃	52
果糖	23	玉米面	68.0	山药	51.0	樱桃	22
馒头	88.1	大麦粉	66.0	香蕉	52.0	藕粉	32.5
米饭	83.2	小米	71.0	葡萄	43.0	酸乳	48.0
熟土豆	66.4	荞麦	54.0	梨	36.0	牛乳	27.6

(二) 食物血糖负荷 (GL)

食物血糖负荷 (GL) 是指摄取某种食物的实际可利用碳水化合物的含量与该种食物 GI 的乘积。

$$GL = GI \times 摄取某种食物的实际可利用碳水化合物的含量(g)$$

GI 反映摄取某种食物与等量（一般为 50g）标准参考碳水化合物的血糖耐量关系，但是碳水化合物的摄入量同样影响血糖的应答反应，有些食物 GI 值并不高，但由于摄入量高，也可能使血糖升高幅度变化大，因此在考虑食物数量对血糖应答反应时常用血糖负荷。

人们把 GL 值 > 20 的食物称为高 GL 食物；GL 值在 11~19 的食物称为中 GL 食物，GL < 10 的食物称为低 GL 食物。

三、实训练习：计算混合食物 GI 和 GL，并进行评价

1. 实训目标

能够利用血糖指数和血糖负荷评价食物碳水化合物。

2. 实训案例

计算一份食物的 GI 和 GL，并进行评价。

案例：某人早餐摄取了 200mL 牛乳、50g 油条、50g 花卷计算并评价该食物 GI 和 GL，并提出建议。

步骤一：确定食物碳水化合物含量和质量比。

(1) 查食物成分表得每种食物碳水化合物含量和膳食纤维含量，二者之差得到该食物中可利用碳水化合物含量。

(2) 根据上述值计算得到混合食物中每种食物提供碳水化合物的量，并得出总碳水化合物的量。

(3) 计算每种食物碳水化合物占总碳水化合物质量比，见表 2-12。

表 2-12　　该餐食物中各类食物碳水化合物含量及质量比

食物名称	碳水化合物含量/(g/100g)	膳食纤维含量/(g/100g)	可利用碳水化合物含量/(g/100g)	实际利用碳水化合物质量/g	占一餐碳水化合物质量分数/%
牛乳	3.4	—	3.4	6.8	12.6
油条	51.0	0.9	50.1	25.05	46.5
花卷	45.6	1.5	44.1	22.05	40.9
总计	—	—	—	53.9	—

步骤二：混合膳食 GI 计算。

（1）查阅资料得到各种食物的 GI 值。

（2）将每种食物的 GI 乘以占一餐碳水化合物质量比，计算该食物对一餐总 GI 贡献。

（3）计算总 GI，见表 2-13。

表 2-13　　　　　　　　　　混合膳食 GI 计算

食物名称	GI	占一餐碳水化合物质量比/%	对一餐总 GI 的贡献
牛乳	27.6	12.6	27.6 × 12.6% = 3.5
油条	74.9	46.5	74.9 × 46.5% = 34.8
花卷	88.1	40.9	88.1 × 40.93% = 36.1
总计			74.35

步骤三：确定混合食物的 GL。

$$GL = 74.35\% \times 53.9 = 40.1$$

步骤四：对该食物碳水化合物评价。

该食物 GI 值 > 70，属于高 GI 膳食，同时 GL > 20，属于高 GL 膳食。

3. 实操训练

计算某一混合膳食的 GI 和 GL 值，并进行评价。

思考题

1. 名词解释：碳水化合物节约蛋白质作用、抗生酮作用、血糖生成指数、血糖负荷。
2. 简述碳水化合物的营养学意义。
3. 简述人体碳水化合物的食物来源。

任务四

食谱能量摄入分析评价

知识目标

1. 掌握能量的来源、人体需要量及测定方法。
2. 了解影响人体能量需要的因素。

能力目标

能够分析、评价食谱中总能量及三种产能营养素的比例。

一、基础知识

（一）能量单位

能量的国际通用单位是焦耳（Joule，J），简称焦，1J相当于用1N的力将1kg物体移动1m所消耗的能量，在营养学上常用的热能单位是卡（cal）或千卡（kcal），1cal相当于1g纯水的温度由15℃上升到16℃所需的能量。焦耳和卡的换算关系如下：

$$1kcal = 4.184kJ \quad 1kJ = 0.239kcal$$
$$1000kcal = 4.184MJ \quad 1MJ = 239kcal$$

（二）能量来源

人体的能量来源于食物中的三种宏量营养素蛋白质、脂肪、碳水化合物，三者统称为产能营养素。

1. 产能营养素

（1）碳水化合物　膳食中碳水化合物的主要功能是供给能量，人体所需的大部分能量是由碳水化合物氧化分解提供的。由于它在人体内的消化、吸收和利用比蛋白质、脂肪都迅速而完全，因此是最经济、最有效的能量来源。人体内作为能量的碳水化合物主要是葡萄糖和糖原，葡萄糖是碳水化合物在体内的运输形式，糖原是肌肉和肝脏碳水化合物的贮存形式，机体需要时，肝糖原分解为葡萄糖进入血液循环，为机体提供（尤其是为红细胞、脑和神经组织提供）能量；肌糖原只供自身肌肉组织能量需要，体内糖原贮存只能维持数小时，必须从饮食中不断得到补充。

（2）脂肪　一般认为人类合理膳食中，人体所需热量的20%~30%应由脂肪供给，脂肪也是重要的能源物质，但它不能在人体缺氧条件下供给能量。

（3）蛋白质　蛋白质在体内降解成氨基酸后，经脱氨作用生成的 α -酮酸，可以直接或间接经三羧酸循环氧化分解，同时释放能量。但利用蛋白质作为主要能量来源是不经济和不科学的，一方面，如果蛋白质主要用于满足能量需要，则膳食中的蛋白质就不能有效合成人体组织蛋白质，不能维持机体组织蛋白质的平衡；另一方面，氨基酸在氧化分解过程中，经脱氨作用产生的有毒物质氨需经肝、肾的代谢转化成尿素和尿酸从尿中排出，增加了肝、肾的负担。人体在一般情况下主要是利用碳水化合物和脂肪氧化供能，只有在机体能源物质供应不足，体内贮存脂肪和糖原大量消耗后，才分解组织蛋白质，氧化氨基酸来获得能量，维持必要的生理功能。

2. 食物能值与生理能值

食物能值是指食物彻底燃烧时所测定的能值，称为总能值或物理燃烧值。糖类和脂肪彻底燃烧时的最终产物是 CO_2 和 H_2O，蛋白质体外燃烧的最终产物是 CO_2、H_2O 及氮的氧化物。

生理能值又称为生热系数，是机体可利用的能值。在三大产能营养素中，糖类及脂肪在体内氧化的最终产物与体外燃烧的结果是一样的，不过考虑到机体对它的消化、吸收情况（如纤维素不能被人类消化），二者的生理能值稍低于体外燃烧值。蛋白质的生理能值与体外燃烧能值差别较大，因为蛋白质在体内氧化并不完全，氨基酸等中的氮并未全部氧化成氮氧化物，一部分以尿素、尿酸、肌酐等形式从尿中排出，这些含氮有机物在体外燃烧仍能放出 5.44kJ（1.3kcal）的热量，几种产能物质和乙醇在体外燃烧及体内氧化的情况见表 2-14。

表 2-14　　　　几种营养素和乙醇的食物能值和生理能值

营养素	食物能值	尿损失值	吸收率/%	生理能值
蛋白质	23.64kJ/g	5.44kJ（1.3kcal）	92	16.74kJ（4kcal）/g
脂肪	39.54kJ/g	—	95	37.66kJ（9kcal）/g
碳水化合物	17.15kJ/g	—	98	16.81kJ（4kcal）/g
乙醇	29.7kJ/g	微量	100	29.7kJ（7kcal）/g

（三）能量消耗

人体能量的需要量与消耗量是一致的，主要决定于三个方面，即：维持基础代谢所需的能量、体力活动耗能以及食物生热效应，处于生长期的儿童和青少年还要包括生长发育所需的能量，孕妇还包括子宫、乳房、胎盘、胎儿的生长及体脂储备，乳母需要合成乳汁的能量需要，其中体力活动耗能在正常成人能量消耗中所占比例较大。为了达到能量的平衡，人体每天摄入的能量应恰好能满足这几方面的需要，才能有健康的体质和良好的工作效率。

1. 基础代谢

基础代谢（Basal Metabolism，BM）是指维持人体生命的最低能量消耗，即人体在安静和恒温条件下（一般 18~25℃），禁食 12h 后，静卧、放松而又清醒时的能量消耗。此时能量仅用于维持体温和呼吸、血液循环及其他器官最基本的生理需要。单位时间的基础代谢称为基础代谢率（Basal Metabolism Rate，BMR），即人体处于基础代谢状态下，每小时每 $1m^2$ 体表面积（或每 1kg 体重）的能量消耗。

（1）基础代谢的测量方法　基础代谢能量消耗（basic energy expenditure，BEE）常用的测量方法包括以下几种。

①**体表面积计算法**：我国学者（1984年）提出了一个较适合中国人的体表面积计算公式：

$$体表面积(m^2) = 0.00659 \times 身高(cm) + 0.0126 \times 体重(kg) - 0.1603$$

根据这个公式先计算体表面积，再按照年龄、性别在人体基础代谢率表2-15中查出相应的BMR，然后通过下列公式计算出24h的基础代谢水平。

$$基础代谢 = 体表面积(m^2) \times 基础代谢率[kJ/(m^2 \cdot h)] \times 24h$$

由于测定基础代谢率比较复杂，WHO（1985年）提出用静息代谢率（RMR）代替BMR。测定时全身处于休息状态，禁食4h，因此，RMR的值略高于BMR。

表2-15　　　　　　　　　　人体基础代谢率

年龄/岁	男 kJ/(m²·h)	男 kcal/(m²·h)	女 kJ/(m²·h)	女 kcal/(m²·h)	年龄/岁	男 kJ/(m²·h)	男 kcal/(m²·h)	女 kJ/(m²·h)	女 kcal/(m²·h)
1	221.8	53.0	221.8	53.0	30	154.0	36.8	146.9	35.1
3	214.6	51.3	214.2	51.2	35	152.7	36.5	146.4	35.0
5	206.3	49.3	202.5	48.4	40	151.9	36.3	146.0	34.9
7	197.7	47.3	200.0	45.4	45	151.5	36.2	144.3	34.5
9	189.9	45.2	179.1	42.8	50	149.8	35.8	139.7	33.9
11	179.9	43.0	175.7	42.0	55	148.1	35.4	139.3	33.3
13	177.0	42.3	168.6	40.3	60	146.0	34.9	136.8	32.7
15	174.9	41.8	158.8	37.9	65	143.9	34.4	134.7	32.2
17	170.7	40.8	151.9	36.3	70	141.4	33.8	132.6	31.7
19	164.0	39.2	1485	35.5	75	138.9	33.2.	131.0	31.3
20	161.5	38.6	147.7	35.3	80	138.1	33.0	129.3	30.9
25	156.9	37.5	147.3	35.2					

注：1kcal = 4.1868kJ。

②**直接计算法**：哈里斯—本尼迪克（HB）公式可根据年龄、身长和体重直接计算基础代谢能量消耗。

男　BEE = 66 + 13.70 × 体重(kg) + 5 × 身高(cm) - 6.80 × 年龄(y)

女　BEE = 66 + 9.50 × 体重(kg) + 1.80 × 身高(cm) - 4.70 × 年龄(y)

更为简便粗略的方法是：

成年男性 BEE = 4.18kJ/(kg·h) × 体重(kg) × 24h

成年女性 BEE = 3.97kJ/(kg·h) × 体重(kg) × 24h

③**体重计算法**：世界卫生组织（WHO）于1985年推荐使用Schofield公式来计算不同个体一天的基础代谢能量消耗。由于按照该公式计算亚洲人的基础代谢率偏高，中国营养学会推荐，儿童和青少年的基础代谢参考值按照表2-16中的公式

计算；18～59岁人群按该公式计算的结果减去5%，作为人群的基础代谢参考值。

表2-16　　　　　　　　　　按体重计算代谢率的公式

年龄	公式（BMR 的单位 kcal/d）	
	男	女
0～3	(60.9×W) -54	(61.0×W) -51
3～10	(22.7×W) +495	(22.5×W) +499
10～18	(17.5×W) +651	(12.2×W) +746
18～30	(15.3×W) +679	(14.7×W) +496
30～60	(11.6×W) +879	(8.7×W) +829
>60	(13.5×W) +487	(10.5×W) +596

注：W 为体重（kg）；1kcal=4.1868kJ。

（2）基础代谢的影响因素　人体的基础代谢不仅个体之间存在差异，自身的基础代谢也常有变化，其影响因素包括：

①体型与机体构成：相同身体质量者，瘦高体型的人体表面积大，其基础代谢率高于矮胖者；人体瘦体组织消耗的热能占基础代谢的70%～80%，这些组织包括肌肉、心、脑、肝、肾等，所以，瘦体型的人质量大，肌肉发达者，基础代谢水平高。

②年龄及生理状态：生长期的婴幼儿基础代谢率高，随年龄增长 BMR 下降，一般成人低于儿童，老年人低于成年人；孕妇因合成新组织，基础代谢率增高。

③性别：女性瘦体质所占比例低于男性，脂肪的比例高于男性，因而同龄女性基础代谢率低于男性5%～10%。

④环境温度：寒冷气温下的人群基础代谢率高于温带气温下的人群。

⑤应激状态：一切应激状态，如发热、创伤、心理应激等均可使基础代谢升高。

此外，种族、内分泌、情绪、过多摄食、病理状况、环境条件、尼古丁和咖啡因等都可能影响基础代谢。

2. 体力活动

除了睡眠，人总要进行各种体育活动和劳动，通常情况下，各种人体活动所消耗的能量约占人体总能量消耗的15%～30%，但随着人体活动量的增加，其能量消耗也将大幅度增加。这时，人体能量消耗变化最大，也是人体控制能量消耗、保持能量平衡、维持健康最重要的部分。肌肉越发达、体重越重、活动时间越长、强度越大，消耗能量越多。随着我国经济发展，职业活动（劳动）强度及条件的改善，将我国人群的劳动强度由5级调整为3级，即轻、中、重，见表2-17，根据不同级的体力活动水平值可推算出能量消耗量。

表 2-17　中国营养学会建议的我国成人活动水平（PAL）分级

活动水平	职业工作时间分配	工作内容举例	PAL 男	PAL 女
轻	75%时间坐或站立 25%时间站着活动	办公室工作，修理电器钟表，售货员，酒店服务员，化学实验操作，讲课等	1.55	1.56
中	25%时间坐或站立 75%时间站着活动	学生日常活动，机动车驾驶，电工安装，车床操作，金工切割等	1.78	1.64
重	40%时间坐或站立 60%时间站着活动	非机械化农业劳动，炼钢，舞蹈，体育运动，装卸，采矿等	2.10	1.82

3. 食物生热效应

食物生热效应（thermic effect of food，TEF）又称食物特殊动力作用，是指因摄食而引起的机体能量代谢的额外消耗，也称为食物特殊动力作用（specific dynamic action，SDA）。这是由于人体在摄食过程中，对食物中的营养素进行消化、吸收、代谢转化，同时引起体温升高和散发能量，需要额外消耗能量。它只是增加机体能量的消耗，并非增加能量来源。

产能不同的营养素其食物热效应也不同。蛋白质最强，其消化吸收和代谢需额外消耗的能量可相当于蛋白质本身所产生热能的30%~40%；脂肪的食物热效应约消耗本身产生能量的4%~5%；碳水化合物为5%~6%。一般情况下，摄取普通混合膳食时食物生热效应所引起的额外能量约为627~836kJ，相当于基础代谢的10%。

4. 生长发育及孕妇、乳母对能量的需求

婴幼儿和儿童阶段发育需要的能量应该包括机体生长发育形成新的组织所需的能量，以及进行新陈代谢所需的能量。新生儿每千克体重相比成人消耗多2~3倍的能量，幼儿和儿童发育阶段能量消耗也增加。

孕妇的能量消耗则应包括胎儿快速发育所需要的能量，加上自身组织的孕期发育所需的能量。乳母的额外能量消耗主要是泌乳过程的能量消耗及乳汁所蕴含的能量。

二、能量的需要量确定

能量需要量是机体各项活动消耗的能量之和，对于一些特定人群，还要考虑一些额外能量需要量。能量需要量是维持人体正常生理功能所需要的总能量，长期低于或高于这个数量都将会对机体产生不利的影响，确定人群或个体的能量需要量，对于指导人们合理膳食、设计食谱都是非常重要的。

(一) 能量需要量的确定

1. 根据基础代谢率确定

考虑到基础代谢占总能量消耗的60%~70%，人们常用基础代谢率（BMR）乘以体力活动水平（PAL）计算能量需要量。

$$能量需要量 = BMR \times PAL$$

其中BMR可由表2-16计算得到，PAL可以表2-17查得，代入公式可得不同年龄、体重、劳动强度下所需能量。

2. 根据《中国居民膳食营养素推荐摄入量（2013）》确定

直接查附录一可得不同年龄、性别、体力活动水平个体的能量需要量值，该值可以满足绝大部分居民能量需要量。

(二) 能量的食物来源

人体需要能量来自三种产热营养素，他们在膳食中合理的供能比应该是碳水化合物、脂肪、蛋白质分别占一日总能量的50%~65%、20%~30%、12%~15%。三种产热营养素存在于各种食物中，其中粮谷类和薯类含碳水化合物丰富，是我国居民膳食的主要能量来源，同时也是最经济的能源物质；油料作物富含脂肪，动物性食物比植物性食物含有更多的蛋白质和脂肪，蔬菜和水果含能量较少，常见食物能量含量见附表2-18。

表2-18　　　　　　　常见食物每100g中的能量含量

食物名称	能量 kcal	能量 kJ	食物名称	能量 kcal	能量 kJ
小麦粉（标准粉）	349	1458	蚕豆	338	1414
粳米（标一）	345	1442	绿豆	329	1376
籼米（标一）	348	1454	赤小豆	324	1357
玉米（黄、干）	348	1457	花生仁	574	2400
玉米面（黄）	352	1472	猪肉（肥瘦）	395	1653

注：1kcal=4.1868kJ。

(三) 膳食能量参考摄入量

可根据中国营养学会膳食营养素和能量推荐摄入量表查的，不同年龄、性别、体力活动水平能量推荐摄入量见附录一。

三、实训练习：一日食谱能量分析评价

1. 实训目标

掌握膳食能量分析与评价方法。

2. 实训案例

食谱能量分析。

案例：某女士的食谱能量摄入分析评价。

某轻体力活动 25 岁女士一日摄取食物如下：面粉 150g，大米 200g，鸡蛋 60g，豆腐 200g，芹菜 200g，白菜 200g，猪肉（肥瘦）50g，豆油 20g。根据以上数据计算其一天摄入总能量，三种产热营养素供能比，并进行评价。

步骤一：计算食物所含能量和三大产能营养素的质量。

查找食物成分表，确定食物所含能量及三大产热营养素量，见表 2 - 19。

表 2 - 19 食物能量及产热营养素质量

食物名称	质量/g	能量/kcal	蛋白质/g	脂肪/g	碳水化合物/g
面粉	150	523.5	16.8	2.2	110.4
大米	200	694	14.8	1.6	155.8
鸡蛋	60	76.0	7.0	4.6	1.5
豆腐	200	198	24.4	9.6	4.0
芹菜	200	43.5	3.1	0.9	6.6
白菜	200	31.3	2.6	0.2	5.6
猪肉（肥瘦）	50	197.5	6.6	18.5	1.2
豆油	20	179.9	0	20	0
合计		1943.6	75.3	57.6	285.1

注：1kcal = 4.1868kJ。

步骤二：计算三大产热营养素供能比。

由蛋白质、脂肪、碳水化合物三种营养素的能量折算系数可以算得：

蛋白质供能比：（75.3g × 16.7kJ/g）/8137.5kJ = 15%

脂肪供能比：（57.6g × 37.7kJ/g）/8137.5kJ = 27%

碳水化合物供能比：（285.1g × 16.7kJ/g）/8137.5kJ = 58%

查表得该女士的膳食营养素推荐摄入量 RNI 为 7536.2kJ。

步骤三：评价。

（1）总能量

1800 - 1943.6/1800 = -8.2% < 10%，能量实际摄取量与需要量之差，不超过需要量的 ±10%，该食谱总能量摄入合适。

（2）三大产能营养素分配比例。

蛋白质、脂肪、碳水化合物适宜的供能比分别为 10% ~ 15%，20% ~ 30%，50% ~ 65%。该例食谱三大产能营养素供能比例除蛋白质高于比例外，其余均较合理。

3. 实操训练

对自己一天食物摄取进行能量摄入分析评价。

> **思考题**
> 1. 如何计算个人食谱中的能量?
> 2. 人体的热能消耗主要用于哪几方面?
> 3. 食物能值与生理能值有着怎样的关系?
> 4. 影响基础代谢主要因素有哪些?

任务五

维生素分析、评价与饮食指导

知识目标

1. 了解维生素的共同特点和分类原则。
2. 明确各类维生素的生理功能,缺乏与过量症。
3. 掌握各种维生素的需要量与食物来源。

能力目标

能够根据常见症状判定维生素的缺乏,并能提出合理建议。

一、基础知识

(一) 维生素概念

1. 基本概念

维生素是人和动物为维持正常的生理功能而必须从天然食物中获得的一类微量的低分子有机化合物,在人体生长、代谢、发育过程中发挥着重要的作用。

2. 维生素的特点

维生素在体内的含量很少,但不可缺少,各种维生素的化学结构以及性质虽然不同,它们却有着以下共同点。

(1) 大多数的维生素,机体不能合成或合成量不足,不能满足机体的需要,必须经常通过摄取食物获得。

(2) 人体对维生素的需要量很小，日需要量常以毫克（mg）或微克（μg）计算，但一旦缺乏就会引发相应的维生素缺乏症，对人体健康造成损害。

(3) 维生素既不供给机体能量，也不参与机体构成，它的作用主要是参与机体代谢活动的调节。

(4) 某些维生素非常敏感，遇到光、热、酸、碱、氧气会被破坏，失去功效，所以在加工、保存、食用时要特别注意。

3. 机体维生素缺乏的原因

(1) 膳食供应不足　膳食维生素含量取决于食物中原有含量和加工过程的破坏和丢失，食物生产加工中很多因素都会导致维生素的丢失和破坏；同时挑食、偏食等也会造成维生素摄取不合理，引起维生素缺乏。

(2) 人体吸收利用率降低　人体的一些疾病，如慢性腹泻、消化道寄生虫、消化液分泌减少等会降低人的吸收功能，引起维生素不足。

(3) 食物中抗维生素物质　食物中的一些抗维生素物质，如抗生物素、一些药物等可抑制机体对维生素的吸收。

(4) 机体对维生素需要量的增加　人体某些生理状况，如疾病、生长发育旺盛的儿童、少年等维生素的需要量高于一般成年人，如果按照一般要求摄入，往往会出现维生素缺乏症状。

(二) 维生素的分类、命名

根据维生素的溶解性，可分为水溶性维生素和脂溶性维生素两大类。

脂溶性维生素在脂肪存在的情况下吸收较好，任何促进和增加脂肪吸收的因素都可以促进其吸收，脂溶性维生素大部分由胆盐帮助吸收，随淋巴系统输送到体内各器官，体内可贮存较多脂溶性维生素，食物脂溶性维生素缺乏时需要一段较长时间才能在机体上表现出缺乏症，缺乏症的改善也需要一段较长时间摄入才能见效，食用过多可在体内蓄积引起中毒。脂溶性维生素主要包括维生素 A（视黄醇、抗干眼病维生素）、维生素 D（钙化醇、抗佝偻病维生素）、维生素 E（生育酚、抗不育维生素）、维生素 K（凝血维生素）等。

水溶性维生素的吸收较为简单，由于易溶于水而不易溶于非极性有机溶剂，吸收后体内贮存很少，过量的维生素多从尿中排出。水溶性维生素主要有维生素 B_1（硫胺素、抗脚气病维生素）、维生素 B_2（核黄素）、维生素 B_6（吡哆醇、抗皮炎维生素）、维生素 B_{12}（钴胺素、抗恶性贫血维生素）、维生素 pp（烟酸、抗癞皮病维生素）、生物素、叶酸、泛酸、维生素 C（抗坏血酸）等。

二、脂溶性维生素

(一) 维生素 A

维生素 A 属于具有视黄醇结构并具有其生物活性的一大类物质，是一类不饱和一元醇，包括维生素 A_1 和维生素 A_2 两种。一般讲维生素 A 指维生素 A_1，存在于哺乳动物和海水鱼肝脏中，而维生素 A_2 被发现于淡水鱼肝油中，其生理活性仅为维生素 A_1 的 40%。从化学结构上比较，维生素 A_2 在 β-紫罗酮环上比 A_1 多一个双键，天然维生素 A 只存在动物体中。

维生素 A 可由植物中 β-胡萝卜素转化而来，蔬菜、水果中所含的多种类胡萝卜素能在人体内转变成维生素 A，通常称它们为维生素 A 原，以 α-胡萝卜素、β-胡萝卜素、γ-胡萝卜素、玉米黄素四种为主要，其中 β-胡萝卜素的活性最高，一分子 β-胡萝卜素在人体酶的作用下分解后成为两分子维生素 A，因此是人类营养中维生素 A 的重要来源。维生素 A 溶于脂肪，不溶于水，对热、酸和碱稳定，一般加工处理都不易被破坏，但当暴露于光线、氧气、高温环境，或与性质活泼的金属接触时，易被氧化和异构化，从而失去活性。

1. 生理功能

（1）维持视觉功能　维生素 A 可促进视觉细胞内感光色素的形成。全反式视黄醛可以被视黄醛异构酶催化为 11-顺式-视黄醛，11-顺式-视黄醛可以和视蛋白结合成为视紫红质（rhodopsin）。视紫红质遇光后其中的 11-顺-视黄醛变为全反式视黄醛，因为构象的变化，引起对视神经的刺激作用，引发视觉。而遇光后的视紫红质不稳定，迅速分解为视蛋白和全反式视黄醛，重新开始整个循环过程。维生素 A 可调试眼睛适应外界光线的强弱的能力，以降低夜盲症和视力减退的发生，维持正常的视觉反应，有助于对多种眼疾（如眼球干燥与结膜炎等的治疗）。

（2）维持上皮结构的完整性　视黄醇和视黄酸可以调控基因表达，减弱上皮细胞鳞状化，增加上皮生长因子受体的数量，因此，维生素 A 可以调节上皮组织细胞的生长，维持上皮组织的正常形态与功能。维生素 A 缺乏可造成呼吸道、消化道及泌尿生殖系统上皮组织角质化，减弱了细菌侵袭的屏障，使得机体非特异性免疫能力下降，人体抵抗能力降低、易于感染，儿童呼吸和消化系统易被感染，产生疾病，同时肾结石也与泌尿道角质化有关，但过量摄入可引起中毒。

（3）促进人体的生长，维持生殖功能　维生素 A 对人体细胞的增殖和生长具有重要作用，特别是儿童生长和胎儿的正常发育都不可缺少。维生素 A 缺乏会影响动物生殖上皮产生生殖精母细胞，雌性动物除生殖道内上皮组织改变、影响胚胎形成外，还对女性雌激素的生成造成影响，从而影响生殖功能。

（4）维持骨骼生长发育　维生素 A 缺乏造成骨细胞活动增强使骨质过度增殖，破坏了骨骼中成骨细胞与破骨细胞的平衡，影响骨骼的成长发育和生长。

（5）提高机体免疫力　维生素 A 对正常免疫功能和调节是必需的，表现为黏膜黏液素的分泌受依赖维生素 A 的黏多糖和上皮糖蛋白合成酶表达的影响，免疫球蛋白也是糖蛋白，维生素 A 营养状况影响免疫功能也与此有关。维生素 A 缺乏时，动物和人的所有细胞和体液免疫反应都受到抑制，服用维生素 A 后迅速恢复，说明维生素 A 是通过信号和调节作用对免疫功能产生影响。

（6）具有防癌作用　维生素 A 可维持正常上皮组织的分化，维生素 A 缺乏的某些组织的形态变化与某些上皮组织癌症的早期病变（癌前期）相近，都是上皮组织鳞状变形，维生素 A 可能在这一阶段中，对癌细胞起回转修复作用。

维生素 A 缺乏引起干眼病、夜盲症、角膜软化及"蟾皮病"等症状。

2. 食物来源

食物中的维生素 A 来源于两部分：一部分是直接来源于动物性食物提供的视黄醇，例如动物肝脏、蛋黄、奶油以及动物内脏等；另一部分则来源于富含胡萝卜素的黄绿色蔬菜和水果，如胡萝卜、油菜、辣椒、番茄和橘等，如表 2 - 20 所示。

表 2 - 20　　常见食物中维生素 A 或胡萝卜素含量　　单位：$\mu g/100g$

食物	维生素 A	β - 胡萝卜素	视黄醇活性当量	食物	维生素 A	β - 胡萝卜素	视黄醇活性当量
鱼肝油	25562	—	25562	青豆	—	790	132
羊肝	20972	—	20972	甘薯	—	750	125
牛肝	20220	—	20220	猪肉（肥瘦）	114	—	114
鸡肝	10414	—	10414	苹果	—	600	1
猪肝	4972	—	4972	豆角	—	580	97
鸭蛋黄	1980	—	1980	牛肾	88	—	88
黄岩蜜橘	—	5140	857	杏	—	450	75
胡萝卜	—	4140	668	蚕豆	—	300	50
菠菜	—	2920	487	青鱼	42	—	42
鸡蛋黄	438	—	438	白菜	—	250	42
荠菜	—	259	432	海带	—	240	40
河蟹	389	—	389	鲜枣	—	240	40
鸡蛋	310	—	31	黄豆	—	220	37
蘑菇（干）	—	164	273	带鱼	29	—	29
辣椒（尖）	—	139	232	橙	—	160	27
紫菜	—	1370	228	鲤鱼	25	—	25
鸡肉	226	—	226	牛乳	24	—	24
河蚌	202	—	22	羊肉	22	—	22
芫荽	—	116	193	腐乳	—	130	22
番茄	—	1149	192	小米	—	100	17
柑	—	890	148	黄瓜	—	90	15

3. 维生素 A 膳食推荐摄入量

维生素 A 的活性过去用国际单位"IU"表示，近年建议改用"视黄醇活性当量"（retinol activity equivalent，RAE）更为合理。

RAE = 膳食或补充剂来源全反式视黄醇 μg + 1/2 补充剂纯品全反式 β - 胡萝卜素 μg + 1/12 膳食全反式 β - 胡萝卜素 μg + 1/24 其他膳食维生素 A 类胡萝卜素 μg

由维生素 A 缺乏引起的干眼病被认为是当前世界上四大营养缺乏病之一，也是我国膳食中比较容易缺乏的营养素。根据中国营养学会推荐，我国居民膳食营养素参考摄入量（RNI）成人男性为 800μgRE/d，最高可耐受摄入量（UL）为 3000μgRE/d，不同人群需要量见附录三。

（二）维生素 D

维生素 D 为存在于动植物组织中固醇类的衍生物，是环戊烷多氢菲类化合物，以维生素 D_2（麦角骨化醇）和维生素 D_3（胆钙化醇）两种形式最为常见。维生素 D_2 是由酵母菌或麦角中的麦角固醇（ergosterol）经日光或紫外光照射后的产物，并且能被人体吸收。维生素 D_3 则由大多数高级动物的表皮和真皮内含有的 7 - 脱氢胆固醇经日光中紫外线（波长 265～228nm）照射转变而成。维生素 D_2 和维生素 D_3 对人体的作用和作用机理完全相同，哺乳动物和人类对两者的利用亦无区别。

维生素 D 溶于脂肪溶剂，对热、碱较稳定，在 130℃ 加热 90min 不被破坏，通常烹调方法不会造成损失。光照、酸性环境促进其异构化，因此脂肪酸败可引起维生素 D 破坏。

1. 生理功能

维生素 D 主要有以下生理功能：提高机体对钙、磷的吸收，使血浆钙和磷的水平达到饱和程度；促进生长和骨骼钙化，促进牙齿生长；通过肠壁增加钙、磷的吸收，并通过肾小管增加钙、磷的重吸收；维持血液中柠檬酸盐的正常水平；防止氨基酸通过肾脏损失。

维生素 D 的生理功能是通过以下的机制实现的，一方面促进肠道、肾小管对钙、磷的吸收，$1,25-(OH)_2-D_3$ 可与肠黏膜细胞中的特异受体结合后激活基因转录，促进肠黏膜上皮细胞合成钙结合蛋白，对肠腔中的钙离子有较强的亲和力，对钙通过肠黏膜的运转有利，维生素 D 也能激发肠道对磷的转运过程，通过促进肾小管重吸收减少钙、磷的流失，保持血浆钙、磷浓度；另一方面维生素 D 通过促进和维持血浆中适宜的钙、磷浓度，满足骨骼钙化过程的需要。

维生素 D 缺乏在婴幼儿引起佝偻病，成人则出现骨质软化症。

2. 食物来源

维生素 D 在天然食物中并不丰富，脂肪含量高的海鱼、动物肝脏、蛋黄、奶油和干酪等食物中维生素 D 含量最丰富，见表 2 - 21。

表 2-21　　　　　　　　　常见食物中维生素 D 含量　　　　　单位：IU/100g

食物	含量	食物	含量
鳕鱼肝油	8500	炖鸡干	67
熟猪油	2800	鸡蛋	50
鲱鱼	900	牛乳	41
牛乳巧克力	167	羊肝	23
鸡蛋黄	158	牛肝	19
奶油	100	鱼子	2.3

维生素 D 的内源性来源是通过光照，由人体皮肤中 7-脱氢胆固醇转化为维生素 D_3。

3. 维生素 D 膳食参考摄入量

维生素 D 摄入量应与钙、磷的摄入量相适。我国建议在钙、磷供给充足的条件下成人维生素 D 的摄入量（RNI）为 10μg/d 即可满足生理需要，可耐受最高摄入量（UL），成人为 50μg/d。

$$1IU 维生素 D_3 = 0.025μg 维生素 D_3$$
$$1μg 维生素 D_3 = 40IU 维生素 D_3$$

（三）维生素 E

维生素 E 又称生育酚（Tocopherol），是指含有苯丙二氢呋喃结构，具有 α-生育酚生物活性的一类物质的总称，包括 α、β、γ、δ 生育酚和 α、β、γ、δ 生育三烯酚，多存在于植物组织中，其中以 α-生育酚的生理效应最强，通常作为维生素 E 的代表。

维生素 E 对热和光稳定，在有氧、碱等存在的情况下易遭破坏，在一般的烹调温度下受损不多，但长期高温下油炸，维生素 E 碳环上的羟基易被氧化，使其活性大大降低，甚至完全失效。

1. 生理功能

（1）抗氧化作用　维生素 E 是最重要和最有效的生物抗氧化剂，能抑制细胞内和细胞膜上脂质过氧化，防止自由基或氧化剂对细胞膜中的多不饱和脂肪酸、膜的富含巯基的蛋白质成分以及细胞骨架和核酸的损伤。同时维生素 E 还能防止维生素 A、维生素 C 以及三磷酸腺苷被氧化，保证它们的正常生理作用。

（2）保证红细胞的完整性　机体缺乏维生素 E，可引起红细胞数量减少、寿命变短，引起溶血性贫血。维生素 E 临床上常用于治疗溶血性贫血。

（3）对胚胎发育和生殖的作用　维生素 E 与精子的生成和生殖功能有关。妇女妊娠期间，对维生素 E 的需要量随妊娠月份的增加而增加，妊娠异常时，对维生素 E 在体内浓度降低。

（4）调节体内某些物质合成　维生素 E 促进能量代谢物质辅酶 Q 的合成，调节核酸的合成,是氧化型维生素 C 还原的必须因子。

(5) 抗衰老作用　维生素 E 可减少细胞内脂褐质的形成,改善皮肤弹性,减缓性腺萎缩,提高机体免疫力,对机体起到延缓衰老的作用。

(6) 抗肿瘤作用　维生素 E 能阻断致癌物亚硝胺的形成,抵御过氧化物对细胞的作用,降低诱发突变物质的活性,刺激抑癌基因 P_{53} 的表达,提高免疫功能,起抗肿瘤作用。

(7) 其他作用　维生素 E 可减轻因摄入砷和铅等重金属而发生的中毒症状;对硒蛋白、含铁蛋白等的氧化有抑制作用等。

机体维生素 E 缺乏在婴幼儿引起溶血性贫血、水肿、皮肤损伤和血液异常等病变,成人则出现红细胞脆性增大,红细胞寿命缩短等,还可引起死胎或习惯性流产等。维生素 E 由于广泛存在于各类食物中,机体一般较少出现缺乏症。

2. 食物来源

所有高等植物的叶子和其他绿色部分均含有生育酚,各种油料种子及植物油、麦胚、核桃、葵花籽含量较多,常见食物维生素 E 含量见表 2 – 22。

表 2 – 22　　　　　　常见食物中总维生素 E 含量　　　　　单位:mg/100g

食物名称	含量	食物名称	含量	食物名称	含量	食物名称	含量
胡麻油	389.90	螺	20.70	鸡蛋黄	5.06	葡萄	1.66
鹅蛋黄	95.70	黄豆	18.90	蚕豆	4.90	黄鳝	1.34
豆油	93.08	杏仁	18.53	豇豆	4.39	鸡蛋	1.23
芝麻油	68.53	花生仁	18.09	小米	3.63	大黄鱼	1.13
菜籽油	60.89	鸭蛋黄	12.72	红枣(干)	3.04	番茄	1.19
葵花籽油	54.60	黑木耳	11.34	豆腐	2.71	稻米(粳)	1.01
玉米油	51.94	绿豆	10.95	豆角	2.24	糯米	0.93
花生油	42.60	乌贼	10.54	樱桃	2.22	稻米(籼)	0.54
松子油	32.79	桑葚	9.87	芹菜	2.21	猪肝	0.86
羊肝	29.93	红辣椒	8.76	萝卜	1.80	肥瘦猪肉	0.49
发菜	21.70	玉米(白)	8.23	小麦粉	1.80	牛乳	0.21

3. 维生素 E 膳食参考摄入量

膳食中总维生素 E 含量以 α – TE 当量表示,按下式计算:

$$膳食\ \alpha-TE(mg) = (1\times\alpha-生育酚) + (0.5\times\beta-生育酚) + (0.1\times\gamma-生育酚) + (0.02\times\delta-生育酚) + (0.3\times\delta-三烯生育酚)$$

中国营养学会建议,成人摄取量 AI 值为 14mgα – TE/d,UL 为 700mgα – TE/d。

三、水溶性维生素

(一) 维生素 B_1

维生素 B_1 是由嘧啶环和噻唑环结合而成的一种 B 族维生素，因其分子中含有硫和氨，故称硫胺素。维生素 B_1 为白色结晶或结晶性粉末；有微弱的特臭，味苦，易吸收水分，在酸性介质下，硫胺素稳定性很好，甚至加热时也是稳定的。在 pH<5 时，加热至 120℃ 仍可保持其生理活性；在 pH 为 3 时，即使高压蒸煮至 140℃，1h 破坏也很少，对氧和光也比较稳定，而在中性或碱性溶液中则不稳定，在 pH>7 时煮沸，可使其大部分或全部破坏，甚至室温时也会逐渐失活。

1. 生理功能

(1) 构成辅酶，维持体内正常代谢 维生素 B_1 在硫胺素焦磷酸激酶的作用下，与三磷酸腺苷（ATP）结合形成焦磷酸硫胺素（TPP），作为维生素 B_1 的活性形式 TPP 在体内构成 α-酮酸脱氢酶体系和转酮醇酶的辅酶，参与三大营养素的分解代谢和产生能量；作为转酮辅醇酶的辅酶参与转酮作用，可直接影响体内核酸和脂肪酸的合成。

(2) 抑制胆碱酯酶的活性，促进消化 维生素 B_1 可抑制胆碱酯酶对乙酰胆碱的水解，乙酰胆碱能促进胃肠蠕动，维生素 B_1 缺乏时胆碱酯酶活性增强，乙酰胆碱水解加速，因而胃肠蠕动缓慢，腺体分泌减少，食欲减退。

(3) 维持神经组织正常功能 研究发现在神经组织中 TPP 含量较多，大部分位于线粒体，10% 在细胞膜，目前认为 TPP 可能与膜钠离子通道有关，当 TPP 缺乏时渗透梯度无法维持，引起电解质与水转移，造成神经组织能源不足及脑功能下降，出现相应神经系统病变。

维生素 B_1 缺乏表现为脚气病，在临床上分为干性脚气病、湿性脚气病、混合性脚气病，婴儿如果在母体时缺乏维生素 B_1，出生后又没有及时补充维生素 B_1，则在出生 2~5 个月时，容易发生婴儿脚气病。

2. 食物来源

含维生素 B_1 丰富的食物有粮谷、豆类、酵母、干果、硬果、动物内脏、蛋类、瘦猪肉、乳类、蔬菜、水果等，常见食物维生素 B_1 含量见表 2-23。

表 2-23　　　　常见食物中维生素 B_1 含量　　　　单位：mg/100g

食物	含量	食物	含量	食物	含量
葵花籽仁	1.89	玉米	0.27	茄子	0.03
花生仁	0.72	粳米（标二）	0.22	牛乳	0.03
瘦猪肉	0.54	猪肝	0.21	鲤鱼	0.03
大豆	0.41	鸡蛋	0.09	大白菜	0.02

续表

食物	含量	食物	含量	食物	含量
蚕豆	0.37	甘薯	0.07	苹果	0.02
小米	0.33	鸡肉	0.05	带鱼	0.02
麸皮	0.30	梨	0.05	冬瓜	0.01
小麦粉（标准）	0.28	萝卜	0.04	河虾	0.01

3. 维生素 B_1 推荐摄入量

中国营养学会建议，我国居民膳食维生素 B_1 的推荐摄入量（RNI）成人男子为 1.4mg/d，女子为 1.2mg/d。

（二）维生素 B_2

维生素 B_2 是具有一个核糖醇侧链的异咯嗪的衍生物。维生素 B_2 为黄褐色针状结晶，微溶于水，溶于水呈绿色荧光，有苦味，但几乎无气味，在 27.5℃时，每 100mL 水可溶解 12mg，在 280℃时被分解。维生素 B_2 在酸性介质下有非常好的稳定性，在中性介质中稍不稳定，在碱性条件下分解速度非常快。在光照条件下，维生素 B_2 会发生光降解生成光黄素（pH>7）或光色素（pH≤7），故维生素 B_2 应贮存于褐色的容器中。

1. 生理功能

（1）构成辅酶参与机体物质代谢　维生素 B_2 在机体生物氧化过程中起传递氢的作用。维生素 B_2 在黄素激酶催化下与 ATP 作用转化为黄素单核苷酸（FMN），又在黄素腺嘌呤二核苷酸过磷酸化酶的作用下经 ATP 磷酸化形成黄素嘌呤二核苷酸（FAD），它们都是多种酶的辅酶，对机体物质与能量代谢的意义十分重大。

（2）参与细胞的正常生长　维生素 B_2 通过参与碳水化合物、蛋白质、核酸和脂肪的代谢可提高机体对蛋白质的利用率，促进生长发育。

（3）抗氧化作用　FAD 作为谷胱甘肽还原酶的辅酶，维持还原性谷胱甘肽的浓度及其在体内的抗氧化活性。

（4）其他作用　与肾上腺激素的产生，骨髓红细胞生成及铁的吸收、贮存和动员有关。

机体缺乏维生素 B_2 表现为"口腔生殖系统综合征"，即口角炎、唇炎、舌炎、阴囊炎、脂溢性皮炎、睑缘炎、角膜血管增生、畏光、巩膜出血等，还会影响生长发育，妊娠期缺乏可导致胎儿骨骼畸形。

2. 食物来源

维生素 B_2 广泛存在于乳类、蛋类、各种肉类、动物内脏、谷类、蔬菜和水果等动物性和植物性食物中，主要以 FMN、FAD 的形式与食物中蛋白质结合，谷类和蔬菜是我国居民维生素 B_2 的主要来源，常见食物维生素 B_2 含量见表 2-24。

表2-24　　　　　　　　常见食物中维生素 B_2 含量　　　　　　　单位：mg/100g

食物	含量	食物	含量	食物	含量
猪肝	2.08	黄豆	0.22	芥菜	0.11
冬菇（干）	1.40	金针菜	0.21	小米	0.10
牛肝	1.30	青稞	0.21	鸡肉	0.09
鸡肝	1.10	芹菜	0.19	标准粉	0.08
黄鳝	0.98	肥瘦猪肉	0.16	粳米	0.08
牛肾	0.85	荞麦	0.16	白菜	0.07
小麦胚粉	0.79	芹菜	0.15	萝卜	0.06
扁豆	0.45	牛乳	0.14	梨	0.04
黑木耳	0.44	豌豆	0.14	茄子	0.04
鸡蛋	0.31	瘦牛肉	0.13	黄瓜	0.03
麸皮	0.30	糯米	0.12	苹果	0.01
蚕豆	0.23	菠菜	0.11		

3. 维生素 B_2 推荐摄入量

维生素 B_2 的摄入量与蛋白质、能量摄入量有关，生长加速、创伤恢复、妊娠与哺乳期蛋白质需要量增加，中国营养学会推荐膳食的维生素 B_2 的摄入量为成年男性为1.4mg/d，女性为1.2mg/d。

（三）烟酸

烟酸是吡啶-3-甲酸和具有类似的维生素活性的衍生物的总称，包括烟酸和烟酰胺。在体内主要形式是具有生理活性的烟酰胺，两种化合物都是稳定的白色结晶固体，均溶于水和乙醇，但不溶于乙醚，烟酰胺比烟酸溶解性更好，25℃时1g烟酸可溶于60mL水或80mL乙醇中。烟酸很容易转换为烟酰胺，1g烟酰胺可溶于1mL水和1.5mL乙醇中。烟酸是B族维生素中最稳定的化合物，对热、光、空气、酸及碱都不敏感；烹调时烟酸在混合膳食中损失量通常不超过15%~25%，120℃ 20min 也较为稳定，故一般加工烹调损失极小，但会随水洗而流失。

1. 生理功能

（1）构成烟酰胺腺嘌呤二核苷酸（辅酶Ⅰ，NAD^+）及烟酰胺腺嘌呤二核苷酸磷酸（辅酶Ⅱ，$NADP^+$）　烟酰胺在体内与腺嘌呤、核糖和磷酸结合构成 NAD^+ 和 $NADP^+$，在生物氧化还原反应中起电子载体或递氢体作用，促进能量释放，NAD^+ 和 $NADP^+$ 的这种作用，依赖于分子结构中烟酰胺的吡啶环，它具有可逆地加氢、加电子和脱氢、脱电子的特性，因此在酶促反应过程中能够传递氢和传递电子。

（2）葡萄糖耐量因子的组成成分　葡萄糖耐量因子（GTF）是由三价铬、烟酸、谷胱甘肽组成的一种复合体，可能是胰岛素的辅助因子，能增强胰岛素的效能，起促进葡萄糖的利用及葡萄糖转化为脂肪的作用，维持正常血糖。

（3）保护心血管　参与脂肪、类固醇的代谢，具有降低血胆固醇、甘油三酯的作用，同时能扩张血管，可在预防动脉粥样硬化中起作用。

缺乏烟酸的典型症状为癞皮病，表现为"三D"症状，即皮炎（dermatitis）、腹泻（diarrhea）、痴呆（dementia），身体裸露部分、褶叠部位的皮肤异常粗糙，深棕色，患部皮肤与正常皮肤分界明显，如戴手套状；消化系统表现食欲不振，腹痛、腹泻等；神经症状表现为抑郁症、头痛、失眠、记忆力下降，甚至痴呆。

2. 食物来源

烟酸及烟酰胺广泛存在于食物中。植物性食物中存在的主要是烟酸，动物性食物中以烟酰胺为主。烟酸和烟酰胺在动物肝、肾、瘦畜肉、鱼以及坚果类中含量丰富；乳、蛋中的含量虽然不高，但色氨酸较多，可转化为烟酸。玉米含烟酸并不低，但以玉米为主食的人群容易发生烟酸缺乏病，原因是玉米中的烟酸为结合型，不能被人体吸收利用。用碱处理玉米，可将结合型的烟酸水解成为游离型的烟酸，从而易被机体利用。常见食物烟酸含量见表2-25。

表2-25　　　　　　常见食物每100g中烟酸含量

食物名称	烟酸/mg	烟酸当量/mgNE	食物名称	烟酸/mg	烟酸当量/mgNE	食物名称	烟酸/mg	烟酸当量/mgNE
香菇	24.4	28.4	籼米	3.0	5.4	豆角	0.9	1.2
花生仁	17.9	21.9	海虾	1.9	5.1	甘薯	0.6	0.9
猪肝	15.0	19.4	鲳鱼	2.1	5.0	牛乳	0.1	0.7
黄豆	2.1	10.0	黑木耳	2.5	5.0	大白菜	0.5	0.7
瘦牛肉	6.3	10.0	粳米	2.6	4.9	芹菜	0.4	0.7
瘦猪肉	5.3	9.8	标准粉	2.0	4.3	柑	0.4	0.4
鸡	5.6	9.5	鸡蛋	0.2	3.9	冬瓜	0.3	0.4
瘦羊肉	5.2	8.7	玉米	2.3	3.6	胡萝卜	0.2	0.4
带鱼	2.8	6.4	蛤蜊	0.5	2.2	橙	0.3	0.4
海鳗	3.0	6.4	马铃薯	1.1	1.6	黄瓜	0.2	0.3

3. 烟酸推荐摄入量

色氨酸在体内可转化为烟酸，平均60mg色氨酸可转化为1mg烟酸，如下式：

$$烟酸当量(mgNE) = 烟酸(mg) + 1/60 色氨酸(mg)$$

中国营养学会推荐，我国居民膳食烟酸的推荐摄入量（RNI）成人男子为15mgNE/d、女子为12mgNE/d；可耐受最高摄入量（UL）成人为35mgNE/d。

(四) 维生素 B_6

维生素 B_6 的基本结构是 2-甲基-3-羟基-5-羟甲基吡啶,包括三种形式:吡哆醇(PN)、吡哆醛(PL)和吡哆胺(PM),均具有维生素 B_6 的生物活性,这三种形式在体内可以相互转变,动物组织内多以吡哆醛及吡哆胺存在,植物中则以吡哆醇为多。维生素 B_6 易溶于水,对酸相当稳定,在碱性溶液中易破坏,在中性溶液中易被光破坏,对氧较稳定。吡哆醛和吡哆胺较不耐热,吡哆醇耐热,在食品加工、贮存过程中稳定性好。

1. 生理功能

维生素 B_6 的功能最重要的方面是作为辅酶参与约 100 种酶反应,维生素 B_6 以辅酶形式存在时,通常是以磷酸吡哆醛(PLP)的形式参与大量的生理活动。

(1) 参与氨基酸代谢 维生素 B_6 参与转氨基作用,起着把氨基(—NH_2)从一种氨基酸转移到另一种物质,形成一种新的氨基酸,这个反应对于非必需氨基酸的形成是重要的;同时参与脱羧作用,从色氨酸、酪氨酸和组氨酸脱去羧基,依次合成 5-羟色氨、去甲基肾上腺素和组胺等;另外还参与脱氨基作用,氨基酸的侧链裂解、脱水及转硫化作用,参与色氨酸转化成烟酸等。

(2) 在碳水化合物和脂肪代谢中的作用 维生素 B_6 是磷酸化酶的一个基本部分,该酶在肌肉和肝脏中能催化糖原分解形成 1-磷酸葡萄糖;维生素 B_6 参与不饱和脂肪酸的代谢,对必需脂肪酸缺乏的皮炎有治疗作用。

(3) 其他作用 脑和其他组织中能量转化、核酸代谢、内分泌功能、辅酶 A 的生物合成以及草酸盐转化为甘氨酸等过程也都需要维生素 B_6。此外,维生素 B_6 对动物和人的免疫系统也有影响。

维生素 B_6 缺乏典型症状是脂溢性皮炎、小细胞性贫血、癫痫样惊厥,以及忧郁和精神错乱等。

2. 食物来源

维生素 B_6 广泛存在于动植物性食物中,其中豆类、畜肉及肝脏、鱼类等食物中含量较丰富,其次为蛋类、水果和蔬菜,乳类、油脂等中含量较低,常见食物维生素 B_6 吡哆醇含量见表 2-26。

表 2-26　　　　常见食物维生素 B_6 吡哆醇含量　　　　单位:mg/100g

食物名称	含量	食物名称	含量	食物名称	含量	食物名称	含量
葵花籽仁	1.25	玉米	0.40	菜花	0.21	葡萄	0.08
金枪鱼	0.92	猪腰	0.35	青鱼	0.19	菠萝	0.07
牛肝	0.84	小牛肉	0.34	豌豆	0.16	啤酒	0.06
黄豆	0.82	牛腿肉	0.33	芹菜	0.16	生菜	0.06
核桃仁	0.73	鸡肉	0.33	枣	0.15	橙	0.06

续表

食物名称	含量	食物名称	含量	食物名称	含量	食物名称	含量
鸡肝	0.72	火腿（瘦）	0.32	菠菜	0.15	杨梅	0.06
沙丁鱼	0.67	鸡蛋黄	0.30	大米	0.11	杏	0.05
猪肝	0.65	羊腿肉	0.28	全鸡蛋	0.11	面包	0.04
蘑菇	0.53	土豆	0.25	番茄	0.10	牛乳	0.04
牛肾	0.43	胡萝卜	0.25	甜瓜	0.09	桃	0.02
花生	0.40	葡萄干	0.24	南瓜	0.08	梨	0.01

3. 维生素 B_6 适宜摄入量

我国居民膳食维生素 B_6 的适宜摄入量（AI）成人男女为 1.4mg/d；可耐受最高摄入量（UL）成人为 60mg/d。

（五）叶酸

叶酸是因在植物绿叶中含量丰富而得名，它是含有蝶酰谷氨酸结构的一类化合物的统称，由蝶啶、对氨基苯甲酸和谷氨酸 3 种成分组成。叶酸的碱性溶液容易被氧化，在酸性溶液中对热不稳定，微溶于热水，不溶于乙醇、乙醚及其他有机溶剂，但叶酸的钠盐易溶解于水，但在水溶液中易被光解破坏；天然存在的叶酸是很少的，大多是以叶酸盐的形式存在。叶酸一般在食物储存和烹调中损失率为 50%～70%。

1. 生理功能

叶酸吸收后在抗坏血酸和还原型辅酶Ⅱ参与下转化成具有生理活性的四氢叶酸（FH_4），四氢叶酸是体内一碳单位转移酶的辅酶，分子内部 N5、N10 两个氮原子能携带一碳单位，一碳单位在体内参与多种物质的合成，如嘌呤、胸腺嘧啶核苷酸等。叶酸可促进各种氨基酸间的相互转变，如使丝氨酸转变成甘氨酸，使苯丙氨酸形成酪氨酸，组氨酸形成谷氨酸，高半胱氨酸形式甲硫氨酸等，从而在蛋白质中起重要作用。叶酸是含铁血红蛋白的构成成分，与血液形成有关，缺乏叶酸容易造成恶性贫血。此外，叶酸还可通过甲硫氨酸代谢影响磷脂、肌酸、神经介质的合成。叶酸还是胎儿形成并发育所必需的维生素，足够的叶酸可以起到预防心脏病、中风及某些肿瘤发生。

当叶酸缺乏时，可造成恶性巨幼红细胞贫血，胎儿出现神经管畸形（包括脊柱裂和无脑儿等中枢神经系统发育异常）等疾病。

2. 食物来源

叶酸广泛存在于各种动、植物性食物中。富含叶酸的食物为动物肝、肾、鸡蛋、豆类、酵母、绿叶蔬菜、水果及坚果类，常见食物的叶酸含有量见表 2-27。

表 2-27　　　　　　　　　　常见食物中叶酸含量　　　　　　单位：μg/100g

食物名称	含量	食物名称	含量	食物名称	含量
猪肝	236.4	菠菜	347.0	西红柿	132.1
瘦猪肉	8.3	小白菜	115.7	橘	52.9
牛肉	3.0	韭菜	61.2	香蕉	29.7
鸡蛋	75.0	卷心菜	39.6	菠萝	24.8
鸭蛋	24.8	红苋菜	330.6	山楂	24.8
带鱼	2.0	青椒	14.6	草莓	33.3
章鱼	1.5	豇豆	66.0	西瓜	4.0
鲜牛奶	5.5	豌豆	82.6	杏	8.2
黄豆	381.2	黄瓜	12.3	梨	8.8
大米	32.7	辣椒	69.4	桃	3.0
面粉	24.8	竹笋	95.8		

3. 叶酸推荐摄入量

我国居民膳食叶酸的推荐摄入量（RNI）成人为 400μg/d；可耐受最高摄入量（UL）成人为 1000μg/d。

（六）维生素 B_{12}

维生素 B_{12} 是维生素中分子最大、最复杂的，唯一含有金属元素的一种维生素，为含有 3 价钴的类咕啉化合物，4 个还原性吡咯环连在一起变成为 1 个咕啉大环（与卟啉相似），中心为一个钴，这个大环是维生素 B_{12} 分子的核心。维生素 B_{12} 可溶于水，在 pH4.5~5.0 弱酸条件下最稳定，强酸（pH<2）或碱性溶液中分解，遇热可有一定程度破坏，但短时间的高温消毒损失小，遇强光或此外线易被破坏，普通烹调过程损失量约 30%。

1. 生理功能

维生素 B_{12} 在机体的许多代谢中有重要作用。其在体内以两种辅酶形式即甲基 B_{12}（甲基钴胺素）和辅酶 B_{12}（5-脱氧腺苷钴胺素）参与生化反应。

（1）参与甲基转移作用　维生素 B_{12} 辅酶作为甲基的载体参与同型半胱氨酸甲基化生成甲硫氨酸的反应；维生素 B_{12} 可将 5-甲基四氢叶酸的甲基移去形成四氢叶酸，以利于参与嘌呤、嘧啶的生物合成。

（2）促进一些化合物的异构　维生素 B_{12} 辅酶参与 L-甲基丙二酰辅酶 A 转变成为琥珀酰辅酶 A。维生素 B_{12} 缺乏时，L-甲基丙二酰辅酶 A 大量堆积，影响脂肪酸的正常代谢。维生素 B_{12} 缺乏所导致的神经疾患也是由于脂肪酸的合成异常而影响了髓鞘的转换，结果髓鞘质变性，造成进行性脱髓鞘。

（3）促进蛋白质的生物合成 维生素 B_{12} 能促进一些氨基酸的生物合成，甲硫氨酸与谷氨酸，对各种蛋白质的合成有重要的作用。

（4）维持造血系统的正常功能状态 维生素 B_{12} 能促进 DNA 以及蛋白质的生物合成，使机体的造血系统处于正常状态，促进红细胞的发育和成熟。维生素 B_{12} 缺乏最终可导致核酸合成障碍，影响细胞分理裂，结果产生巨幼红细胞性贫血，即恶性贫血。

维生素 B_{12} 缺乏症表现为巨幼红细胞贫血，高同型半胱氨酸血症。

2. 食物来源

维生素 B_{12} 在食物中的含量很少，主要的食物来源是动物性食物，在高等植物中几乎没有这种维生素。自然界中的维生素 B_{12} 是由微生物合成的，动物胃瘤和结肠中细菌可以合成，因此只有动物食品才富含维生素 B_{12}，特别是食草动物的肝、心、肾，其次是肉、蛋、乳类；另外发酵的豆制品如腐乳、豆豉等食物中也含有；人体结肠细菌也可以合成部分维生素 B_{12}，常见食物的维生素 B_{12} 含量见表 2－28。

表 2－28 常见食物中维生素 B_{12} 含量 单位：μg/100mg

食物名称	含量	食物名称	含量	食物名称	含量
牛肉	1.80	牛肝	87.0	蛤蜊肉	19.10
羊肉	2.15	全脂乳粉	0.36	沙丁鱼罐头	10.0
猪肉	3.0	脱脂乳粉	3.99	煎杂鱼	0.93
鸡肉	1.11	奶油	0.18	金枪鱼	3.0
猪肝	26.0	鸡蛋	1.55	大马哈鱼	7.0
羊肝	81.09	鸡蛋黄	3.80	海蟹	10.0
鸡肝	49.0	鸭蛋	5.4	墨鱼干	1.8

3. 维生素 B_{12} 适宜摄入量

我国居民膳食维生素 B_{12} 的适宜摄入量（AI）成人为 2.4μg/d。

（七）维生素 C

维生素 C 是一个含有六个碳原子的酸性多羟化合物。维生素 C 极易溶于水，不溶于脂溶剂中，维生素 C 具有强还原性，在所有维生素中，维生素 C 是最不稳定的，遇空气、热、光、碱性物质、氧化酶及铜、铁离子时，极易被破坏；在酸性、冷藏环境中及未暴露于空气中的食品中，维生素 C 破坏缓慢。此外，植物组织中尚含有抗坏血酸氧化酶，能催化抗坏血酸氧化分解，使其失去活性，蔬菜和水果贮存过久，其中维生素 C 可遭到破坏而使其营养价值降低，但植物中的生物黄酮对维生素 C 有保护作用，可维持维生素 C 的稳定性。

1. 生理功能

（1）参与生物的氧化还原反应　维生素C具有还原型和氧化型两种形式存在，在体内可以相互转化，构成了体内重要的氧化还原系统，具有促进体内抗体的形成，促进铁的吸收，促进四氢叶酸的形成，维持巯基酶的活性等。

（2）参与羟化反应　羟化反应是体内许多重要物质合成或分解的必要步骤，羟化过程必须有维生素C的参与，因此维生素C可通过参与羟化反应促进胶原蛋白的合成，促进神经递质的合成，促进类固醇羟化，促进有机物或毒物羟化解毒。

（3）其他作用　维生素C还具有清除机体自由基的作用，可预防癌症，具有对重金属中毒的排除以及提高免疫功能等生理作用。

维生素C缺乏会引起坏血病。

2. 食物来源

维生素C主要来源于新鲜的水果和蔬菜，如辣椒、菠菜、柑橘、山楂、红枣等含量均较高。野生的蔬菜及水果如苋菜、苜蓿、刺梨、沙棘、猕猴桃、酸枣等含量尤其丰富，常见食物的维生素C含量见表2-29。

表2-29　　　　常见食物中维生素C含量　　　　单位：mg/100g

名称	含量	名称	含量	名称	含量	名称	含量
酸枣	1170	草莓	47	柚	23	桃	10
枣（鲜）	23	白菜	47	柠檬	22	黄瓜	9
沙棘	160	荠菜	43	白萝卜	21	黄豆芽	8
红辣椒	144	卷心菜	40	猪肝	20	西瓜	7
猕猴桃	131	豆角	39	橘	19	茄子	5
芥菜	72	绿茶	37	番茄	19	香菇	5
灯笼椒	72	菠菜	32	鸭肝	18	牛心	5
柑	68	柿	30	菠萝	18	猪心	4
菜花	61	马铃薯	27	胡萝卜	16	杏	4
茼蒿	57	甘薯	26	花生	14	苹果	4
苦瓜	56	葡萄	25	芹菜	12	牛乳	1
山楂	53	韭菜	24	梨	11		

3. 维生素C推荐摄入量

对一个健康人来说，每日吃一些富含维生素C的新鲜水果和蔬菜即可满足人体每天对维生素C的需要。我国居民膳食维生素C的推荐摄入量（RNI）成人为100mg/d；可耐受最高摄入量（UL）成人为2000mg/d。

四、维生素的缺乏与判断

(一) 维生素 A 缺乏症与判断

1. 维生素 A 缺乏症

(1) 眼部症状　早期出现干眼病,严重时在眼睑裂球结膜靠近角膜缘处形成毕脱氏斑(Bitot's),暗适应能力降低,严重时形成夜盲症;角膜软化、溃疡、穿孔,导致失明。

(2) 皮肤症状　典型症状是皮肤干燥,由于毛囊上皮角化,出现角化过度的毛囊性丘疹,外表与蟾蜍皮肤相似,又称为"蟾皮病",严重时出现皮肤鳞状化。

(3) 骨骼症状　儿童骨组织生长停止,发育迟缓,牙齿生长延缓,表面出现裂纹且易产生龋齿。

(4) 生殖系统症状　维生素 A 缺乏可引起女性受孕或怀孕障碍,胎儿畸形及死胎;男性出现精细胞减少,性激素合成障碍等。

(5) 免疫功能　维生素 A 会影响机体细胞免疫功能低下,儿童患呼吸道和消化道疾病几率增大。

2. 维生素 A 缺乏的判断标准

(1) 血清视黄醇含量　按照世界卫生组织标准,血清视黄醇浓度低于 $0.70\mu mol/L$ 时,表示机体视黄醇含量不足;低于 $0.35\mu mol/L$ 时,表示机体视黄醇缺乏;儿童在 $0.7\sim1.02\mu mol/L$ 为边缘缺乏,小于 $0.7\mu mol/L$ 为缺乏。

(2) 暗适应能力测定。

(3) 生理盲点测定　维生素 A 缺乏时,往往生理盲点扩大。

(4) 眼结膜印迹细胞学法　用醋酸纤维薄膜贴于受试者的球结膜上取样,然后染色,镜检。

(5) 尿液上皮细胞检测　取 10mL 新鲜、清洁中段尿,加 1% 龙胆紫溶液染色,计数上皮细胞数,超过 3 个$/mm^3$,排除尿路感染后,确定维生素 A 缺乏。

(二) 维生素 D 缺乏症 (儿童佝偻病) 与判断

1. 维生素 D 缺乏症 (儿童佝偻病)

(1) 神经精神症状　儿童维生素 D 缺乏初期症状主要是神经精神症状,表现在多汗、夜惊、易激怒,入睡后多汗,形成枕秃。

(2) 骨骼症状　头囟闭合延迟,形成方颅,胸部肋骨串珠状,胸廓畸形成鸡胸或胸骨剑突内陷成漏斗胸;四肢弯曲变形,下肢呈 X 型或 O 型。

(3) 其他症状　患儿往往表现为发育不良,神情呆滞,直立行走能力延缓出现,低血钙,呼吸系统、消化系统功能障碍。

2. 维生素 D 缺乏 (儿童佝偻病) 判断标准

(1) 体征　颅骨软化、乒乓颅、方颅、串珠、肋膈沟、鸡胸、O 形腿、X 形腿，次要体征是枕秃、囟门增大、囟门晚闭、出牙迟缓、肋外翻等。

(2) 临床症状　多汗、夜惊、啼哭、烦躁。

(3) 骨碱性磷酸酶指标＞28 单位。

(三) 维生素 C 缺乏症与判断

1. 维生素 C 缺乏症

(1) 维生素 C 缺乏症初期症状　患者感倦怠、全身乏力、精神抑郁、多疑、虚弱、厌食、营养不良、面色苍白，儿童表现易激怒，体重不增，伴有低热、呕吐、腹泻等。

(2) 出血症状　皮肤淤点淤斑，牙龈肿胀出血，并可因牙龈及齿槽坏死而致牙齿松动、脱落，毛囊过度角化、周围出血，也有鼻出血、眼眶骨膜下出血等，有时会出现消化道出血、血尿、关节腔内出血，甚至颅内出血，病人因此突发抽搐、休克，直至死亡。

(3) 其他症状　小儿可因骨膜下出血而致下肢假性瘫痪、肿胀、压痛明显，髋关节外展，膝关节半屈足外旋，蛙样姿势；也可因为体吸收障碍出现细胞性贫血；也有水肿、黄疸、发热现象发生。

2. 维生素 C 缺乏判断标准

维生素 C 严重缺乏时才出现临床症状，因此实验室检验是早期发现维生素 C 缺乏的主要方法。

(1) 毛细血管脆性实验。

(2) 血浆及白细胞中维生素 C 含量测定　血浆维生素 C 含量 $\leq 11.4\mu mol/L$（或 $\leq 2.0mg/L$）为缺乏；白细胞中维生素 C 含量 $< 2\mu g/10^8$ 细胞为缺乏。

(3) 维生素负荷实验　口服 500mg，收集随后 4h 尿液，测定总维生素 C 含量 ＞10mg 为正常，排出 ＜3mg 为缺乏。

(4) 治疗试验　坏血病用维生素 C 治疗有特效，可用于协助诊断。

(四) 维生素 B_2 缺乏症与判断

1. 维生素 B_2 缺乏症

早期症状主要是虚弱、疲倦、口痛和触痛、眼部发烧，眼痒及性格方面变化，进一步发展成为"口腔生殖综合征"。

(1) 口腔症状　包括唇干裂、口角炎、舌炎等，重者伴有咽炎、喉炎或吞咽困难。

(2) 眼部症状　球结膜充血，角膜周围血管形成并侵入角膜，严重缺乏时，角膜下部有溃疡，眼睑边缘糜烂及角膜混浊等，怕光、流泪、烧灼感，视觉模糊并容易疲劳。

(3) 脂溢性皮炎　多见于皮脂分泌旺盛处，如鼻唇沟、下颌、两眉间、眼外眦及耳后，可见到脂性堆积物位于暗红色基底之上。

(4) 阴囊炎　阴囊皮肤除渗液、糜烂、脱屑、结痂、皱裂及合并感染外，还有浸润、增厚及皱褶深厚等变化。

2. 维生素 B_2 判断标准

实验室生化检测时早期发现维生素 B_2 缺乏症的主要方法，具体指标包括：

(1) 红细胞核黄素测定　一般认为，红细胞中核黄素 $>400\mu mol/L$ 为正常，$<270\mu mol/L$ 为缺乏。

(2) 尿核黄素测定　24h 核黄素排出量 $>0.32\mu mol/L$ 为正常。

(3) 核黄素负荷实验　清晨一次排尿后，口服 5mg 维生素 B_2，收集 4h 尿液测定维生素 B_2 排出量，一般认为尿中维生素 B_2 排出量 $\geq 3.45\mu mol$（$\geq 1300\mu g$）为正常，$1.33\sim 1.45\mu mol$（$500\sim 1300\mu g$）为不足，$\leq 1.33\mu mol$（$\leq 500\mu g$）为缺乏。

(4) 全血谷胱甘肽还原酶活力系数测定。

五、实训练习：某种维生素缺乏症的分析、判断及建议

1. 实训目标

掌握维生素缺乏分析、判断与评价方法。

2. 实训案例

维生素 D 缺乏症的分析、判断与建议。

案例：某成人由于维生素 D 缺乏，怀疑患有软骨症，如何进行分析判断并提出建议。

步骤一：掌握骨软化病的判定标准。

(1) 病因　多为维生素 D 和钙、磷缺乏。

(2) 主要表现　骨质软化，骨样组织增生，骨骼变形。早期表现腰酸腿痛、行动不便、骨骼压痛，偶尔抽搐或麻木，骨质疏松、骨骼变形，并了出现骨折或假性骨折或成人的青枝骨折、骨盆 X 射线片呈三叶形上口。椎体受压而成楔形骨折或双凹形变形。

(3) 治疗　营养因素引起的可通过改善饮食，补充维生素 D 及钙剂，增加室外活动来治疗；其他因素引起者治疗方法各异。

步骤二：了解患者基本情况。

(1) 个人情况　包括年龄、性别、籍贯等。

(2) 膳食史　最近饮食是否规律，食欲如何，既往常摄取的食物种类，是否偏食。

(3) 个人健康状况基本资料　有无患病如胃肠道慢性疾病及手术史和肝病史等，儿童时是否患有佝偻病，日照是否足够，有无嗜酒等；妇女询问生育史。

(4) 相关症状　是否出现腰疼、肌无力、骨压痛等，是否患有手足痉挛抽搐等。

步骤三：进行相关体格检查。

检查包括身高、体重、骨骼系统、神经系统等。观察被检查者的体型，看是否患有佝偻病体征；主要检查牙齿和骨骼，看发育是否正常。

步骤四：询问病史获得相关信息。

询问骨折、摔伤等相关情况，询问维生素 D、钙补充剂情况，询问是否晒太阳等。

步骤五：分析考虑要点见表 2-30。

表 2-30　　　　　　　　　　骨软化病的判断要点

营养评价	判断要点（必须包括一个或更多）
个人史	吸收不良 其他代谢疾病或消化疾病 服用影响维生素 D 吸收的药物或食物 骨质疏松、骨质软化、骨折次数 日光照射不足 生育次数
人体测量	身高是否有改变
体检结果	手足痉挛症：抽搐、惊厥 肌无力 X 线检查改变
食物/营养史	报告或观察 长期富含维生素 D 或钙的食物摄入量不足 食物选择不当和/或不良的膳食行为
生化数据，临床检验	低血钙、低血磷、维生素 $1,25-(OH)_2-D_3 < 20nmol/mL$ 血清碱性磷酸酶活性升高

步骤六：建议。

通过改善饮食结构，补充维生素 D 制剂及钙剂，增加室外活动等方法进行治疗。

3. 实操训练

维生素缺乏症的分析判断。

某人长期食用素食，很少食用动物性食物，最近经常出现口腔溃疡、口角糜烂、结膜充血及怕光流泪，你认为他膳食中可能缺乏哪种维生素，并提出建议。

> **思考题**
> 1. 维生素主要分为哪几类？
> 2. 维生素的共同特性有哪些？
> 3. 简述维生素A、维生素D、维生素E、维生素B_1、维生素B_2、维生素C的理化性质及生理功能。

任务六

矿物质分析、评价与饮食指导

知识目标

1. 了解矿物质的基本概念。
2. 明确钙、磷、铁、锌、硒、碘、铬等的生理作用以及相应的缺乏症。
3. 掌握主要矿物质的食物来源和推荐膳食参考摄入量。

能力目标

能够评价人体矿物质摄入水平。

一、基础知识

（一）基本概念

1. 矿物质

存在于食品中的各种元素中，除碳、氢、氧、氮组成有机化合物，其余的各种元素均称为矿物质，又称无机盐或灰分。

2. 常量元素和微量元素

营养学上根据矿物质在人体内含量的多少将其分类为常量元素和微量元素。常量元素又称宏量元素，指含量占体重的0.01%以上或每日膳食需要量在100mg以上的矿物质，有钙、磷、钾、钠、氯、硫、镁7种；微量元素又称痕量元素，在人体内浓度很低，含量小于体重的0.01%或每人每日膳食需要量为微克至毫克的矿物质，1995年FAO/WHO提出，人体必需的微量元素有铁、锌、硒、碘、钼、铜、钴、铬8种，可能必需的微量元素有硅、镍、硼、钒、锰5种，有潜在毒性，但低剂量可能具有人体必需功能的元素有氟、铅、镉、砷、铝、锡、锂等8种，如

表2-31所示。

表2-31　　　　　　　　　人体内常量元素的含量

元素	钙	磷	钾	钠	氯	硫	镁
男	27mol (1100g)	16mol (500g)	3600mmol (140g)	4170mmol (100g)	2680mmol (95g)	4400mmol (140g)	780mmol (19g)
女	21mol (830g)	13mol (400g)	2560mmol (100g)	3200mmol (77g)	2000mmol (70g)	—	

3. 矿物质的特点

（1）在体内不能合成，必须从食物和饮水中摄取。摄入体内的矿物质经机体新陈代谢，每天都有一定量随粪、尿、汗、头发、指甲及皮肤黏膜脱落而排出体外，因此，矿物质必须不断从膳食中供给。

（2）矿物质在体内分布极不均匀。如钙和磷主要分布在骨骼和牙齿，铁分布在红细胞，碘集中在甲状腺，钴分布在造血系统，锌分布在肌肉组织等。

（3）矿物质相互之间存在协同或拮抗作用。

（4）某些微量元素在体内虽需要量很少，但因其生理剂量与中毒剂量范围较窄，摄入过多易产生毒性作用。

4. 矿物质的生理功能

（1）构成机体组织的重要组分，如骨骼、牙齿中的钙、磷、镁，蛋白质中的硫、磷等。

（2）细胞内外液的成分，如钾、钠、氯与蛋白质一起，维持细胞内外的适宜渗透压，使组织能潴留一定量水分。

（3）维持体内酸碱平衡，如钾、钠、氯离子和蛋白质的缓冲作用。

（4）参与构成功能性物质，如血红蛋白中的铁、甲状腺素中的碘，超氧化物酶中的锌，谷胱甘肽过氧化物酶中的硒等。

（5）维持神经和肌肉的正常兴奋性及细胞膜的通透性。

（二）钙

钙是人体含量最多的无机元素，成人体内含钙总量约为1100g~1200g，约占体重的2%，其中约99%主要以羟基磷灰石和磷酸钙的形式集中在骨骼和牙齿中，约1%以游离状态或结合状态存在于软组织、细胞外液及血液中，统称为混溶钙池。骨骼中的钙与混溶钙池中的钙维持动态平衡，即骨骼中的钙不断由破骨细胞作用释放出来进入混溶钙池，而混溶钙池中的钙又不断沉积于骨组织，这种钙的更新在成年人每日约为700mg，钙的更新速率随年龄的增长而减慢，幼儿骨骼每1~2年更新一次，成人更新一次需要10~12年，40岁以后，骨骼中钙逐渐减少，可能出现骨质疏松症。

1. 生理功能

（1）形成骨骼和牙齿　体内的钙约99%集中在骨骼和牙齿，钙是骨骼和牙齿的重要成分。成骨细胞与黏多糖等构成骨基质，羟磷灰石及磷酸钙沉积于骨基质，形成骨骼和牙齿。

（2）维持肌肉和神经的正常活动　钙离子与神经和肌肉的兴奋、神经冲动的传导、心脏的正常搏动等生理活动有密切关系，血清钙离子浓度降低时，神经、肌肉的兴奋性增高，导致手足抽搐；反之，会损害肌肉的收缩功能，引起心脏和呼吸衰竭。

（3）参与凝血　钙能够激活凝血酶原，使之变为凝血酶，参与机体血液凝固。

（4）其他　钙在人体中还参与调节或激活多种酶的活性作用，如ATP酶、脂肪酶、蛋白质分解酶等；钙对细胞的吞噬、激素的分泌也有影响。

钙摄入量过低，主要表现为骨骼病变，儿童时期佝偻病，成年人骨质疏松症。

2. 食物来源

钙的食物来源有乳类及乳制品、鱼类、蛋类、坚果种子类、全谷类、豆类、绿色蔬菜等。乳和乳制品不仅含钙丰富，而且含有乳糖和氨基酸，可以促进钙的吸收，是钙的最好食物来源。此外，豆类和豆制品、虾皮、海带、坚果、绿色蔬菜等也是钙的良好来源，常见食物中钙含量见表2-32。

表2-32　　　　　　　　　常见食物中钙含量　　　　　　　　单位：mg/100g

食物名称	含量	食物名称	含量	食物名称	含量	食物名称	含量
石螺	2458	牛乳	104	鲳鱼	46	瘦羊肉	9
河虾	325	豌豆	97	大白菜	45	瘦牛肉	9
豆腐干	308	绿豆	81	花生仁	39	鸡	9
紫菜	264	芹菜	80	柑	35	猪肝	6
黑木耳	247	小豆	74	胡萝卜	32	籼米	6
黄豆	191	枣	64	标准粉	31	瘦猪肉	6
蚌肉	190	鲤鱼	50	黄瓜	24	葡萄	5
海虾	146	鸡蛋	48	梨	11	苹果	4
油菜	108	鹌鹑蛋	47	玉米	10		

3. 钙的推荐摄入量

膳食中的钙主要在小肠上段吸收，钙的吸收是一个需要能量的主动运输过程，受多种因素影响，如植物性食物因含植酸、草酸、磷酸较多，在肠腔内与钙结合形成不溶性钙盐，减少钙的吸收；膳食纤维中的糖醛酸残基能够与钙结合，影响其吸收；食物中未被吸收的脂肪酸可与钙结合形成脂肪酸钙，也影响钙的吸收。此外，抗酸药、四环素、肝素也不利于钙的吸收。

有利于钙吸收的因素有维生素 D、某些氨基酸、乳糖和恰当的钙磷比例。维生素 D 是促进钙吸收的主要因素，某些氨基酸如赖氨酸、色氨酸、精氨酸可与钙形成可溶性钙盐，有利于吸收；膳食中的钙磷比例儿童以 2∶1 或 1∶1、成人以 1∶1 或 1∶2 为宜，有利于钙吸收；乳糖经肠道菌发酵产酸，降低了肠内 pH，与钙形成的乳酸钙复合物可增强钙的吸收。

钙的吸收还与年龄有关，随着年龄的增长吸收率下降。婴儿钙的吸收率超过 50%，儿童约 40%，成年人只有 20% 左右，一般在 40 岁以后，钙吸收率逐渐下降，老年人骨质疏松与此有关。另外，钙的吸收还与机体需要量有关，人体需要量大时，钙的吸收率高，如妊娠、哺乳和青春期；当需要量小时，钙的吸收率随之下降。

针对我国居民钙摄入量不足的状况，并且考虑到我国膳食以谷类食物为主，蔬菜摄入较多，2013 年中国营养学会对钙的供给量作了合理调整，成人钙的 RNI 为 800mg/d，UL 为 2000mg/d，对婴幼儿、儿童、孕妇、乳母、老人均适当增加钙的供给量。

(三) 磷

磷广泛存在于动植物组织中，也是人体必需的元素之一，成人体内总量为 650g 左右，约占体重的 1%。体内的磷约有 85%~90% 以羟磷灰石形式存在于骨骼和牙齿中，其余 10%~15% 与蛋白质、脂肪、糖以及其他有机物结合，分布于细胞膜、骨骼肌、皮肤、神经组织及体液中，其中一半左右在肌肉组织中。

1. 生理功能

（1）构成骨骼和牙齿　同钙一样，磷也是构成骨骼和牙齿的成分，主要以无机磷酸盐形式存在，构成机体支架和承担负重作用。

（2）构成生命物质　磷酸基团是 DNA、RNA 及各种核苷酸的组成成分，磷脂是构成细胞膜的必需成分，还参与脂蛋白的形成。

（3）参与物质代谢　磷在体内以有机磷酸酯的形式参与代谢，如碳水化合物必须经过磷酸化才能进入代谢途径；脂肪也要先经过磷酸化才能进行代谢和吸收；B 族维生素只有经过磷酸化才具有活性；激素等借助特异的磷酸化反应才能实现它对代谢的调节作用。

（4）参与调节酸碱平衡　磷酸盐缓冲体系是机体重要的缓冲体系。

2. 食物来源

磷在食物中分布广泛，普遍存在于动物性和植物性食品中。瘦肉、蛋、鱼、鱼子、干酪、蛤蜊、动物内脏含量丰富。海带、芝麻酱、花生、干豆类、坚果、粗粮的磷含量也很丰富。粮谷类食品中的磷多以植酸磷的形式存在，与钙结合后不易吸收，难以利用。

3. 磷的膳食推荐摄入量

多数食物中的磷以有机磷酸酯和磷脂为主，磷酸酯必须在消化道被水解为无机磷酸盐后才易被吸收。膳食摄入的磷70%在小肠吸收，影响磷吸收的因素很多，膳食磷含量低时，吸收率可增至90%；膳食中磷的来源及膳食中有机磷的性质影响磷的吸收，如植物种子中以植酸形式存在的磷利用率很低；人体生长发育期磷的转运效率高于成年期；肠道酸度增加，有利于磷的吸收；维生素D促进磷的吸收；适宜的钙磷比利于磷的吸收。而当肠道中有钙、镁、铁、铝等金属阳离子存在时，与磷酸根形成不溶性磷酸盐，不利于磷的吸收。

磷的供给量应与钙保持一定的比例，牛乳的钙磷比为1：1，人乳的钙磷比例比牛乳更好，成熟母乳为1：1.5。磷的RNI为成年人为720mg/d，UL为3500mg/d。

（四）钾

成人体内钾总量约为50mmol/kg，儿童约为4.0mmol/kg。人体内的钾主要存在于细胞内，约占总量的98%，其他存在于细胞外。人体内钾约70%在肌肉，10%在皮肤，红细胞约占6%~7%，骨骼占6%，脑占4.5%，肝脏占4.0%。正常人血浆中的钾浓度为3.5~5.3mmol/L，约为细胞内钾浓度的1/25。

1. 生理功能

（1）**维持碳水化合物和蛋白质的正常代谢** 葡萄糖和氨基酸经过细胞膜进入细胞合成糖原和蛋白质时必须有K^+参与，三磷酸腺苷的生成也需要K^+的参与，钾缺乏时，碳水化合物和蛋白质代谢将受到影响。

（2）**维持细胞内正常渗透压** K^+主要存在于细胞内，对维持细胞内渗透压发挥重要作用。

（3）**维持细胞内外正常酸碱平衡** 细胞失钾时，细胞外液中的Na^+和H^+可进入细胞，引起细胞内酸中毒和细胞外碱中毒。反之，细胞外K^+内移，H^+外移，会引起细胞内碱中毒和细胞外酸中毒。

（4）**维持神经肌肉的兴奋性和正常功能** 细胞内K^+和细胞外Na^+联合作用，可以激活Na^+-K^+-ATP酶，产生能量，维持细胞内外钾钠离子浓度梯度。当血液中K^+浓度过低时，细胞兴奋性下降，发生松弛性瘫痪；反之，当血液中K^+浓度过高时，兴奋性丧失，可能发生肌肉麻痹。

（5）**降血压作用** 血压与膳食钾、尿钾、血清钾水平呈负相关，补钾对高血压和正常血压者有降低作用。

人体内钾缺乏可以起神经肌肉、消化、心血管、泌尿、中枢神经等系统发生功能性和病理性改变，表现为肌肉无力、瘫痪、心律失常、横纹肌肉裂解症及肾功能障碍等。

2. 食物来源

钾几乎存在于所有食物，植物性食物含量较多，蔬菜和水果是钾的最好来源，每100g食物钾含量高于800mg的食物有紫菜、黄豆、冬菇等。常见食物中钾含量见表2-33。

表 2-33　　　　　　　　　　常见食物中钾含量　　　　　　　单位：mg/100g

食物名称	含量/(mg/100g)	食物名称	含量/(mg/100g)	食物名称	含量/(mg/100g)	食物名称	含量/(mg/100g)
紫菜	1796	羊肉（瘦）	403	鸡	251	南瓜	145
黄豆	1503	鲜枣	375	韭菜	247	豆腐干	142
冬菇	1155	马铃薯	342	猪肝	235	苹果	119
赤豆	860	鲤鱼	334	羊肉（肥瘦）	232	牛乳	109
绿豆	787	牛肉（肥瘦）	211	杏	226	葡萄	104
黑木耳	757	猪肉（瘦）	295	油菜	210	黄瓜	102
花生仁	587	小米	284	标准粉	190	鸡蛋	98
干枣	524	带鱼	280	芹菜	154	粳米	78
毛豆	478	玉米	262	柑子	154	猪肉	23

3. 钾的膳食推荐摄入量

膳食钾大部分被小肠吸收，吸收率约90%。中国营养学会提出膳食钾的 AI 为成人 2000mg/d。

(五) 铁

铁是人体含量最多的微量元素，人体内的铁含量随年龄、性别、营养状况、健康状况的不同而有个体差异，一般成人体内含铁总量为 4~5g，其中 70% 存在于血红蛋白、肌红蛋白、血红素酶类、辅助因子及运载铁中，称为功能性铁；30% 作为贮存铁，主要以铁蛋白、含铁血黄素的形式存在于肝、脾、骨髓中，正常男性体内的贮存铁约为 1000mg，女性为 300~400mg。

1. 生理功能

（1）参与氧气运输和组织呼吸过程　铁在体内与蛋白质结合构成血红蛋白、肌红蛋白以及某些呼吸酶，血红蛋白与氧进行可逆性结合，通过血红蛋白携带氧的功能，完成体内氧的运输，同时还参与体内二氧化碳的转运、交换和组织呼吸。过氧化物酶、过氧化氢酶、细胞色素氧化酶等含铁酶类在组织呼吸过程中借助铁离子价数的变化传递电子，促进生物氧化。

（2）维持正常的造血功能　铁在骨髓造血细胞中与卟啉结合形成高铁血红素，再与珠蛋白合成血红蛋白，以维持正常的造血功能，缺铁时新生儿的红细胞中血红蛋白量不足，甚至影响 DNA 的合成及幼红细胞的分裂增殖，还可以使红细胞寿命缩短、自身溶血增加。

（3）增强机体免疫功能　机体中铁水平与杀菌酶、淋巴细胞转化率、吞噬细胞移动抑制因子、中性粒细胞吞噬功能等均有关系，缺乏时会降低机体抗感染能力。

（4）其他 促进β-胡萝卜素转化为维生素A，促进嘌呤和胶原的合成，促进抗体生成等。

铁缺乏主要引起缺铁性贫血等疾病。

2. 食物来源

动物性食物铁的含量和吸收率均较高，是膳食铁的良好来源，主要有动物肝脏、全血、畜禽肉类、鱼类等。蔬菜中铁含量低，利用率也不高，常见含铁量较高食品见表2-34。

表2-34　　　　　　　　　常见含铁量较高食品　　　　　　　　单位：mg/100g

食物名称	含量	食物名称	含量	食物名称	含量	食物名称	含量
鸭血	30.5	猪肝	22.6	发菜	99.3	鸡蛋黄粉	10.6
鸡血	25	蚌肉	50	红薯	235.1	冬菜	11.4
沙鸡	24.8	蛏子	33.6	藕粉	41.8	苜蓿	9.7
鸭肝	23.1	蛤蜊	22	黑芝麻	22.7	地耳	21.1

3. 铁的膳食推荐摄入量

食物中的铁大部分为三价铁，在胃酸作用下还原成二价铁后，在十二指肠和空肠被吸收。进入小肠黏膜细胞的铁，与脱铁蛋白结合形成铁蛋白，储存于黏膜细胞中，当机体需要铁时，铁即从铁蛋白中释放出来，与运铁蛋白结合，进入血液循环，运往需要铁的组织中。失去铁的脱铁蛋白与新吸收的铁重新结合为铁蛋白，当肠黏膜细胞中铁蛋白的量逐渐升高达到饱和时，铁的吸收相应减少，最后停止。

食物中的铁有血红素铁和非血红素铁两种类型。血红素铁是与血红蛋白及肌红蛋白中的卟啉结合的铁，可被小肠黏膜细胞直接吸收，不受植酸等因素的影响，吸收率高达25%；非血红素铁主要以$Fe(OH)_3$的形式存在于植物性食物中，此类铁必须先被还原为Fe^{2+}，才能被吸收，铁吸收的影响因素较多，故吸收率较低，只有3%左右；维生素C具有酸性和还原性，能将Fe^{3+}还原为Fe^{2+}，在低pH条件下，可与Fe^{2+}形成可溶性螯合物，利于铁的吸收，半胱氨酸也有类似作用；枸橼酸、乳酸、丙酮酸、琥珀酸等与铁形成可溶性小分子络合物，提高铁的吸收率；膳食含钙量高时，可除去干扰铁吸收的植酸、草酸和磷酸，增加铁的吸收。另外，铁的吸收还与体内铁的需要量和贮存量有关，需要量多、贮存量少时铁的吸收率高，反之则低。

铁在体内代谢过程中，可被机体反复利用，一般肠道分泌和皮肤、消化道、尿道上皮脱落损失少量外，铁排出的量很少，从膳食中吸收少量铁即可满足机体需要。中国营养学会推荐，铁的AI值成年男性为12mg/d；女性为20mg/d；UL值男女均为42mg/d；4个月以上婴儿原有的铁贮存已经耗尽，而乳类铁含量低，应注意补充含铁丰富的食物。

(六) 锌

锌在人体含 2.0~2.5g，所有器官都含锌，按单位重量含锌量计算，以视网膜、脉络膜、前列腺为最高，其次为骨骼、肌肉、皮肤、肝、肾、心、胰、脑和肾上腺等，发锌可反映膳食中锌的长期供给水平，血液中 75%~85% 的锌分布在红细胞中，3%~5% 在白细胞中，其余在血浆中。

1. 生理功能

锌对生长发育、免疫功能、物质代谢和生殖功能等均具有重要的作用。

（1）金属酶的组成成分或酶的激活剂 体内约有 200 多种含锌酶，其中主要的含锌酶有超氧化物歧化酶、苹果酸脱氢酶、碱性磷酸酶、乳酸脱氢酶等，这些酶在组织呼吸、能量代谢及抗氧化过程中发挥重要作用；锌还是维持 RNA 多聚酶、DNA 多聚酶及逆转录酶等活性所必需的微量元素。

（2）促进生长发育与组织再生 锌参与蛋白质合成及细胞生长、分裂和分化等过程，与生长发育有密切关系，锌可直接参与基因表达调控从而影响生长发育，锌还促进性器官和性机能的正常发育。

（3）促进机体免疫功能 锌对于保证免疫系统的完整性是必需的，缺锌可引起胸腺萎缩、胸腺激素减少、T 细胞功能受损及细胞介导的免疫功能改变。

（4）维持细胞膜结构和功能 锌可与细胞膜上各种基团、受体等作用，增强膜稳定性和抗氧自由基的能力。

此外，锌与唾液蛋白质合成味觉素可增进食欲，缺锌可影响味觉和食欲，甚至发生异食癖。锌对皮肤和视力具有保护作用，缺锌可引起皮肤粗糙和上皮角化，严重锌缺乏引起肠病性肢端性皮炎。

2. 食物来源

含锌最多的食物为贝壳类海产品（如牡蛎、扇贝）、红肉及动物内脏；全谷、粗粮、豆类、坚果、蛋类等也富含锌；蔬菜和水果锌含量较低；食物经过精制后锌的含量大为减少，小麦磨成粉，去除胚芽和麦麸后，锌含量减少了 4/5。

3. 膳食推荐摄入量

锌由小肠吸收，吸收率为 20%~30%，食入锌 15min 后被吸收，4h 后血浆中锌的浓度达到最高峰；血浆中的锌大部分与白蛋白及 α-巨球蛋白结合，随血液进入门静脉循环分布于各器官组织，锌与白蛋白形成复合物很易被组织吸收，机体对锌的吸收与肠腔锌的浓度有关，体内缺锌时吸收率增高。许多因素可影响膳食中锌的吸收，植物性食物中的鞣酸、植酸和纤维素等均不利于锌的吸收，铁抑制锌的吸收，酗酒可妨碍锌的吸收；动物性中的锌生物利用率较高；某些药物如碘喹啉、苯妥英钠和维生素 D 均能促进锌的吸收。

成年人每日摄入 10~20mg 的锌即可维持平衡或略呈正平衡，孕妇、乳母的需要量比成人高一倍。中国营养学会 2013 年推荐锌的 RNI 为成年男性 12.5mg/d，女性7.5mg/d；UL为成年40mg/d。

（七）碘

碘是维持人体代谢不可缺少的物质，成人体内约含20~50mg碘，其中甲状腺含碘最多，约占70%~80%，它是甲状腺激素——四碘甲腺原氨酸（T_4）、三碘甲腺原氨酸（T_3）的组成分，二者都起甲状腺素生理作用，其中T_3作用效果比T_4强，但活性维持时间短，血液中含碘30~60μg/L，主要为蛋白结合碘。

1. 生理功能

碘在体内主要参与甲状腺素的合成，其生理功能是通过甲状腺素实现的。

（1）促进生物氧化　参与磷酸化过程，调节能量转化。

（2）促进蛋白质的合成和神经系统发育　碘对胚胎发育期和出生后早期生长发育，特别是智力发育尤为重要。

（3）促进糖和脂肪代谢　包括促进三羧酸循环和生物氧化，促进肝糖原分解和组织对糖的利用，促进脂肪分解及调节血清中胆固醇和磷脂的浓度。

（4）激活体内许多重要的酶　包括细胞色素酶系、琥珀酸氧化酶系等一百多种酶。

（5）调节组织中的水盐代谢　缺乏甲状腺素可引起组织水盐潴留并发黏液性水肿。

（6）促进维生素的吸收利用　包括促进烟酸的吸收利用及β-胡萝卜素向维生素A的转化。

碘缺乏会引起一系列疾病，常见的是地方性甲状腺肿和克汀病，对人体健康危害极大。

2. 食物来源

含碘丰富的食物为海带、紫菜、发菜、淡菜等海产品。机体需要的碘可从饮水、食物、食盐及空气中获得。远离海洋的内陆山区不易被海风吹到，其土壤和空气中的含碘量较少，因而该地区的水及食物含碘量也不高，可能成为地区性甲状腺肿的高发区，因此无条件经常食用海产品的内陆山区可采用食盐加碘的办法。

3. 碘的膳食推荐摄入量

食物中的碘化物大多是以碘原子的形式存在，进入消化道后被还原为I^-后被吸收进入血液，其中约30%被甲状腺摄取，用于合成T_3、T_4。中国居民每日膳食碘的推荐摄入量（RNI）值成年人为120μg/d，UL值成人为600μg。

（八）硒

人体硒总量约为3~20mg，硒存在于所有细胞与组织器官中，其浓度在肝、肾、胰、心、脾、牙釉质和指甲中较高，肌肉、骨骼和血液中浓度次之，脂肪组织最低，肌肉中硒占总量一半以上。

1. 生理功能

（1）作为谷胱苷肽过氧化酶（GSH-PX）的重要组成成分　GSH-PX是维护

健康、防治某些疾病所必需，在体内具有抗氧化功能、清除体内脂质过氧化物、阻断活性氧和自由基的损伤作用，能特异性地催化还原型谷胱甘肽转化为氧化型谷胱甘肽，促进有害的过氧化物还原为无毒的化合物，对细胞膜有保护作用，维持细胞的正常功能。

（2）保护心血管和心肌的健康　调查发现机体缺硒可引起以心肌损害为特征的克山病，硒缺乏可以引起脂质过氧化反应增强，导致心肌纤维坏死，心肌小动脉和毛细血管损伤，研究发现高硒地区人群中的心血管病发病率较低。

（3）有毒重金属的解毒作用　硒与金属有较强的亲和力，能与体内重金属，如汞、镉、铅等结合成金属—硒—蛋白质复合物而起解毒作用，并促进金属排出体外。

（4）其他　硒还具有促进生长、保护视觉及抗肿瘤的作用，研究表明硒缺乏可引起生长迟缓及神经性视觉损害，由白内障的糖尿病引起的失明经补硒可改善视觉功能，流行病学调查发现硒缺乏地区的肿瘤发病率明显增高，硒对艾滋病的治疗有重要意义。

硒缺乏易患大骨节病和克山病。

2. 食物来源

海产品、肉类和动物内脏是硒的良好食物来源。食物中硒的含量因地区而异，特别是植物性食物的硒含量与地表土壤层中硒元素的水平有关，谷物硒含量取决于该地区土壤硒含量，食品精制后硒含量减少，烹调加热，硒可挥发，造成一定损失。

3. 硒的膳食推荐摄入量

食入的硒主要在小肠吸收，吸收率约为50%～100%，硒的吸收与其化学结构和溶解度有关，硒蛋氨酸比无机形式易吸收，溶解度大的硒化合物比溶解度小的更易吸收。中国营养学会提出的一般成人硒的 RNI 值为 $60\mu g/d$，UL 值为 $400\mu g/d$。

（九）铬

成年人体内含铬总量约为6～7mg，骨、大脑、肌肉、皮肤和肾上腺中铬含量较高，一般组织中铬含量随年龄增长而减少。

1. 生理功能

铬是体内葡萄糖耐量因子（GTF）的重要组成成分，有增强胰岛素的作用，促进葡萄糖的利用及使葡萄糖转化为脂肪，降低血糖，改善糖耐量；铬具有提高高密度脂质白，载脂蛋白 A 浓度及降低血清胆固醇的作用；三价铬（Cr^{3+}）与 DNA 结合，可增强其启动位点的数目，增强 RNA 和 DNA 的合成。

铬缺乏可出现生长停滞、血脂增高、葡萄糖耐量异常，并伴有高血糖及尿糖等症状。

2. 食物来源

铬广泛分布于食物中，动物性食物以肉类和海产品，如牡蛎、海参、鱿鱼、鳗鱼等含铬较丰富，植物性食物如谷物、豆类、坚果类、黑木耳、紫菜等含铬也较丰富，啤酒酵母和动物肝脏中的铬以具有生物活性的糖耐量因子形式存在，因此吸收利用率较高；需要注意的是食物加工越精细，其中铬的含量越少，精制食品几乎不含铬。

3. 铬的膳食推荐摄入量

食物中的铬大多为无机 Cr^{3+}，一般吸收率 <3%，铬可与有机物结合成为具有生物活性的复合物，从而提高铬的吸收率，如啤酒酵母中以葡萄糖耐量因子形式存在的铬，其吸收率达 10%~25%，草酸盐和植酸盐可干扰铬的吸收。

铬在小肠被吸收，进入血液中的铬主要与运铁蛋白结合，部分与白蛋白结合，并转运至全身组织器官。摄入体内的铬约 95% 以上从尿中排出，少量从胆汁、毛发和皮肤排出。

中国营养学会推荐铬的 AI 值成人为 30μg/d。

（十）其他矿物质元素的生理功能及食物来源

其他矿物质元素的生理功能及食物来源见表 2-35。

表 2-35　　　　　　　常见矿物质元素生理功能及食物来源

矿物质元素	生理功能	缺乏症	食物来源	成人需要量
钠	细胞外液的主要阳离子，参与维持体内酸碱平衡、体内水分的恒定、神经肌肉的应激性、正常血压等，并参与碳水化合物和蛋白质的正常代谢	倦怠、恶心、心率加快、血压下降、严重时可发生昏迷	食盐	AI：1500mg/d
镁	镁的激活剂，维持神经肌肉兴奋性，参与构成骨盐，维持机体酸碱平衡，保护心血管系统	导致血清钙下降，神经肌肉兴奋性亢进，血压升高，是绝经后骨质疏松的危险因素	谷类、干豆、坚果、绿色蔬菜等植物性食物	RNI：330mg/d
氯	胃酸的主要成分，细胞外液的阴离子，参与维持体内酸碱平衡，激活唾液淀粉酶等	食欲不振、大量出汗、腹泻、肾功能改变等	食盐	AI：2300mg/d
氟	构成骨骼、牙齿的重要成分	低氟地区龋齿及老年人骨质疏松发病率增高	茶叶含氟高，饮水是氟的主要来源	AI：1.5mg/d
锰	体内多种酶的组分或酶的激活剂，参与骨骼形成，结缔组织生长及宏量营养素的能量代谢	锰缺乏极少见	茶叶含量丰富，其次是坚果、糙粮、豆类等	AI：4.5mg/d
钼	为黄嘌呤氧化酶、醛氧化酶和亚硫酸盐氧化酶的辅酶，因而参与体内相应的氧化反应	钼缺乏少见，低钼可能在克山病发病中起一定作用	动物肝脏、肾脏含量丰富，其次为干豆和谷物	RNI：100μg/d

续表

矿物质元素	生理功能	缺乏症	食物来源	成人需要量
铜	多种酶的组分（胺氧化酶、细胞色素氧化酶、SOD酶等）和铜结合蛋白组分（金属硫蛋白、转铜蛋白），参与铁代谢，维持造血机能和促进结缔组织形成，对中枢神经系统的健康有一定意义	铜缺乏少见，可由营养不良引起，出现骨骼缺损、腹泻、肝脾肿大及心血管病等	可可、动物肝脏、黑胡椒含铜丰富，其次为龙虾、坚果、大豆粉等	RNI：0.8mg/d

二、矿物质的缺乏与评价

（一）钙缺乏与判断

1. 钙缺乏症

钙缺乏的临床表现主要为婴儿手足抽搐症和成人骨质疏松症。

（1）婴儿手足抽搐症　多发生在婴儿1岁内，抽搐常突然发生，四肢抽动，两眼上翻，口唇发青，知觉暂时丧失。轻时仅有惊跳或面部肌肉抽动，严重时引起喉头肌痉挛，出现喉鸣音，以致呼吸困难、窒息，直至死亡。

（2）成人骨质疏松症　成人骨质疏松症表现在骨脆性增大，脊柱压缩、易碎、变形，易发生压缩性骨折及疼痛，长骨骨质疏松后轻微外伤即可引起骨折，尤其是股骨颈部，其次是腕及肱骨上端。

2. 诊断标准

（1）钙缺乏引起手足抽搐症诊断　因而突发无热惊厥，且反复发作，发作后神志清醒无神经系统体征者。血总钙＜1.75mmol/L，或钙离子＜1.0mmol/L即可确诊。

（2）骨质疏松症诊断　成人骨质疏松诊断需要依靠临床表现、骨量测定，X线片及骨转换生物化学指标等综合分析判断。

3. 钙缺乏症预防

（1）婴儿手足抽搐症　以食物防治为主，孕妇及乳母注意多食含维生素D及钙、磷丰富的饮食，多晒太阳。

（2）骨质疏松症　中老年人、运动员、孕妇及乳母注意多食含维生素D及钙、磷丰富的饮食，如鱼虾类、藻类、骨汤类、蘑菇类、蛋类及补充钙制剂，适当增加户外活动。

（二）铁缺乏与判断

1. 铁缺乏症

铁缺乏会引起缺铁性贫血，是一种常见的、世界性的营养缺乏病，婴幼儿、孕妇及乳母更易发生，常见症状包括疲乏无力、易疲劳、头晕、畏寒、心动过速、皮肤苍白口唇黏膜和睑结膜苍白，肝脾轻度肿大，机体免疫功能和抗感染能力下降，活动和劳动耐力下降，儿童易出现烦躁、易怒、注意力不集中，学习能力下降等。

2. 诊断标准

缺铁性贫血诊断标准主要由以下几方面，符合第一条和其余几条任何两条者可确定为缺铁性贫血。

（1）男性 Hb < 130g/L，女性 Hb < 120g/L，孕妇 Hb < 110g/L；MCV < 80fl，MCH < 26pg，MCHC < 310g/L；红细胞形态有明显低色素表现。

（2）有明显的缺铁病因和临床表现。

（3）血清铁（SI）< 10.7 μmol/L，总铁结合力（TIBC）> 64.4 μmol/L。

（4）血清运铁蛋白饱和度（TS）< 15%。

（5）骨髓铁染色显示骨髓小粒可染铁消失，铁粒幼红细胞 < 15%。

（6）红细胞游离原卟啉（FEP）> 0.9μmol/L（全血），或血液锌原卟啉（ZPP）> 0.96μmol/L（全血）或 FEP/Hb > 4.5μg/gHb。

（7）血清铁蛋白（SF）< 14μg/L。

（8）铁治疗剂有效。

3. 铁缺乏症预防

开展健康教育，指导合理膳食，在高危人群中进行铁强化食品干预，对高危人群可以服用口服制剂补充铁，摄入含铁丰富的食物动物血液制品、肝脏、大豆、黑木耳、瘦肉、动物肾脏等，增加促进铁利用率的营养素维生素 A、维生素 B_2、叶酸、维生素 B_{12} 等。

（三）锌缺乏与判断

1. 锌缺乏症状

缺锌可引起生长发育停滞，食欲减退或有异食癖，味觉、嗅觉异常，伤口愈合不良；儿童长期缺乏锌可导致侏儒症；成人长期缺锌可导致性功能减退、精子数减少、胎儿畸形、皮肤粗糙、免疫功能降低等。

2. 锌缺乏诊断

锌缺乏症除临床症状检查、营养状况调查外，还可以结合实验室生化检验进行，发锌 < 70μg/g（< 1.07μmol/L）作为判断儿童锌缺乏的临界值；尿锌 24h 排出量在 300～600μg 为正常；除此还有血清/血浆锌的测定等。

3. 锌缺乏症预防

原发性锌缺乏应该以预防为主，调整合理膳食，选择合适食物，如多食用动物性食物，特别是红肉、动物内脏、贝类食品等，对于高危人群应该给予锌补充或锌强化食品。

（四）碘缺乏与预防

1. 碘缺乏症

碘缺乏症主要引起地方性甲状腺肿和地方性克汀病。

（1）地方性甲状腺肿症状　一般无全身症状，早期两侧甲状腺有不同程度的弥散性肿大，继续生长后可对周围器官有压迫感，如呼吸困难、吞咽困难、面部充血、声音嘶哑等；结节性甲状腺肿可引起甲状腺功能亢进，也可发生恶性病变。

（2）地方性克汀病症状　地方性克汀病是由于胚胎期碘缺乏所致，出现神经系统损害和生长发育障碍，表现为智力低下、聋哑、性发育落后、运动机能障碍、语言表达能力下降等。

2. 碘缺乏诊断

（1）地方性甲状腺肿诊断　我国制定了地方性甲状腺肿诊断标准分别是：第一，患者居住在碘缺乏地区；第二，甲状腺肿大超过受检者的拇指末节或小拇指末节而有结节者；第三，排除甲亢、甲状腺炎、甲状腺癌等其他甲状腺疾病的。

（2）地方性克汀病诊断　出生、居住在低碘地方性甲状腺肿地区，表现为智力障碍，不同程度的听力障碍，语言障碍和运动神经障碍，具有甲状腺功能减退症状，包括生态发育障碍、克汀病形象，以及黏液性水肿、皮肤干燥、X线骨龄落后和骨骺愈合延迟等。

3. 碘缺乏预防

（1）地方性甲状腺肿预防　我国在推广碘盐后，发病率已大大下降。碘盐出厂标准为 $35 \pm 15g/kg$。

（2）地方性克汀病预防　预防为主，食用含碘丰富食物，推广食用碘盐，孕末期女性可加服碘化钾（1%溶液每日 10~12 滴），或肌注碘油 1 次 2mL。

（五）硒缺乏及预防

1. 硒缺乏症

硒缺乏是克山病和大骨节病的基本因素，但也有其他致病因子发挥作用。克山病在我国初发生于黑龙江省克山地区，是以多发性灶状心肌坏死为主要病变的地方性心肌病，易感人群为 2~6 岁儿童和育龄妇，主要表现为心脏扩大、心功能失代偿、心源性休克、心力衰竭或心律失常，严重时可发生房室传导阻滞、期前收缩等。大骨节病是地方性、多发性、变形性骨关节病，主要发生于青少年，严重时影响骨发育。

2. 判断

这类疾病没有特异诊断方法，需要结合流行病学特点和临床表现，排除其他疾病进行确诊。

3. 硒缺乏症预防

综合防治，食物预防，选择富硒食物，也可口服亚硒酸钠片或其他硒制剂。

三、实训练习：矿物质元素缺乏症的分析、判断与建议

1. 实训目标

掌握矿质元素缺乏调查与分析方法。

2. 实训案例

对成年男性进行锌缺乏的分析判断。

步骤一：准备工作。

掌握锌缺乏症状的主要表现和体征，并准备好相应的测量器具及记录工具。

步骤二：个人基本信息调查。

询问患者年龄、性别、籍贯等，并做好记录。

步骤三：膳食史调查。

调查最近饮食是否规律，食欲如何，常摄取的食物种类，尤其应询问富含锌的食物的摄入频率，是否偏食、挑食，以及是否服用锌制剂和锌强化食品。

步骤四：个人健康状况基本资料。

询问是否有味觉和嗅觉障碍，是否出现食欲下降、异食癖，是否有伤口愈合不良，是否有呼吸系统和消化系统感染发病，是否有性发育障碍与性功能低下等情况。

步骤五：进行相关体格检查。

主要检查皮肤是否干燥、粗糙，是否存在生长发育迟缓，指甲是否变脆、匙状甲，毛发是否枯黄等。

步骤六：建议进行必要的实验室指标检查。

主要建议进行发锌、血清/血浆锌及尿锌等实验室指标检查。

步骤七：综合分析。

根据症状/体征（特征）判断和综合分析要点，列出营养评价表见 2-36。

表 2-36 营养评价表

营养评价	可能的诊断指标（必须包括一个或多个）	备注
生化数据 临床检验	发锌小于 $70\mu g/g$ 血清/血浆锌低于同龄正常值 尿锌（24h 尿）排出量低于 $300\mu g/d$	
体检观察	身高、体重低于正常值范围 性器官发育不良 皮肤干燥、粗糙，毛发稀疏、枯黄，指甲变脆、匙状甲 口腔溃疡、口角炎等	

续表

营养评价	可能的诊断指标（必须包括一个或多个）	备注
食物/营养史 （报告或观察）	是否长期富含锌的食物摄取不足 有无节食和/（或）限制食物类别 有无食物选择不当和/（或）不良膳食行为 喂养不当（婴幼儿）	
个人史	食欲不振、异食癖 有无吸收障碍 有无其它代谢或消化疾病，是否反复消化道或呼吸道感染 是否服用影响锌吸收的药物或食物	

步骤八：营养评定。

要综合体检结果和个人病史资料（询问病史时应注意获取导致锌缺乏的主要原因信息），根据相关症状与体征，结合实验室检测结果作出对锌缺乏的正确判断。

步骤九：写出报告。

给病人一个完整报告，提出合理的营养建议或膳食改善计划，建议是否增加富含锌的食物或补充剂等。

3. 实操训练

矿物质元素缺乏案例分析。

小王，是一名学生，最近感觉疲乏无力、易疲劳、头晕，同时观察他皮肤苍白，口唇黏膜和睑结膜苍白，活动和劳动耐力下降，注意力不集中，学习能力下降等。分析和判断小王可能缺乏哪种矿物质元素，为什么？

思考题

1. 简述钙、铁、锌、碘、硒的主要食物来源及影响吸收的因素。
2. 缺铁对人有何影响？缺铁性贫血患者的饮食应注意哪些？
3. 为什么要对食盐加碘？

任务七

合理饮水指导

知识目标

1. 明确水的生理功能和人体来源。
2. 掌握人体水需要量的确定方法。

能力目标

1. 能够评价各种饮用水的营养价值。
2. 会进行健康饮水指导。

一、基础知识

一切生物体内都含有水，水对人类赖以生存的重要性仅次于氧气，人在无食物摄入时，机体消耗自身组织维持生命可达1周或更长时间，然而没有水任何生物都不能生存，一个绝食的人在失去体内全部脂肪以及半数蛋白质，还能勉强维持生命，但如果失去其体内总含水量的20%，就很快会死亡。

水占成年人体重的60%~65%，体内水分随年龄增长和人体脂肪组织的增加而减少，介于45%~80%之间，初生儿约占80%，成年男性体内水分约占体重的60%，女性约占50%~55%，60岁的男性下降到51.5%，女性则下降到45.5%；体内水分在组织器官中含量不同，血液中含水高达83%以上，肌肉为75.6%，骨骼为22%，脂肪为10%。

（一）水的生理功能

1. 细胞和体液的重要组成成分

水广泛分布在人体组织中，是人体含量最高，最重要的组成成分，人体的水主要分布在细胞内外，保持细胞外形，构成人体的体液。

2. 促进物质代谢

水作为良好的溶剂，有利于各种物质的溶解，保证了消化、吸收、循环、排泄各种活动的正常运输作用，既运输机体所需营养物质，又将代谢产物排除机体，同时在人体中参与各种生化反应，直接参与物质代谢过程，保证体内各种生理活动正常进行。

3. 调节体温作用

一方面因为水的比热容大，人体遇热时体温可以升高不多，另一方面人可通过出汗调节体温。水作为血液的主要成分，可以通过血液循环，可以把物质代谢产生的热迅速均匀地分布全身各处。

4. 润滑作用

水在人体中起润滑作用，是体腔、关节、肌肉的润滑剂，泪液可防止眼球干燥，唾液及消化液有利于咽部润滑和胃肠消化，关节、内脏之间，都需要水来润滑保护。

（二）人体对水的需要量

人体对水的需要量受代谢、年龄、体力活动、温度、膳食等因素影响，变化很大，通常年龄越小，温度越高、运动越剧烈则每1kg体重需要的水量相对越多，一个体重60kg的成人每天与外界交换的水量约2.5～3.0kg，即相当于每千克体重约40g水，婴儿所需水量是成人的3～4倍。为保证人体健康，人体需要每天使排出的水量和摄入的水量保持基本相等，称为"水平衡"，人体不断进行新陈代谢，为了维持人体内环境的恒定，水分的摄入与排出保持平衡是十分必要的，体内水的排泄通过肾、肺、皮肤和消化道等，其中肾的排出为最重要。水的来源则是通过饮水及饮料，食物所含水，机体代谢水三条途径获得，分别占到每天需水量的50％、30％～40％、10％～20％，成年人一日水平衡见表2-37，不同年龄段需水量见表2-38。

表2-37　　　　　　　　　　成年人一日的水平衡

摄入方式	摄入量/mL	排出途径	排出量/mL
饮水或饮料	1500～1700	肾脏（尿液）	1500
食物	1000	皮肤（蒸发）	500
代谢水	300	肺部（呼气）	350
		大肠（粪便）	150

表2-38　　　　　　　　　不同年龄正常人每日需水量

年龄	每日需水量/(mL/kg体重)	年龄	每日需水量/(mL/kg体重)
1周～1岁	120～160	8～9岁	70～100
2～3岁	100～140	10～14岁	50～80
4～7岁	90～110	成年	40～50

二、水缺乏症

当水摄入不足或丢失过多，均会引起机体水缺乏症亦称脱水。根据水与电解质丧失的比例不同,分为高渗性脱水、低渗性脱水、等渗性脱水三种类型。机体脱水导致细胞外液电解质浓度改变,细胞水分外流,造成细胞缺水,临床表现为口渴、尿少、烦躁、眼球内陷、皮肤失去弹性、乏力、体温升高、心率加快、血压下降。当人体失水超过体重的2%时,即感到口渴;失水超过体重的6%时,身体会出现明显异常;当体内失水达到10%时,很多生理功能受到影响;若失水达到20%时,生命将无法维持。

三、实训练习:饮料营养价值分析

1. 实训目标
掌握饮料的营养价值评价方法。
2. 实训案例
几种不同饮料营养价值的分析比较。
步骤一:准备工作。
准备几种不同饮料的标签,《中国食物成分表(2009)》以及记录工具。
步骤二:列表分类(见表2–39)。

表2–39　　　　　　　　　几种饮料的比较与评价

项目	可乐型碳酸饮料	橙汁饮料	植物蛋白饮料	乳酸饮料
配料	碳酸水(水、二氧化碳),白砂糖,焦糖,磷酸,香料(包括咖啡因)	水,白砂糖,橙汁,维生素C	水,杏仁,白砂糖	鲜牛乳,水,白砂糖,乳酸,优酸乳
营养成分				
能量/(kcal/100g)	43	44	51	54
蛋白质/(g/100g)	0.1	0.5	0.8	1.1
脂肪/(g/100g)	0	0	2.1	1.3
碳水化合物/(g/100g)	10.8	11.2	6.8	9.4
膳食纤维/(g/100g)	—	0.2	—	—
视黄醇当量/(μgRE/100g)		50		4
维生素C含量/(mg/100g)		35	—	—
钠/(mg/100g)	4.0	3	62.3	50.5
钾/(mg/100g)	1	150	3	106
钙/(mg/100g)	3	11	20	35
磷/(mg/100g)	13	13	14	34

步骤三:分析各种饮料的特点。

(1)可乐型碳酸饮料　除了提供能量和部分矿物质外,其他营养成分含量较低,且含有碳酸、磷酸等酸性物质,不宜过多饮用。

（2）橙汁饮料　含有一定量的膳食纤维、胡萝卜素、维生素C和矿物质，可用于补充维生素和矿物质，增强体能，属于营养价值较高的饮料类型。

（3）植物蛋白饮料　含有较高的蛋白质、脂肪和矿物质，对于需要补充能量和蛋白质的人群十分有益。

（4）乳酸饮料　含有乳成分，蛋白质、脂肪、碳水化合物含量均较高，酸甜适口。但乳酸饮料并非经微生物发酵生产的酸乳，应该加以区别。

3. 实操训练

进行市场调查，分析几种不同品牌饮料的营养价值。

> **思考题**
> 1. 水的生理功能有哪些？
> 2. 人体的水平衡是如何维持的？

任务八

食谱中膳食纤维摄入量分析

知识目标

1. 了解膳食纤维的定义和分类。
2. 明确膳食纤维的生理功能。
3. 掌握膳食纤维的食物来源和推荐膳食参考摄入量。

能力目标

能够评估膳食纤维摄入量。

一、基础知识

（一）基本概念

1. 膳食纤维

膳食纤维主要来源于植物细胞壁，包括纤维素、半纤维素、果胶、树胶、木质素等，由于人类消化道中没有分解这类多糖中β-糖苷键连接的酶，故人体不能消化吸收。

2. 可溶性膳食纤维和非可溶性膳食纤维

膳食纤维可分为非可溶性膳食纤维和可溶性膳食纤维两大类。非可溶性膳食纤维包括纤维素、木质素，它们是植物细胞壁的组成成分，来源于禾谷和豆类种籽的外皮以及植物的茎和叶。可溶性膳食纤维包括半纤维素、果胶、树胶等在特定 pH 溶液中可以溶解的膳食纤维，它们主要存在于细胞间质。

(二) **膳食纤维的特性**

1. 吸水黏滞作用

膳食纤维有很强的吸水能力或与水结合的能力，其中可溶性膳食纤维比不溶性膳食纤维吸水性更强，可溶性膳食纤维吸水后，重量可增加到原自身重量的 30 倍，并能形成溶胶和凝胶。

2. 发酵作用

膳食纤维可以被肠道内的微生物不同程度地分解发酵，其中可溶性膳食纤维可以完全被细菌所酵解，酵解后产生的短链脂肪酸可以作为肠道细胞和细菌的能量来源，而不溶性膳食纤维不易被酵解。

3. 结合有机化合物作用

膳食纤维可以吸附结合胆酸、胆固醇等有机分子，同时还能吸附肠道内的有毒物质，并促使它们排出体外。

4. 阳离子交换作用

膳食纤维的化学结构中包含一些羧基，可与钙、锌、镁等阳离子结合，使钠离子与钾离子交换，特别是与有机离子时行可逆的交换。

(三) **膳食纤维的生理作用**

1. 增加饱腹感，有利于食物的消化

膳食纤维含在食用时需要增加咀嚼时间，有利于消化酶的分泌；在胃中吸水膨胀，增加胃蠕动，延缓胃中的食物进入小肠的速度，降低小肠对营养素的吸收速度，使人产生饱腹感，有利于控制食量。

2. 降低血胆固醇，预防冠心病

膳食纤维能阻碍中性脂肪和胆固醇的吸收，对饮食性高脂血症有预防作用，此作用以可溶性膳食纤维的降脂作用较明显，非可溶性纤维无此种作用。

3. 预防胆结石形成

膳食纤维可减少胆汁酸的再吸收量，改变食物消化速度和消化道分泌物的分泌量，起到预防胆结石的作用。

4. 维持血糖正常平衡，防治糖尿病

可溶性膳食纤维的黏度能延缓葡萄糖的吸收，可抵制血糖的上升，改善耐糖量；还能增加组织细胞对胰岛素的敏感性，降低对胰岛素的需要量，从而对糖尿病的防治有一定效果。

5. 改变肠道菌群

进入大肠的膳食纤维能部分地、选择性地被肠内细菌分解与发酵,从而改变肠内微生物菌群的构成与代谢,诱导有益菌大量繁殖,有益于维持肠道健康。

6. 促进结肠功能,促进排便,预防结肠癌

膳食纤维在肠道中可以增加粪便的体积和重量,软化粪便,促进肠道蠕动,增加排便频率,减轻直肠内压力,缩短粪便在肠中停留时间。对防止便秘,养成良好排便习惯有积极的作用。由于膳食纤维的通便作用,可以使肠内细菌的代谢产物以及一些由胆汁酸转换成的致癌物能随膳食纤维排出体外。

(四) 膳食纤维供给量及食物来源

1. 食物来源

膳食纤维主要存在于谷薯、豆类、蔬菜水果中,其中谷物含膳食纤维最多,全麦粉含6%,标准粉2.1%,蔬菜3%,水果2%左右,但加工方法、食入部位和品种不同,膳食纤维的含量也不同。

2. 膳食纤维推荐摄入量

成人以每日摄入25~30g膳食纤维为宜。摄入过多可能会造成一些副作用,如腹泻、腹胀,也可能会影响对营养素的吸收。另外,患有急慢性肠炎、肠道肿瘤等疾病的病人,要控制膳食纤维的摄入。

二、膳食纤维缺乏

研究表明,膳食纤维的摄入与人体健康密切相关,膳食纤维摄入不足会引起肥胖、心血管疾病、癌症、糖尿病以及等疾病,虽然过多摄入膳食纤维会影响矿物质和维生素的吸收,以致发生缺铁、缺锌和缺钙等营养问题,但目前随着人们生活水平的提高,人们动物性食物摄取的比例增高,而植物性食物摄取减少,因此更应该注意适宜的膳食纤维的摄取,预防相关疾病的发生。

三、实训练习:分析食物膳食纤维摄入量,提出膳食建议

1. 实训目标

掌握膳食纤维摄入量的评估。

2. 实训案例

膳食纤维摄入量计算。

某成年女性一天膳食中,摄取大米约250g,蔬菜水果约1000g,豆和豆制品约50g,评估其一天中的膳食纤维的摄入量。

步骤一:准备工作。

收集、准备食物中膳食纤维含量相关资料,以及计算工作。

步骤二：估算食物中膳食纤维含量。

（1）精米膳食纤维含量为0.6%~0.8%，从主食中获得膳食纤维约2g（精白面粉膳食纤维含量为2%左右，以面粉为主食可获得膳食纤维约7g，同量的面粉、大米混合使用获得膳食纤维4~5g，以面粉、大米、杂粮混合消费的人，每天获得膳食纤维5~6g）。

（2）50g豆制品可能获得膳食纤维近1g。

（3）水果蔬菜的含水量均在80%以上，1000g的蔬菜水果获得的膳食纤维约10g。

（4）该女士膳食纤维摄取量合计仅13g。

步骤三：分析建议

按照膳食纤维以每日摄入25~30g的范围，该女士膳食纤维的摄取仅满足每天需要量的40%~50%，远远达不到需要量，因此应该增加对膳食纤维摄取，调整饮食结构的原则是提高膳食纤维的摄入量，应以增加粗面粉、糙米、黑面、杂粮、杂豆等植物源性食物为主。

需要说明的是，目前还没有统一的膳食纤维摄入量的测定方法，所以，以上计算方法得出的结果是估算值，只能作为参考，人群可以根据估算结果，调整膳食纤维摄入量。

3. 实操训练

评价自己一天的膳食纤维摄入量。

> **思考题**
>
> 1. 名词解释：膳食纤维。
> 2. 膳食纤维的生理功能有哪些？
> 3. 膳食纤维有哪些种类？有什么特点？
> 4. 膳食纤维缺乏会引起哪些疾病？

项目三

食物营养价值评价

人体机能活动所需要的营养素和能量来自不同食物，食物是生命活动的基础，自然界中食物种类繁多，依照其性质和来源可以分为三大类。

1. 植物性食物：包括粮谷类、薯类、油料、蔬菜、水果、坚果类、菌藻类等。
2. 动物性食物：包括畜禽肉类、蛋类、乳类、水产品等。
3. 加工制品：由以上两类食物为原料加工制成的食品，包括酒、酱油、醋、罐头、饮料等。

各类食物中存在不同的营养素，植物性食物提供给能量、蛋白质、碳水化合物、脂类、大部分维生素和矿物质等。动物性食物提供优质蛋白质、脂类、脂溶性维生素、矿物质等。加工制品在生产过程由于加工工艺等原因，食物原材料的营养成分及性质也会发生改变，有时营养价值有所提高，有时营养价值被降低，因此食品加工中应该充分考虑到加工条件对食物营养素的影响，了解不同食物的营养价值，树立大食物观，合理利用各类食品资源，明确多元化食物供给体系，保障合理膳食。

任务一

评价植物性食物营养价值

知识目标

1. 掌握各种植物性食物的营养特点。
2. 了解各种植物性食物合理利用的常见问题。
3. 掌握蛋白质互补的原则及评价方法。

能力目标

能够指导膳食蛋白互补。

一、基础知识

植物性食物是人类获取营养素的主要来源，主要包括谷类、豆类、蔬菜、水果和菌藻类等。因品种、生长地区、环境与条件等不同，每类食物的营养素含量和质量特点各不相同，了解它们的营养价值，有利于合理选择、合理利用，达到平衡膳食的目的。

(一) 谷类及薯类

谷类包括水稻、小麦、玉米、小米、高粱、莜麦、荞麦等。中国居民膳食结构中以小麦、水稻为主食，谷类是人类能量的主要来源，我国人民膳食中约66%的能量，58%的蛋白质来自谷类，谷类还提供相当数量的B族维生素和无机盐。

1. 谷类主要营养成分及组成特点

(1) 蛋白质　谷类蛋白质的含量取决于谷类品种、土壤、气候、施肥、栽培及加工方法的差异，一般在7%~12%之间，主要由谷蛋白、醇溶蛋白、清蛋白和球蛋白组成。虽然其含量不高，但是谷类是我国居民膳食的主食，一个中等体力的成年人来说，一日所需蛋白质的一半由谷类提供；除个别品种外，谷类蛋白质所含各种必需氨基酸比例不合理，生物价较动物蛋白和大豆蛋白低，一般在50%~60%之间，第一限制性氨基酸是赖氨酸，其次是甲硫氨酸、苯丙氨酸，小麦中赖氨酸最少，在粮谷类食物中强化这些缺乏的氨基酸，或者根据食物蛋白质互补作用，多种食物共同食用，可改善粮谷类蛋白质的营养价值。

(2) 碳水化合物　谷类中的碳水化合物含量约为70%~75%，主要为淀粉，占其总量的90%，其利用率在90%以上，是供给人体所需能量最理想、最经济的来源，谷类淀粉分为直链淀粉和支链淀粉两种，一般以支链淀粉为主，通过培养新品种也可得到以直连淀粉为主动食品，如含直链淀粉70%以上的玉米等。如果一日进食500g粮食，可获能量约为7.30MJ（1750kcal），占一个轻体力劳动者一日所需能量的65%~70%。

(3) 脂类　谷类脂肪含量很低，仅占1%~3%，玉米可达4.6%，谷类脂肪主要是不饱和脂肪酸，还含有少量植物固醇和卵磷脂，主要存在于胚芽及糊粉层中，在谷类加工中，大部分转入副产品中。从玉米和小麦胚芽中提取的胚芽油中，80%为不饱和脂肪酸，其中亚油酸可达60%，具有降低血清胆固醇，防止动脉粥样硬化的作用。

(4) 无机盐　谷类无机盐大部分集中在谷皮和糊粉层中，含量因加工程度而有较大的差异，约为 1.5%～3%，有钙、磷、铁、铜、钴、锌、锶、锰、钼、镍、铬等，其中主要是钙和磷。由于谷类无机盐多以不溶性的植酸盐形式存在，因此几乎不能被机体吸收利用。谷类胚芽和谷皮中含有植酸酶，当米面经过蒸煮时植酸酶可分解植酸盐释放出游离的钙和磷，可提高其吸收利用率。

（5）维生素　谷类是膳食 B 族维生素的重要来源，以硫胺素和烟酸含量最高，主要分布在胚芽和糊粉层中；谷胚芽中还含有较多的维生素 E，黄色玉米中含有少量的胡萝卜素，但玉米中的烟酸主要为结合型，必须经过加工处理将其转变为游离型后，才能被人体吸收利用，谷类不含维生素 A、维生素 D 和维生素 C。

2. 合理利用

（1）合理加工　谷类加工有利于食用和消化吸收，但由于蛋白质、脂肪、无机盐和维生素主要存在于谷粒表层和谷胚中，不同加工方法与营养素的存留程度有密切关系，加工精度越高，营养素损失就越多。影响最大的是维生素和无机盐，如谷类过分加工碾磨或烹调蒸煮潜在水中长时间浸泡和过分搓擦，都可以造成大量营养素的损失，尤其以赖氨酸和 B 族维生素损失更甚，长期食用精制米面，不注意对副食的摄取，易患脚气病。

为了保持良好的感官性状和利于消化吸收，又最大限度地保留各种营养素，我国营养学家和粮食工艺学家制定了米面加工标准，将稻米和小麦的加工精度规定为"九五米"和"八五粉"，这样既能使米面中无机盐和 B 族维生素不致多分损失，又能使米面加工达到一定精度的要求，对预防营养缺乏病有较好的效果。

（2）合理烹调　烹调过程中可使一些营养素损失，且不同的烹调方式对营养素的损失程度不同，主要是对 B 族维生素的影响，如大米在淘洗过程中，维生素 B_1 可损失 30%～60%，维生素 B_2 和烟酸可损失 20%～25%，无机盐损失 70%，且淘洗次数越多、浸泡时间越长、水温越高、损失就越多；蒸饭或焖饭比去掉米汤捞饭损失的营养素少；米饭在电饭煲中保温，随时间延长，硫胺素损失所余部分 50%～90%；烹调方式不当时，如加碱蒸煮、炸油条等，则损失更为严重，如煮粥时加碱，维生素 B_1 损失 82%，维生素 B_2 损失 70%；多数维生素在酸性溶液中较稳定，损失较少；面食在烘烤过程中，还原糖和氨基化合物发生褐变的反应又称美拉德反应，产生褐色物质，在消化道中不能水解，故无营养价值，而且可使赖氨酸失去效能，为此应注意焙烤温度和糖的用量；因此，稻米应少搓少洗为好，面粉蒸煮加碱要适量且要少炸少烤。

（3）合理贮存　谷类在一定条件下可以贮存很长时间而质量不会发生变化，但当环境条件发生改变，如水分含量增高、环境湿度增大、温度较高时，谷粒内酶的活性增大，呼吸作用加强，会使谷粒呼吸发热，促使霉菌生长，导致蛋白质、脂肪分解，酸度升高，最后谷粒霉烂变质，失去食用价值，故粮谷类食品应贮存在避光、阴凉、通风和干燥的环境中。

（4）合理搭配　谷类食物蛋白质中的赖氨酸普遍较低，宜与富含赖氨酸的豆类和动物性食物混合食用，以提高蛋白质的营养价值；另外，可在面粉或米粉中添加赖氨酸以提高蛋白质营养价值（强化面包、饼干等），还可在精白米或面粉中加维生素 B_1、维生素 B_2、烟酸、Ca、Fe 等进行营养强化。

3. 薯类的营养价值

常见的薯类有马铃薯、甘薯、芋头、山药和木薯，马铃薯、芋头常被我国居民作为蔬菜食用。薯类中碳水化合物含量在 25% 左右，蛋白质、脂肪含量较低。马铃薯中钾含量非常丰富，薯类中的维生素 C 含量也比谷类高，甘薯中的胡萝卜素含量比谷类高，甘薯中含有丰富的纤维素、半纤维素、果胶等，可以促进肠道蠕动，预防便秘。

(二) 大豆及其制品

豆类种类很多，根据其营养特点可分为两大类：一类是大豆类，包括黄豆、青豆及黑大豆等，蛋白质和脂肪含量较高，碳水化合物相对较少；另一类为其他豆类，包括豌豆、蚕豆、绿豆、赤豆等，碳水化合物含量较高，蛋白质含量中等，脂肪含量较少。豆类经加工可制成各种豆制品，如豆腐、豆浆、豆芽、腐竹等。在我国居民膳食中，豆类是植物性蛋白质和植物性脂肪的主要来源，同时也可提供部分膳食纤维、无机盐和 B 族维生素。

1. 大豆的主要营养成分及组成特点

(1) 蛋白质　大豆中蛋白质含量极其丰富，可高达 35%～40%，比其他干豆类高 1 倍，比粮谷类要高 4～5 倍，比任何动物性食物蛋白质的含量都高。

大豆蛋白质所含的必需氨基酸种类齐全、数量充足，除含硫氨基酸略偏低外，其他几乎与牛乳、鸡蛋等动物蛋白相似，与 WHO 氨基酸推荐值相近，故人体对其蛋白质的利用率较高。大豆蛋白质中尤其富含赖氨酸，其含量是谷类中的 2.5 倍，因此大豆与谷类一起制作食品或配合食用可以达到蛋白质互补作用。大豆蛋白质还含有较丰富的天门冬氨酸、谷氨酸和微量胆碱，它们对脑神经系统有促进发育和增进记忆的作用。

(2) 脂肪　大豆脂肪含量 18%～20%，其中 85% 为不饱和脂肪酸，富含 $n-6$ 系亚油酸及 $n-3$ 系亚麻酸两种必需脂肪酸，其中亚油酸含量高达 50% 以上；此外还含有丰富的大豆卵磷脂、具有较强抗氧化能力的维生素 E、植物固醇等，易于消化吸收，并有利于降低血液胆固醇和软化血管，常被推荐为防治冠心病、高血压、动脉粥样硬化等疾病的理想食品。大豆油适宜老年人食用，是我国重要食用油。

(3) 碳水化合物　大豆中几乎不含淀粉，约含 10% 的可溶性碳水化合物，其中一半是蔗糖，另一半是棉籽糖、水苏糖等，棉籽糖、水苏糖不能被人体消化吸收，也是食用大豆后胀气的原因，但在肠道能被细菌发酵，是双歧杆菌生长的促进因子。大豆经加工成豆制品后，难消化成分可明显降低，营养价值可随之提高。大豆富含膳食纤维及皂苷，皂苷能吸收胆酸，促进胆固醇代谢，有助于减少胆固醇在体内的存积。

（4）无机盐　大豆富含无机盐。100g 大豆中含钙 191mg、铁 8.2mg、钾 1503mg、钠 2.2mg、磷 456mg，其中钙含量比牛肉、猪肉高数十倍，是正在生长发育中的儿童和易患骨质疏松症的老人膳食钙的极好来源；铁含量是猪肉的 3~4 倍，是牛乳的百余倍，虽然其生物利用率不高，但优于蛋黄，对预防婴幼儿缺铁性贫血有一定作用。

（5）维生素　大豆含有丰富的 B 族维生素，以维生素 B_1 最多，约 0.41mg/100g，维生素 B_2 的含量 0.20mg/100g，烟酸 2.10mg/100g，此外，还含有较多的胡萝卜素和维生素 E。干大豆几乎不含有维生素 C，但黄豆、绿豆发芽后维生素 C 量增加到 6mg/100g，是冬季和缺蔬菜地区补充维生素 C 的良好来源。

（6）抗营养因子　大豆中的抗营养因子主要包括胰蛋白酶抑制素、血细胞凝聚素、胀气因子、植酸、致甲状腺肿素及抗维生素因子等。在这些抗营养因子中，胰蛋白酶抑制素对豆类及其制品的营养价值影响最大，一般认为要提高大豆中的蛋白质的生理价值，至少要钝化 80% 以上的胰蛋白酶抑制素；植酸可与钙、镁、锌、铁等螯合成植酸复合盐，因此植酸的存在会影响人体对这些物质的吸收。绝大部分抗营养因子都是热不稳定性的，加热煮熟后可使其受到破坏。

2. 大豆制品的营养价值

大豆制品主要是以大豆为原料加工制成的各类副食品，有非发酵豆制品和发酵豆制品。

非发酵豆制品包括豆浆、豆腐、豆腐干、内酯豆腐等，一般经过浸泡、细磨、加热等处理，破坏了所含的抗胰蛋白酶因子，除去了大部分纤维素，因而明显提高了蛋白质的消化吸收率，但部分可溶性物质因溶于水而损失。

发酵豆制品有豆腐乳、豆豉、豆瓣酱等，其蛋白质被部分分解为肽和氨基酸，易被消化吸收，并使氨基酸游离，味道鲜美。豆类发酵也提高了维生素 B_{12} 含量。

3. 合理利用

不同的加工和烹调方法对大豆蛋白质消化率的影响明显不同。整粒熟大豆的蛋白质消化率仅为 65.3%，但加工成豆浆可达 84.9%，豆腐可提高到 92%~96%。大豆中含有抗蛋白酶的因子，它能抑制胰蛋白酶的消化作用，使大豆难以分解为人体可吸收利用的各种氨基酸，经过加热煮熟后，这种因子即被破坏，消化率随之提高，所以大豆及其制品须经充分加热煮熟后再食用。

豆类蛋白质含有较多的赖氨酸，与谷类食物混合食用，可较好地发挥蛋白质的互补作用，提高谷类食物蛋白质的利用率，因此豆类食物宜与谷类食物搭配食用。

豆类中膳食纤维含量较高，特别是豆皮，因此国外有人将豆皮经过处理磨成粉，作为高纤维用于焙烤食品。据报道，食用含纤维的豆类食品可以明显降低血清胆固醇，对冠心病、糖尿病及肠癌也有一定的预防及治疗作用。将提取的豆类纤维加到缺少纤维的食品中，不仅能改善食品的松软性，还有保健作用。

（三）蔬菜类

按结构及可食部分不同，蔬菜可分为叶菜类、根茎类、瓜茄类、鲜豆类和菌藻类，所含的营养成分因其种类不同，差异较大。

1. 主要营养成分及组成特点

（1）叶菜类　叶菜类食物主要包括白菜、菠菜、油菜、韭菜等。叶菜类食物的蛋白质含量较低，一般为1%~2%，脂肪含量不足1%，碳水化合物含量为2%~4%，膳食纤维含量为1.5%；绿叶蔬菜和橙色蔬菜维生素含量较为丰富，特别是胡萝卜素的含量较高，维生素B_2含量虽不是很丰富，但在我国人民膳食中叶菜类仍是维生素B_2的主要来源，维生素C含量多在35mg/100g左右，其中菜花、西兰花、芥蓝等含量较高，每100g在50mg以上；维生素B_1、烟酸和维生素E的含量与其水分含量高有关，但普遍低于谷类和豆类食物；叶菜类无机盐的含量在1%左右，种类较多，包括钾、钠、钙、镁、铁、锌、硒、铜、锰等。叶菜类是胡萝卜素、维生素B_2、维生素C、无机盐和膳食纤维的良好来源。

（2）根茎类　根茎类食物主要包括萝卜、藕、山药、芋头、马铃薯、葱、蒜、竹笋等。根茎类蛋白质含量为1%~2%，脂肪含量不足0.5%，碳水化合物含量相差较大，低者为3%左右，高者可达20%以上，膳食纤维的含量较叶菜类低，约为1%，胡萝卜中含胡萝卜素最高，含量为4130μg/100g。硒主要富集在大蒜、芋头、洋葱、马铃薯等根茎类食物中。

（3）瓜茄类　瓜茄类食物包括黄瓜、茄子、番茄、辣椒、冬瓜、南瓜、丝瓜等，因水分含量高，营养素含量相对较低。蛋白质含量为0.4%~1.3%，碳水化合物含量为0.5%~9.0%，膳食纤维含量在1%左右，脂肪微量；胡萝卜素含量以南瓜、番茄和辣椒为最高，维生素C含量以辣椒、苦瓜较高，番茄中的维生素C含量虽然不很高，但受有机酸保护，损失很少，且食入量较多，是人体维生素C的良好来源；辣椒中还含有丰富的硒、铁和锌，是一种营养价值较高的食物。

（4）鲜豆类　鲜豆类食物包括毛豆、豇豆、四季豆、扁豆、豌豆等，营养素含量比其他蔬菜相对较高。鲜豆类的蛋白质含量为2%~14%，平均4%左右，脂肪含量不高，一般在0.5%以下。毛豆除外，鲜豆类的碳水化合物的含量为4%左右，膳食纤维的含量为1%~3%，胡萝卜素含量普遍较高，每100g中的含量大多在200μg左右。鲜豆类含有丰富的钾、钙、铁、锌、硒等，铁的含量以刀豆、蚕豆、毛豆较高，每100g中含量在3mg以上，锌的含量以蚕豆、豌豆和芸豆较高，每100g中含量超过1mg，硒的含量以玉豆、龙豆、毛豆、豆角和蚕豆较高，每100g中的含量在2μg以上；鲜豆类食物中核黄素含量与绿叶蔬菜相似。

（5）菌（蕈）藻类　菌藻类食物包括食用菌和藻类食物。食用菌是指供人类食用的真菌，有500多个品种，常见的有蘑菇、香菇、银耳、木耳等品种。藻类是无胚、自养、以孢子形式进行繁殖的低等植物，供人类食用的有海带、紫菜、发菜等。

菌藻类食物富含蛋白质、碳水化合物、维生素、微量元素和膳食纤维。蛋白质含量以发菜、香菇和蘑菇最为丰富，在20%以上，其氨基酸组成比较均衡，必需氨基酸含量占蛋白质总量的60%以上，脂肪含量低，约为1.0%；碳水化合物含量差别较大，干品在50%以上，如蘑菇、香菇、银耳、木耳等，鲜品较低，如金针菇、海带等，不足7%；胡萝卜素含量差别较大，除紫菜和蘑菇外的其他菌藻类含量较低，维生素B_1和维生素B_2含量比较高；微量元素含量丰富，尤其是铁、锌和硒，其含量约是其他食物的数倍甚至十余倍。在海产藻类，如海带、紫菜等含碘丰富，含量可达36mg/100g海带（干）。

2. 合理利用

（1）合理选择　除维生素C外，蔬菜维生素含量丰富，一般叶部的维生素含量高于根茎部，嫩叶高于枯叶，深色的菜叶高于浅色的菜叶，因此宜选择新鲜、色泽深的蔬菜。

（2）合理加工烹调　为了减少加工烹调中水溶性维生素及无机盐的损失和破坏，特别是维生素C，宜先洗后切以减少蔬菜与水和空气的接触面积，避免损失；洗好的蔬菜放置时间不宜过长，以避免维生素被氧化破坏，要避免将切碎的蔬菜长时间地浸泡在水中；烹调时要尽可能做到急火快炒、现做现吃，有实验表明，蔬菜煮3min，其中维生素C损失5%，10min损失达30%，烹调时上浆挂糊，可有效减少抗坏血酸的破坏。

（3）菌藻食物的合理利用　菌藻类食物除了提供丰富的营养素外，还具有明显的保健作用。研究发现蘑菇、香菇和银耳中含有多糖物质，具有提高人体免疫功能和抗肿瘤的作用。香菇中所含的香菇嘌呤，可抑制体内胆固醇的形成和吸收，促进胆固醇分解和排泄，有降血脂作用，黑木耳能抗血小板聚集和降低血凝，减少血液凝块，防止血栓形成，有助于防止动脉粥样硬化，海带因含有大量的碘，临床上常用来治疗缺碘性甲状腺肿。

（四）水果类

水果类可分为鲜果、干果和坚果。水果和蔬菜一样，主要提供维生素和无机盐。

1. 主要营养成分及组成特点

（1）鲜果及干果类　鲜果种类很多，主要有苹果、橘子、桃、梨、杏、葡萄、香蕉和菠萝等。新鲜水果因含有较高的水分，营养素含量相对较低，蛋白质、脂肪含量较低，一般不超过1%，碳水化合物含量差异较大，低者为5%，高者可达30%，主要以双糖或单糖形式存在；硫胺素和核黄素含量不高，胡萝卜素和抗坏血酸含量因品种不同而异，其中含胡萝卜素最高的水果为柑、橘、杏和鲜枣，含抗坏血酸丰富的水果为鲜枣、草莓、橙、柑、柿等；除枣中铁的含量丰富、白果中硒的含量较高外，水果中无机盐含量相差不大。

新鲜水果经过加工晒干可制成干果，如葡萄干、杏干、蜜枣和柿饼等，由于加工工艺的影响，维生素损失较多，尤其是维生素 C，但干果便于贮运，并别具风味，有一定的食用价值，除个别品种外，大部分干果的无机盐含量相差不大。

（2）坚果　坚果中蛋白质含量多在12%～22%之间，高者可达30%以上，如西瓜子和南瓜子；脂肪含量较高，多在40%左右，松子、杏仁、榛子、葵花籽等脂肪含量可高达50%以上，坚果类中的脂肪多为不饱和脂肪酸，富含必需脂肪酸，是植物性脂肪的优质来源；除栗子、腰果、莲子中碳水化合物在40%以上外，一般含量较少，多在15%以下；坚果类是维生素 E 和 B 族维生素的良好来源，包括维生素 B_1、维生素 B_2、烟酸和叶酸，黑芝麻中维生素 E 含量可多达 50.4mg/100g，在栗子和莲子中含有少量的维生素 C；坚果富含钾、镁、磷、钙、铁、锌、硒、铜等无机盐，铁的含量以黑芝麻为最高，硒的含量以腰果为最高，榛子中含有丰富的锰，坚果中锌的含量普遍较高。

2. 合理利用

水果除含有丰富的维生素和无机盐外，还含有大量的非营养物质，可以防病治病，但也会致病，食用时应予注意，如梨有清热降火、润肺去燥等功能，对于肺结核、急性或慢性气管炎和上呼吸道感染患者出现的咽干喉疼、痰多而稠等有辅助疗效，但产妇、胃寒及脾虚腹泻者不宜食用；红枣可增加机体抵抗力，对体虚乏力、贫血者适用，但龋齿疼痛、下腹胀满、大便秘结者不宜食用；在杏仁中含有杏仁苷、柿子中含有柿胶酚，食用不当可引起溶血性贫血、消化性贫血、消化不良等疾病。

鲜果类水分含量高，易于腐烂，宜冷藏；坚果因水分含量低而较耐贮藏，但含油坚果的不饱和程度高，易受氧化或滋生霉菌而变质，应当将其保存于干燥阴凉处，并尽量隔绝空气。

二、膳食蛋白质互补的原则和评价

两种或两种以上食物蛋白质混合食用，其中所含有的必需氨基酸取长补短，相互补充，达到较好的比例，从而提高蛋白质利用率，被称为蛋白质互补作用。

1. 食物蛋白质的优劣评价

评价蛋白质的营养价值主要取决于所含氨基酸的种类和数量。凡蛋白质氨基酸模式与人体蛋白质氨基酸模式接近的食物，其必需氨基酸在体内的利用率就高，反之则低。蛋、乳、肉、鱼等动物性蛋白质以及大豆植物性蛋白质的氨基酸模式与人体蛋白质氨基酸模式较接近，从而所含的必需氨基酸在体内的利用率就较高，因此被称为优质蛋白质。其他植物蛋白质中，赖氨酸、甲硫氨酸、苏氨酸和色氨酸含量相对较低，所以营养价值也相对较低。

2. 蛋白质互补原则

蛋白质的食物来源不同,其营养价值也不同,取决于该蛋白质中必需氨基酸的含量和比值。例如,玉米、小米、大豆单独食用时,其生物价分别为60、57、64,如按23%、25%、52%的比例混合食用,生物价可提高到73;如将玉米、面粉、大豆混合食用,蛋白质的生物价也会提高。这是因为玉米、面粉、小米、大米蛋白质中赖氨酸含量较低,甲硫氨酸相对较高;而大豆中的蛋白质恰恰相反,混合食用时赖氨酸和甲硫氨酸两者可相互补充;若在植物性食物的基础上再添加少量动物性食物,蛋白质的生物价还会提高,这些是设计和评价食物时应特别注意的。为充分发挥食物蛋白质的互补作用,在调配膳食时,应遵循三个原则。

(1) 食物的生物学种属越远越好,如动物性和植物性食物之间的混合比单纯植物性食物之间的混合要好。

(2) 搭配的种类越多越好,充分发挥各种食物在营养上的互补作用,使其营养全面平衡。

(3) 同时食用最好,次数越多越好。因为单个氨基酸在血液中的停留时间约4h,然后到达组织器官,再合成组织器官的蛋白质,而合成组织器官蛋白质的氨基酸必须同时到达才能发挥互补作用,合成组织器官蛋白质。

三、实训练习:评价某一食谱蛋白质营养价值并提出合理的食谱搭配意见

1. 实训目标

掌握膳食中蛋白质互补的原则和方法。

2. 实训案例

对一混合食物蛋白质进行合理调配。

案例:已知某人午餐食物为米饭(粳米标三150g)、蒜蓉菠菜200g、红烧马铃薯100g、植物油10mL,评价该食谱的蛋白质营养价值,并根据膳食蛋白质互补的原则提出合理的食谱搭配。

步骤一:查食物成分表中的食物必需氨基酸含量。

分别对食谱中的各种食物所含各种必需氨基酸含量进行计算,确定其限制氨基酸,并分别计算食谱中各种食物蛋白质的氨基酸评分。

例如,查表可知100g粳米中含蛋白质7.2g,含异亮氨酸378mg,亮氨酸521mg,赖氨酸229mg,含硫氨基酸(甲硫氨酸+胱氨酸)260mg,芳香族氨基酸(苯丙氨酸+酪氨酸)734mg,苏氨酸212mg,色氨酸129mg,缬氨酸383mg。

步骤二:计算每克蛋白质含有氨基酸的数量。

已知100g粳米含7.2g蛋白质,含异亮氨酸378mg,则每克蛋白质含异亮氨酸的计算公式如下:

$$378/7.2 = 52.5(mg)$$

其他氨基酸计算类推，则粳米每1g蛋白质含亮氨酸72.4mg，赖氨酸31.8mg，含硫氨基酸（甲硫氨酸+胱氨酸）36.1mg，芳香族氨基酸（苯丙氨酸+酪氨酸）101.9mg，苏氨酸29.4mg，色氨酸17.9mg，缬氨酸53.2mg。

步骤三：比较分析

将粳米中的必需氨基酸组成与参考蛋白质氨基酸模式进行比较，计算氨基酸评分。结果见表3-1。

表3-1　　　　　　　　粳米蛋白质氨基酸评分　　　　　　　单位：mg/g 蛋白质

必需氨基酸	大米（粳米）	FAO/WHO 氨基酸模式	AAS
异亮氨酸	52.5	40	131.3
亮氨酸	72.4	70	103.4
赖氨酸	31.8	55	57.8*
甲硫氨酸+胱氨酸	36.1	35	103.1
苯丙氨酸+酪氨酸	101.9	60	169.8
苏氨酸	29.4	40	73.5
色氨酸	17.9	10	179.0
缬氨酸	53.2	50	106.4

由表3-1可知，粳米蛋白质的氨基酸分为57.8。

食谱中其余食物成分的氨基酸评分计算以此类推。

步骤四：计算午餐中各种食物混合后的蛋白质氨基酸分。

食谱混食后的氨基酸评分计算结果见表3-2。

表3-2　　　　　　　　　　午餐氨基酸评分

蛋白质来源	蛋白质氨基酸含量/(mg/g 蛋白质)			
	赖氨酸	含硫氨基酸	苏氨酸	AAS 限制氨基酸
WHO	55	35	40	
大米（特一）	31.8	36.1	29.4	58（赖氨酸）
菠菜	56.5	13.8	43.8	39（含硫氨基酸）
马铃薯	41	22.5	25.5	64（苏氨酸）
混合食用	40	28.1	33.1	73（含硫氨基酸）

步骤五：修改午餐食谱配方。

根据膳食蛋白质互补的原则，可在原午餐食谱中添加动物性食物，如在午餐食谱中添加肉末豆腐，则修改后的午餐食谱为：

米饭（粳米标三150g）、蒜蓉菠菜200g、红烧马铃薯100g、肉末豆腐（肉末

50g，北豆腐100g）。

步骤六：修改食谱后的午餐氨基酸分。

参照上述程序计算修改后午餐各种食物混合后的蛋白质氨基酸分。

修改后的午餐食谱中大米质量占总摄入量的25%，蔬菜占33.3%，马铃薯占16.7%，肉末占8.3%，豆腐占16.7%。混食后的氨基酸评分计算结果见表3-3。

表3-3　　　　　　　　修改后午餐氨基酸评分　　　　　　　单位：mg/g蛋白质

蛋白质来源	赖氨酸	含硫氨基酸	苏氨酸	AAS限制氨基酸
WHO	55	35	40	
大米	31.8	36.1	29.4	58（赖氨酸）
菠菜	56.5	13.8	43.8	39（含硫氨基酸）
马铃薯	41	22.5	25.5	64（苏氨酸）
肉末	68.5	25.6	35.4	73（含硫氨基酸）
豆腐	48.0	24.6	31.6	70（含硫氨基酸）
混合食用	47.7	26.5	33.1	76（含硫氨基酸）

步骤七：评价。

通过对修改前后的午餐食谱的蛋白质评分可以看出，如果午餐中只有粮食和蔬菜，混合食用前其氨基酸分仅有73，而添加瘦肉和豆腐后的午餐混合食用后氨基酸分值可提高到76。说明多种食物蛋白质混合后食用，其中所含的必需氨基酸可取长补短，相互补充，达到较好的比例，从而提高蛋白质的利用率，并且动植物混合食用比单纯植物混合还要好，因此安排日常饮食时要注意荤素搭配。

步骤八：再评价。

当给出食谱搭配意见后，如有必要可重复步骤一至四进行再评价，直至得到蛋白质互补恰当的食谱。

3. 实操训练

利用蛋白质互补作用进行膳食营养搭配的案例分析。

▶ **思考题**

1. 简述膳食蛋白互补的原则。
2. 简述如何改善谷类蛋白质的营养价值。
3. 简述豆类及豆制品的营养价值及影响因素。
4. 简述水果蔬菜的营养特点。

任务二

评价动物性食物营养价值

知识目标

1. 明确各种动物性食物的营养特点。
2. 掌握食物营养价值的概念及评价指标。
3. 掌握评定食物营养价值方法。

能力目标

能评价某一种（类）食物的营养价值。

一、基础知识

（一）畜禽肉及内脏

畜禽类食物包括畜肉（猪、牛、羊肉等）、禽肉（鸡、鸭、鹅肉等）、畜禽内脏以及制品。

1. 主要营养成分及组成特点

畜禽类食物在化学组成以及营养价值上有许多相似之处，但是营养素的分布，因动物种类、部位以及肥瘦程度不同有很大差异。

（1）蛋白质　畜禽肉类的蛋白质主要存在于动物肌肉组织和结缔组织中，含量占动物总质量的 10%～20%，如牛肉中蛋白质含量为 15%～20%，瘦猪肉为 10%～17%，羊肉在 9%～17%，鸡肉中含量可达 20% 以上，鸭肉中含量在 15%～18%；按照蛋白质在肌肉组织中存在的部位不同，分为肌浆蛋白质（占 20%～30%）、肌原纤维蛋白质（占 40%～60%）、间质蛋白质（10%～20%）；畜禽肉的蛋白质中含有充足的必需氨基酸，其氨基酸模式接近人体氨基酸模式，因而易于消化吸收，所以营养价值很高，是利用率高的优质蛋白质；但存在于结缔组织中的间质蛋白，主要是胶原蛋白和弹性蛋白，其必需氨基酸组成不平衡，如色氨酸、酪氨酸、甲硫氨酸含量很少，蛋白质的利用率低，此外畜禽肉中还含有可溶于水的含氮浸出物以及肌凝蛋白原、肌肽、肌酸、肌苷、嘌呤和氨基酸等非蛋白含氮浸出物，肉类烹调中，一些浸出物溶出，使肉汤味道鲜美。

（2）脂肪　畜肉中脂肪含量多少与动物种类、肥瘦程度有关，一般在 10%～36%，肥肉可高达 80%，畜类脂肪以饱和脂肪酸为主，主要成分是甘油三酯，少量卵磷脂、胆固醇和游离脂肪酸,熔点较高,不易被机体消化吸收;胆固醇多存在于动物内脏;无皮禽肉含脂肪较低,一般仅占2.5%,不饱和脂肪酸含量相对较高,亚油酸占脂肪总量的20%。

(3) 碳水化合物　畜肉中的碳水化合物以糖原(也称动物淀粉)形式存在于肌肉和肝脏中,含量很少,正常含量占动物体重的5%,屠宰后的动物肉尸在保存过程中,由于酶的分解作用糖原含量会逐渐下降。

(4) 无机盐　畜肉中无机盐总含量占0.8%~1.2%,多集中在内脏器官如肝、肾及瘦肉中。畜肉无机盐中含量最丰富的是铁、硫、磷等,其中铁以血色素铁的形式存在,不易受食物中其他因素的干扰,生物利用率高,所以是膳食铁的良好来源;畜肉中钙含量低,如猪肉(肥瘦)6mg/100g,羊肉6mg/100g,牛肉23mg/100g。

(5) 维生素　畜肉中含有丰富的B族维生素和脂溶性维生素,动物内脏特别是肝脏、肾脏中的含量更为丰富,如肝脏中富含维生素A、维生素B_2。

畜肉及内脏主要营养成分见表3-4。

表3-4　　　　畜肉及内脏主要营养素含量(每100g可食部分)

部位	蛋白质含量/g	脂肪含量/g	能量/kcal	胆固醇含量/mg	维生素A含量/μgRE	维生素B_1含量/mg	维生素B_2含量/mg	钙含量/mg	铁含量/mg
猪肉(肥瘦)	13.2	37.0	395	80	18	0.22	0.16	6	1.6
猪肉(里脊)	20.2	7.9	155	50	5	0.47	0.12	6	1.5
猪肝	19.3	3.5	129	288	4972	0.21	2.08	6	22.6
猪肾	15.4	3.2	96	354	41	0.31	1.14	12	6.1
牛肉(里脊)	22.3	5.0	134	44	4	0.04	0.10	3	0.4
牛腩	17.1	29.3	332	44	Tr	0.02	0.06	6	0.6
牛臀肉	22.6	2.6	117	22	Tr	0.05	0.09	2	1.4
羊肉(肥瘦)	19.0	14.1	203	92	22	0.05	0.14	6	2.3

注:1kcal=4.1868kJ。

禽肉的营养价值与畜肉的不同在于脂肪含量较少,熔点较低,不饱和脂肪酸含量高(含有20%的亚油酸),质地较畜肉细嫩而且含氮浸出物多,故禽肉炖汤的味道比畜肉更为鲜美,且更易于被人体消化吸收。禽肉中的维生素B_1、维生素B_2和烟酸也比一般肉类含量高,禽肉中还含有一定量的维生素E,90~400μg/100g,由于维生素E具有抗脂质氧化作用,故一般禽肉可在-18℃冷藏1年不致酸败。禽肉营养成分构成见表3-5。

表 3-5　　　　　　　鸡、鸭、鹅主要营养素的含量（每 100g 可食部分）

名称	蛋白质含量/g	脂肪含量/g	钙含量/mg	铁含量/mg	维生素 A 含量/μgRE	维生素 B_1 含量/mg	维生素 B_2 含量/mg	胆固醇含量/mg
鸡	19.3	9.4	9	1.4	48	0.05	0.09	106
鸡肝	16.6	4.8	7	12.0	10410	0.33	1.10	356
鸡肫	19.2	2.8	7	4.4	36	0.04	0.09	174
鸭	15.5	19.7	6	2.2	52	0.08	0.22	94
鸭肝	14.5	7.5	18	23.1	1040	0.26	1.05	341
鸭肫	17.9	1.3	12	4.3	6	0.04	0.22	135
鹅	17.9	19.9	4	3.8	42	0.07	0.23	74
炸鸡	20.3	17.3	10.9	2.2	23	0.03	0.17	198

2. 合理利用

畜禽肉蛋白质含有较多的赖氨酸，营养价值较高，宜与谷类食物搭配食用以发挥蛋白质的互补作用。为了充分发挥畜禽肉营养作用，不应集中食用，应注意将畜禽肉分散到一日三餐中。

因畜肉的脂肪和胆固醇含量较高，且脂肪主要由饱和脂肪酸组成，食用过多易引起肥胖和高脂血症等疾病，因此不宜过多食用。但是禽肉的脂肪含不饱和脂肪酸较多，故老年人及心血管疾病患者宜选用禽肉。动物内脏含有较多的维生素、铁、锌、硒、钙，特别是肝脏，维生素 B_2 和维生素 A 的含量丰富，因此宜适当食用。

畜禽肉通过加工烹调，可以提高蛋白质和脂肪的消化率，除了水溶性维生素外，其他营养素含量变化较小，维生素 B_1 的损失与加热程度有关，如罐装肉、熟肉制品经高温加热，维生素 B_1 的损失高于一般烹调方法，而其他营养素只有当加热出现焦糊现象时，才使其营养价值降低甚至失去，各种炖、煮等烹调方法可增加食品中无机盐、含氮物质及水溶性维生素的溶出，食用汤汁可避免营养素丢失。

（二）蛋类及其制品

蛋类包括鸡蛋、鸭蛋、鹅蛋、鹌鹑蛋、鸽子蛋等，蛋制品主要指加工蛋，如蛋粉、冰蛋、皮蛋、盐蛋等。

1. 主要营养成分及组成特点

（1）蛋白质　蛋类蛋白质含量为 10%~15%，氨基酸模式与人体蛋白质氨基酸模式相接近，适合人体需要，容易消化吸收，生物价可视为 100，是食物中最理想的优质蛋白质，所以常以鸡蛋蛋白质作为参考蛋白评价食物蛋白质的营养价值。

（2）脂肪　蛋类中脂肪含量为 11%~15%，几乎全部集中在蛋黄中，主要为中性脂肪，还含有较多的卵磷脂和胆固醇，其比重小，熔点低，在蛋白中分散成小颗粒，易于消化吸收。

(3) 碳水化合物　蛋类中碳水化合物含量不高，一般仅为1%~3%。蛋清中主要含甘露糖和半乳糖，蛋黄中主要是葡萄糖。

(4) 无机盐　蛋类所含的无机盐主要集中在蛋黄中，包括钙、磷、铁、钾、镁、钠等，其中铁含量较多，但因有卵黄高磷蛋白的干扰，吸收率只有3%。

(5) 维生素　蛋类中的维生素也主要集中在蛋黄中，包括维生素A、维生素B_1、维生素B_2和烟酸，维生素D的含量随季节不同、饲料组成不同而变化。

(6) 其他　还含有卵黄素和生物素，两者均是婴幼儿和青少年生长发育特别需要的物质。此外，生蛋清中含有抗生物素蛋白和抗胰蛋白酶的卵黏蛋白，前者妨碍生物素的吸收，后者抑制胰蛋白酶的活力，只有将蛋煮熟，这两种物质才可被破坏。

各类禽蛋及蛋制品的营养成分大致相当，但也存在一些细微差异。各种常见禽蛋主要营养成分组成见表3-6。

表3-6　各种禽蛋主要营养素含量（每100g可食部分）

名称	蛋白质含量/g	脂肪含量/g	糖类含量/g	热量/kcal	维生素A含量/μg	维生素B_1含量/mg	维生素B_2含量/mg	钙含量/mg	铁含量/mg	胆固醇含量/mg
全鸡蛋（红皮）	12.8	11.1	1.3	164	194	0.13	0.32	44	2.3	585
鸡蛋白	11.6	6.1	3.1	—	—	0.04	0.31	9	1.6	—
鸡蛋黄	15.2	28.2	3.4	—	438	0.33	0.29	112	6.5	1510
鸭蛋	12.6	13.0	3.1	186	261	0.17	0.35	62	2.9	565
咸鸭蛋	12.7	12.7	6.3	178	134	0.16	0.33	118	3.6	647
松花蛋	14.2	10.7	4.5	—	215	0.06	0.18	63	3.3	608
鹌鹑蛋	12.8	11.1	2.1	—	337	0.11	0.49	47	3.2	531

注：1kcal=4.1868kJ。

2. 合理利用

生鸡蛋蛋清中含有抗生物素蛋白和抗胰蛋白酶。抗生物素蛋白能与生物素在肠道内结合，影响生物素的吸收，食用者可引起食欲不振、全身无力、毛发脱落、皮肤发黄、肌肉疼痛等生物素缺乏的症状；抗胰蛋白酶能抑制胰蛋白酶的活力，妨碍蛋白质消化吸收，故不可生食蛋清。烹调加热可破坏这两种物质，消除它们的不良影响，但是蛋不宜过度加热，否则会使蛋白质过分凝固，影响食欲及消化吸收。

蛋黄中的胆固醇含量很高，大量食用会引起高脂血症，是动脉粥样硬化、冠心病等疾病的危险因素，但蛋黄中还含有大量的卵磷脂，对心血管疾病有防治作用，因此吃鸡蛋要适量。

蛋类食品常用的烹调方法有煮、煎、炒、蒸。这些烹调的加工方法，温度一般小于100℃对蛋类食品的营养价值影响很小，仅有少量维生素 B_1 和维生素 B_2 损失，损失达8%~10%；松花蛋（俗称皮蛋）制作过程中加入某些碱性物质（烧碱），碱性物质在促进蛋白质凝固变性的同时，也破坏了蛋中的维生素 B_2，但维生素 A、维生素 D 保存尚好。

（三）水产品

1. 鱼类

（1）主要营养成分及组成特点

①蛋白质：鱼类肌肉蛋白质含量一般为15%~25%，而且氨基酸的组成与人体组织蛋白质相接近，属完全蛋白质，是蛋白质的良好来源。鱼肉肌纤维细短，间质蛋白质少，易被人体内蛋白酶分解而吸收，且鱼肉结缔组织也较少，因而其肉质较畜禽肉细嫩，更易消化，吸收率很高（87%~98%），非常适合幼儿及老年人食用；鱼类蛋白质的氨基酸组成与畜禽肉相似，不同的是赖氨酸和亮氨酸含量较高，而色氨酸含量较低；存在于鱼类结缔组织和软骨中的含氮浸出物主要为胶原蛋白和黏蛋白，属于不完全蛋白，会使鱼汤冷却成凝胶。

②脂肪：鱼类一般含的脂肪量比畜肉少很多，为1%~3%，因而热量较低，鱼类脂肪熔点低，常温下多呈液态，消化吸收率达95%。但鱼类脂肪容易氧化和酸败，较难保存。

鱼类脂肪中含有的长链多不饱和脂肪酸（$\omega-3$ 系列脂肪酸），如二十碳五烯酸（EPA）和二十二碳六烯酸（DHA）能促进大脑、神经系统生长发育，维持视网膜正常功能，降低血脂、预防血栓，防治动脉粥样硬化、脑中风等心脑血管疾病。

③无机盐：鱼肉无机盐含量高于畜肉，其中钾、钙、磷、镁、铁、锌、碘、硒等含量都较丰富；海产品富含碘，一般淡水鱼含碘 $5 \sim 40 \mu g/100g$；海水鱼含钙量比淡水鱼高，虾皮中的钙可高达 $991 mg/100g$；牡蛎中含有丰富的锌和铜；海水鱼中还含有锰、钴和硒等微量元素。

④维生素：水产品是维生素 A、维生素 D 的重要来源，鳝鱼、海蟹、河蟹等含维生素 B_2 和烟酸较高。在某些鱼类中含有硫胺素酶，能分解硫氨素，故不要生吃鱼类。

（2）合理利用

①充分利用鱼类营养资源：鱼肉富含蛋白质，其氨基酸模式与人体氨基酸模式接近，属于优质蛋白质，容易被人体消化吸收，并且饱和脂肪酸含量较少，不饱和脂肪酸含量较多，其应用价值在营养学中受到特别的重视。中国营养学会提出的《中国居民膳食指南（2022）》要求"适量吃鱼、禽、蛋、瘦肉"，对于改善营养不良及预防某些慢性疾病的发生具有重要意义。

②防止腐败变质和中毒：鱼类因水分和蛋白质含量高，结缔组织少，较畜禽

肉更易腐败变质；鱼类的多不饱和脂肪酸含量较高，所含的不饱和双键极易氧化破坏而产生脂质多氧化物，对人体有害；鱼类需及时保存或加工处理，防止腐败变质。有些鱼含有极强的毒素，如河豚鱼，其卵、卵巢、肝脏和血液中含有极毒的河豚毒素，若加工处理方法不当，可引起急性中毒而死亡。

2. 甲壳类和软体动物类

（1）主要营养成分及组成特点

①蛋白质含量较多：甲壳类和软体动物蛋白质含量多数在15%左右，属于优质蛋白，其中酪氨酸和色氨酸的含量比牛肉和鱼肉高，在贝类肉质中还含有丰富的牛磺酸，其含量普遍高于鱼类，尤以海螺、毛蚶和杂色蛤为最高，每100g新鲜可食部中含有牛磺酸500~900mg。

②含有易被吸收的脂肪：虾、贝、蟹类脂肪含量不高，平均为1%~3%，大部分为不饱和脂肪酸。

③含有丰富的维生素：对虾、河蟹等含有较丰富的维生素A，维生素B_2的含量也不少，由于贝类以能合成维生素B_{12}的微生物为食物，所以其维生素B_{12}的含量也较高。

④含有大量无机盐：虾、贝、蟹类均含有丰富的钙、磷、钾，尤以铁的含量较多；虾米、虾皮和螺肉含钙较高；海蟹、虾皮、虾米中含硒也较多；乌鱼子、海蛎肉中含锌较多。

⑤含有较多的鲜味成分：虾、贝、蟹类含有与鱼类相同的鲜味成分，其含有的甘氨酸、丙氨酸都具有很强的甜味和鲜味；贝类含有的琥珀酸钠使之形成特有的鲜味。

（2）合理加工　水产动物的肉质一般都非常鲜美，这与其中所含的一些呈味物质有关。鱼类和甲壳类的呈味物质主要是游离的氨基酸、核苷酸等；软体类动物（如乌贼类）中的一部分的呈味物质也是氨基酸，尤其是含量丰富的甘氨酸；贝类的主要呈味成分为琥珀酸及其钠盐，琥珀酸在贝类中含量很高，干贝中达0.14%、螺0.07%、牡蛎0.05%。此外，一些氨基酸，如谷氨酸、甘氨酸、精氨酸、牛磺酸以及腺苷、钠、钾及氯等，也为其呈味物质。

（四）乳类及其制品

1. 主要营养成分及组成特点

（1）蛋白质　牛乳中蛋白质含量约为1.3%~3.5%，主要包括80%~82%的酪蛋白、11.5%的乳清蛋白和3.3%的乳球蛋白。酪蛋白属于结合蛋白，与钙结合形成酪蛋白钙胶粒，并与胶态磷酸钙生成酪蛋白钙—磷酸钙复合物，以胶体悬浮液的状态存于牛乳中，使乳具有不透明性。乳清蛋白属热敏性蛋白，受热时发生凝固，对酪蛋白具有保护作用；乳球蛋白则与机体免疫有关。牛乳蛋白的消化吸收率为85%~89%，生物价为85，比一般畜禽肉要高，属优质蛋白；牛乳中还含有谷类食物的限制性氨基酸，可与谷类食物混合食用起到蛋白质互补作用。

（2）脂肪　牛乳脂肪含量为 3.5%~4.5%，以微粒状的脂肪球分散在乳浆中，熔点低于体温，吸收率达 95%，提供能量约占总能量的 48%。乳脂肪中脂肪酸种类达 20 种以上，远多于其他动植物食物脂肪酸，低级饱和脂肪酸如油酸占 30%，亚油酸占 5.3%、亚麻酸占 2.1%；牛乳中的呈味物质主要是一些短链脂肪酸（如丁酸、己酸、辛酸），其含量较高且易于消化吸收。此外，牛乳中还含有少量的卵磷脂、胆固醇等。

（3）碳水化合物　牛乳中的碳水化合物主要为乳糖，还有少量葡萄糖、果糖和半乳糖。乳糖是哺乳动物乳汁中特有的糖类，在牛乳中含量占 4.5%~4.7%，乳糖的甜度很低，仅为蔗糖的 1/6，机体内的乳糖酶可将少量的乳糖分解为葡萄糖和半乳糖，供人体吸收利用。另外，乳糖还具有调节胃酸，促进胃肠蠕动和消化腺的分泌作用，并能助长肠中某些乳酸菌繁殖和抑制腐败菌的生长。

有些成人摄入大量牛乳及乳制品后出现胀气、腹泻的症状，主要是因为消化道内乳糖酶的活性和含量降低，乳中的乳糖不能被最终分解成单糖，而是被肠道细菌分解转化为乳糖，出现的上述症状，称之为"乳糖不耐症"。为避免发生乳糖不耐症，可选择喝酸乳。

（4）无机盐　牛乳中无机盐含量为 0.7%~0.75%，种类很多，尤以钙、磷、钾含量高。如 100mL 牛乳中含钙 110mg，约为人乳的 3 倍，含磷是人乳的 6 倍，钙磷比例比较合理，消化吸收率较高，是钙和磷的良好来源；此外，牛乳中还含有铜、锌、铬等微量元素，是多种无机盐的重要食物来源；牛乳中铁的含量低，用牛乳喂养婴儿时应注意铁的补充。

（5）维生素　牛乳中含有几乎所有已知的必需维生素，其含量因季节和饲料条件的不同有一定的变化。一般在温暖季节中产的牛乳比冬季产的牛乳含有更高的维生素 A 和维生素 C，食青饲料放牧的比棚中圈养的牛产的牛乳所含胡萝卜素和维生素 C 明显增加。鲜乳仅含极少量维生素 C，消毒处理后所剩无几。乳中维生素 B_2 丰富，其中游离型维生素 B_2 占 40%~80%，但是对光敏感，如在日光照射下存放，会遭到严重破坏；乳中维生素 D 含量极少，但是夏季日照多时，其含量也有一定量的增加。

2. 合理利用

乳类是自然界中唯一的含有机体所需全部营养素的一种食物，乳类及其乳制品具有很高的营养价值，特别是乳类含有丰富的优质蛋白和钙，使其不仅在婴儿喂养中成为重要的辅食，而且也是老弱病患者的常用营养食品。

由于鲜乳水分含量高，营养素种类齐全，有利于微生物生长繁殖，因此须经严格消毒灭菌后方可食用。消毒方法常用的有煮沸法和巴氏消毒法。煮沸法要求简单，可达消毒目的，但对乳的理化性质影响较大，其营养成分有一定损失，多在家庭使用。大规模生产时采用巴氏消毒法。

乳应避光保存以保护其中的维生素，鲜牛乳经日光照射 1min，B 族维生素会很快消失，维生素 C 也所剩无几，即使在微弱的阳光下，经 6h 照射后，B 族维生素含量也仅剩一半，而避光保存的牛乳不仅维生素损失少，还能保持牛乳特有的鲜味。

二、食物营养价值的评价

（一）基本概念

食物营养价值是指食物中各种营养素的含量及被人体吸收利用的程度。食物营养价值的高低，取决于食物中营养素的种类是否齐全、数量的多少、相互比例是否适宜以及是否易被消化和吸收。一种食物如果富含某一种或几种营养素，且易被消化、吸收、利用，那么这种食物就具有较高的营养价值。不同食物因营养素的构成不同，其营养价值不同，如粮谷类食物，其营养价值体现在能供给较多的碳水化合物和能量，但是在提供蛋白质方面的营养价值则较低；蔬菜水果能够提供丰富的维生素、无机盐和膳食纤维，但是其蛋白质、脂肪含量极少。因此，食物的营养价值是相对的。即使是同一种食物，由于其品种、部位、产地和烹调加工方法不同，其营养价值也会存在一定的差异。

（二）食物营养价值评价指标

食物营养价值评价主要采用以下几方面指标进行评价。

1. 食物中能量和营养素的含量

食物中能量和各种营养素的含量是评价食物营养优劣的基础，一般来说食物中营养素的含量越高，营养价值越高。但是仅以食物中营养素的含量来评价食物的营养价值，难以全面反映该食物营养素能满足人体营养需要的程度。

2. 食物中营养素被机体利用的程度

评价食物营养价值除了考虑食物中营养素的含量，还要从该营养素被机体利用的程度方面进行评价。食物中营养素被机体利用程度的指标包括营养素的消化率、生物价、功能效果等，消化率、生物价、功能效果越高，食物营养价值越高。

3. 食物营养质量指数

目前评价食品营养价值常用的指标是食物营养质量指数（INQ—index of nutrition quality），它是指食物中营养素密度与能量密度之比。

营养素密度是指食物中某营养素含量占推荐参考摄入量的比。

能量密度是指食物中能量含量占推荐参考摄入量的比，计算公式如下：

$$INQ = \frac{某营养素密度}{能量密度} = \frac{某营养素含量/该营养素推荐参考摄入量}{所产生的能量/能量推荐参考摄入量}$$

INQ 从食物中能量和营养素同时满足人体需要的程度来综合评价食物营养价值。

INQ＝1，表示该食物所含的营养素与能量含量与人体的需要达到平衡；INQ＞1，表示该食物营养素的供给量高于能量的供给量，故 INQ＞1 为营养价值高；

INQ<1，表示该食物营养素的供给量低于能量的供给量，长期食用此种食物，可能发生该营养素的不足或能量过剩，该食物的营养价值低。

以成年男子轻体力劳动者的营养素供给量标准为例，计算出鸡蛋、大米、大豆中的蛋白质、维生素 A、维生素 B_1 和维生素 B_2 的 INQ，见表 3-7。

表 3-7　　　　　鸡蛋、大米、大豆中的几种营养素的 INQ 值

	热能/kcal	蛋白质含量/g	维生素 A 含量/μg	维生素 B_1 含量/mg	维生素 B_2 含量/mg
营养素供给标准	2250	65	800	1.4	1.4
100g 鸡蛋	156	12.8	194	0.13	0.32
INQ	—	2.84	3.50	1.34	3.30
100g 大米	374	7.4	—	0.11	0.05
INQ	—	0.74	—	0.51	0.23
100g 大豆	390	35.1	37	0.41	0.20
INQ	—	3.11	0.27	1.69	0.82

注：1kcal=4.1868kJ。

(三) 评定食物营养价值的意义

(1) 全面了解各种食物的天然组成成分，包括营养素、非营养素类物质、抗营养因素等，对现有主要食物提出营养缺陷，并指出改进意见和创制新食物的方向，解决抗营养因素等问题，充分利用食物资源。

(2) 了解加工烹调过程中营养素的变化和流失，采取相应的有效措施来最大限度保存营养素含量，提高食物的营养价值。

(3) 指导人们科学地选购食物和合理搭配营养平衡膳食，以达到增进健康、增强体质、预防疾病的目的。

三、实训练习：评价某食物营养价值

1. 实训目标

利用 INQ 指数评价食物营养价值。

2. 实训案例

食物营养价值评价。

案例一：已知某一市售薯片，其能量标示为 2323.6kJ/100g，食用者为一个 11 岁女孩，评价该薯片的能量高低。

步骤一：观察食品标签。

根据薯片外包装上的标签，在营养成分表上查找能量数值。

由食品标签可知该薯片能量为2323.6kJ/100g。

步骤二：根据消费者特征查找能量需要量（EER）。

确定消费者特征，如年龄、性别、生理状况、体力活动，查找对应的能量推荐摄入量数值。

查表可知，11岁女孩其推荐的每日能量需要量为7536.24kJ。

步骤三：计算能量密度。

$$能量密度 = \frac{所产生的能量}{能量推荐参考摄入量} = \frac{2323.6kJ}{7536.24kJ} = 0.31$$

步骤四：进行食物营养评价。

薯片能量是2323.6kJ/100g，能量密度是0.25，提示对一个11岁的女孩来说，100g薯片就提供了其全天近1/3的能量，基本相当于一餐能量数值。故薯片是高能量食品，油炸食物能量高。

案例二：已知某一市售葡萄干面包，食用者为从事轻体力劳动的成年男子，评价该面包营养价值的高低。

步骤一：查找食物能量和营养素对应数值。

根据产品标签，查找外包装上的标签数据，在营养成分表一栏查找能量、营养素数值并记录在相应表格。

步骤二：根据消费对象查找相应的能量、营养素参考摄入量。

在中国居民膳食参考摄入量表中查找从事轻体力劳动成年男子对应的RNI或AI数值，并填入相应表格。

步骤三：计算营养质量指数。

按公式分别计算能量密度、营养素密度和食物营养质量指数，记录在表3-8。

如：100g面包维生素B_1营养质量指数计算，其他类推。

$$能量密度 = \frac{所产生的能量}{能量推荐参考摄入量} = \frac{260}{2250} = 0.116$$

$$维生素B_1密度 = \frac{某营养素含量}{该营养素推荐参考摄入量} = \frac{0.05}{1.4} = 0.036$$

$$100g面包营养质量指数（INQ）= \frac{维生素B_1密度}{能量密度} = \frac{0.036}{0.116} = 0.31$$

表3-8　　　　　　　　食物营养成分及营养质量指数比较

能量/营养素	RNI 或 AI	面包	
		含量（每100g）	INQ
能量/kcal	2250	260	—
蛋白质含量/g	65	6.6	0.88
脂肪含量/g*	75	3.7	0.43
碳水化合物含量/g*	337.5	50.1	1.28

续表

能量/营养素	RNI 或 AI	面包 含量（每100g）	INQ
维生素 A 含量/μgRE	800	—	—
维生素 B_1 含量/mg	1.4	0.05	0.31
维生素 B_2 含量/mg	1.4	0.06	0.37
钙含量/mg	800	42	0.45
铁含量/mg	12	1.2	0.87

注：＊表示 RNI 值分别根据占能量的 30%、60% 估算；1kcal = 4.1868kJ。

步骤四：进行评价

根据计算出的 INQ 值对产品进行评价。

本葡萄干面包蛋白质、铁的 INQ 接近 1，说明对于蛋白质、铁来说，面包的营养价值和能量供给基本一致；碳水化合物的 INQ 略高，说明面包是富含碳水化合物的食品；而维生素 B_1、维生素 B_2、钙的 INQ 均较低，说明对于这些营养素而言，面包的营养质量不高，不能满足需要，应注意及时从其他来源的食物补充。

3. 实操训练

运用 INQ 指数评价食物的营养价值。

思考题

1. 名称解释：食物营养价值、INQ 指数。
2. 简述食物营养价值评价的指标及评定食物营养价值的意义。
3. 试比较畜肉和禽肉的营养价值。
4. 简述乳类食物的营养特点。

任务三

强化食品、保健食品的评价

知识目标

1. 了解食品营养强化和保健食品的基本概念和种类。
2. 掌握保健食品常用的功效成分。
3. 明确食品营养强化和保健食品的意义。

> 能力目标
>
> 能够对强化食品、保健食品进行评价。

一、食品营养强化基础知识

(一) 基本概念

1. 营养强化

食品营养强化是指根据不同人群的营养需要,向食物中添加一种或多种营养素,或某些天然食物成分或食品添加剂,用以提高食品营养价值的过程。

2. 强化食品

强化食品是指添加营养强化剂的食品,即经过强化处理的食品。

3. 食品营养强化剂

食品营养强化剂是指为增强营养成分而加入食品中的天然的或者人工合成的属于营养素范围的食品添加剂。强化剂可以是天然的,也可以是人工合成的,我国批准使用的营养强化剂有100多种,包括维生素、矿物质、氨基酸、不饱和脂肪酸、核苷酸等。

(二) 食品营养强化的意义

1. 弥补某些食品中天然物质的缺陷

除母乳以外,自然界中没有一种天然食品能满足人体的各种营养素需要。如以米、面为主食的地区,除了可能有维生素缺乏外,赖氨酸等必需氨基酸的含量偏低可能会影响食物的营养价值,因此,通过有目的进行食品强化,可以提高食品的营养价值。

2. 补充食品生产、加工中损失的营养素

食品生产过程不可避免会出现营养素的损失,通过强化营养素,可以使食品中营养素满足人体的要求,如向精米、面中强化B族维生素、钙、铁、锌等。

3. 满足食品达到特殊的营养需要

对于特殊生理条件和特殊环境条件下的人群,由于年龄、性别、工作性质以及处于不同生理、病理状况等,他们所需的营养是不同的。对食品进行不同的营养强化可分别满足这些人群的需要,如用牛乳制作母乳化乳粉,调制宇航食品、病人膳食等。

4. 预防营养不良

营养强化是营养干预的主要措施之一,在改善人群的营养状况中发挥巨大作用。从预防医学的角度看,食品营养强化对预防和减少营养缺乏病,特别是某些地方性营养缺乏病具有重要意义。

(三) 食品营养强化的要求

1. 目的明确，针对性强

在调查的基础上确定强化食品的强化目的和食用对象，根据食用对象的营养状况、生活习惯，选择需要进行强化的食物载体以及强化剂的种类和用量。

2. 符合营养学原理

通过强化后的食品应该体现膳食平衡的原则，使各种营养素的种类、数量之间达到合理的比例，既能满足人体需要，又不出现浪费现象。

3. 符合国家卫生标准

食品营养强化剂的卫生和质量应符合国家标准，加强使用监督管理，避免超量、超范围使用。

4. 食品强化不改变食品原有感官性状

食品营养强化剂多具有特有的色、香、味，但在使用中不应损害被强化食品原有感官性状而影响消费者的接受性。

5. 价格合理、有利于推广

食品营养强化的目的主要是提高人们的营养和健康水平，要使营养强化食品经济上合理且便于推广。

(四) 常用的食品营养强化剂

1. 维生素类

（1）维生素 A　常用于食品强化的维生素 A 有粉末和油剂两类，一般以视黄醇、视黄酯、棕榈酸视黄醇的形式添加。β-胡萝卜素是在许多植物性食品中含有的色素物质，既具有维生素 A 的功效，又可作为食用天然色素使用，是一比较理想的食品添加剂。

（2）B 族维生素　通常用于强化的 B 族维生素包括维生素 B_1、维生素 B_2、烟酸、叶酸等。

（3）维生素 C　是常用的强化剂，L-抗坏血酸除用于果汁、面包、饼干、糖果等多种食品的维生素 C 强化外，还广泛用于防止氧化、保持鲜度及作为肉的发色助剂等。

2. 矿物质元素强化剂

（1）钙　常用葡萄糖酸钙、乳酸钙、碳酸钙、磷酸氢钙等。

（2）碘　在碘盐中经常以碘酸钾的形式强化。

（3）铁　依据铁来源的不同可分为血红素铁与非血红素铁两类，在食物中应用的铁强化剂主要有元素铁、硫酸亚铁、柠檬酸铁、焦磷酸钠铁、血红素铁和 EDTA 铁。

（4）锌　常用的锌强化剂有硫酸锌、乳酸锌和葡萄糖酸锌等可溶解的锌化合物。

3. 氨基酸类

赖氨酸在大多数植物性蛋白质中含量都较低，是限制其生物利用率的"第一限制性氨基酸"。在谷类食品中，按人体氨基酸需要模式添加可成倍提高蛋白质的生物价值；牛磺酸也是一种常用的氨基酸强化剂。

4. 蛋白质

从经济上考虑，用天然蛋白质或稍加提取加工的蛋白质来补充谷类的蛋白质和氨基酸的缺乏，明显优于完全人工生产的纯氨基酸。如大豆蛋白是优质蛋白，是理想的蛋白质强化物。目前常用于食品强化的蛋白质有大豆蛋白、乳清蛋白、脱脂乳粉、酵母粉、鱼粉等。

二、保健食品

(一) 基本概念

1. 保健食品

保健食品也称为功能食品，是食品的一个种类，具有一般食品的共性，又能调节人体功能，适于特定人群食用，不以治疗疾病为目的。

2. 功能性因子

保健食品中能够对机体起调节功能的生理活性物质称为保健食品功能性因子，也称为保健食品中的功效成分。我国保健食品中的功效成分主要包括以下几类。

（1）蛋白质、多肽和氨基酸　超氧化歧化酶、大豆多肽、谷胱甘肽、牛磺酸等。

（2）具保健功能碳水化合物　膳食纤维、低聚糖、动物多糖、植物多糖等。

（3）功能性脂类成分　磷脂、功能性脂肪酸、植物甾醇、角鲨烯等。

（4）具保健功能微营养素　维生素 E、维生素 B_1、维生素 B_2、叶酸、硒、铁、钙、锌等。

（5）功能性植物化学物质　酚类化合物、有机硫化合物、萜类化合物、食品天然色素等。

（6）益生菌　双歧杆菌、乳杆菌、益生链球菌等。

(二) 保健食品的特征

1. 保健食品必须具备食品的基本特征

保健食品是食品的一类，因此必须无毒、无害，具有食品相应的色、香、味等感官性状，满足应具备的营养要求。

2. 保健食品有特定保健功效

保健食品对人体具有一种或几种调节功能，这是食品与保健食品的根本区别。保健食品的功效必须经试验证明是可靠、稳定的。

3. 保健食品不能等同于药品

它不以治疗疾病为目的，虽然在某些疾病情况下仍然可以服用，但是它不能代替药品，在正常服用的情况下，不对人体产生毒副作用。

4. 保健食品是针对特定的人群设计的

保健食品是针对特定人群设计，因此只有某些功能失调的人食用才有保健作用，虽然有些保健食品适用范围比较广，但是没有适用于任何人群的保健食品，对正常人群来说没有必要服用保健食品，甚至会出现不良反应。

5. 保健食品的构成成分必须有科学依据

保健食品的构成成分主要包括功效成分、营养素或主要由营养素构成。

（三）保健食品的功能分类

国家食品药品监督管理总局（SFDA）公布受理的保健食品按照功能划分为27类：增强免疫力功能、改善睡眠功能、对化学性肝损伤有辅助保护功能、增加骨密度功能、提高缺氧耐受力功能、缓解体力疲劳功能、缓解视疲劳功能、祛痤疮功能、祛黄褐斑功能、改善皮肤水分功能、改善皮肤油分功能、辅助降血脂功能、辅助降血糖功能、抗氧化功能、辅助改善记忆功能、促进排铅功能、清咽功能、辅助降血压功能、促进泌乳功能、减肥功能、改善生长发育功能、改善营养性贫血功能、调节肠道菌群功能、促进消化功能、通便功能、对胃黏膜损伤有辅助保护功能，除此之外还有一类专门用于人体补充微营养素的保健食品，即营养补充剂。上述功能归纳起来分为增强生理功能的保健食品、预防慢性疾病的保健食品、增强机体对外界有害因素抵抗力的保健食品。

（四）保健食品标签和说明书要求

保健食品标签和说明书必须符合国家有关标准和要求，并标明内容。

（1）保健作用和适宜人群。

（2）食用方法和适宜的食用量。

（3）贮藏方法。

（4）功效成分的名称及含量　因在现有技术条件下，不能明确功效成分的，则须标明与保健功能有关的原料名称。

（5）保健食品批准文号。

（6）保健食品标志。

（7）有关标准或要求所规定的其他标签内容。

三、实训练习：强化食品的设计、生产及评价

1. 实训目标

掌握强化食品的评价方法。

2. 实训案例

根据营养需要设计铁强化酱油并对其进行评价。

步骤一：准备工作。

（1）了解产品的相关基本信息　通过资料查询，了解基本的营养学知识，铁强化酱油的类型，适用人群，销售范围及销售量，了解适用人群的铁摄入状况。

（2）相关资料准备　包括有关食品强化的标准、法规，酱油的产品标准、卫生标准、检测标准等，掌握铁的推荐摄取量以及酱油中各种营养成分含量等。

（3）了解产品生产工艺流程等。

步骤二：分析过程。

（1）确定食品强化营养素种类　本案例强化铁。

（2）标准核准　本案例可查酱油用营养强化剂的种类。

（3）强化剂量设计

①了解酱油所含营养素的量，得到酱油中铁的本底含量为7.0mg/100g。

②确定营养素强化剂量，根据国家标准对强化剂使用量的最低限和最高限规定，选择适宜的剂量作为强化剂实际使用量。

（4）检测核算

①计算强化后酱油的营养素含量，确定铁在食品中总量。

②送实验室分析预实验产品，核对工艺损失，检查最后结果。

（5）调整和评价

根据对酱油的标准范围和检验结果对强化剂进行适当调整，一般要求产品营养素含量以占DRI 1/3~2/3为宜。

（6）评价卫生标准　食品强化后不得改变原有的基本感官性状、理化指标及卫生标准，然后经检验人员评价后得出结果。

步骤三：结果分析

根据分析结果，判断产品是否符合标准，保留设计和评价档案。

3. 实操训练

设计某一营养强化食品并评价。

思考题

1. 名称解释：食品营养强化、保健食品。
2. 简述保健食品常用的功效成分有哪些。

任务四
食品标签与食品营养标签的识别、评价与制作

知识目标

1. 了解食品标签与食品营养标签的意义。
2. 明确营养声称相关知识和应用。
3. 掌握食品标签与食品营养标签的识别及评价方法。

能力目标

1. 能识别和评价各种预包装食品标签、营养标签。
2. 能制作出营养标签。

一、基础知识

(一) 基本概念

1. 预包装食品

预包装食品是指预先定量包装或者制作在包装材料和容器中的食品,包括预先定量包装以及预先定量制作在包装材料和容器中并且在一定量限范围内具有统一的质量或体积标识的食品。

2. 食品标签

食品标签是指预包装食品容器上的文字、图形、符号以及一切说明物。食品标签的所有内容,不得以错误的、引起误解的或欺骗性的方式描述或介绍食品,也不得以直接或间接暗示性的语言、图形、符号导致消费者将食品或食品的某一性质与另一产品混淆。食品标签是依法保护消费者合法权益的重要途径。

3. 食品营养标签

食品营养标签是指在食品的外包装上标注营养成分并显示营养信息,以及适当的营养声称和健康声明。一般来说,食品营养标签包括营养成分(营养信息)、营养声称和健康声明三大部分。只标明营养成分的为一般性食品标签,而食品营养标签必须标明营养成分的含量及其占日摄入量的百分比,也就是营养信息。食品营养标签是食品安全标准的一部分。

4. 预包装食品标签通则

根据《中华人民共和国食品安全法》及其实施条例规定,2011年4月原卫生

部颁布了《GB 7718—2011 预包装食品标签通则》，并于 2012 年 4 月开始实施。《GB 7718—2011 预包装食品标签通则》规定了预包装食品标签的通用性要求，细化了《中华人民共和国食品安全法》及其实施条例对食品标签的具体要求，增强了标准的科学性和可操作性。食品标签是向消费者传递产品信息的载体，做好预包装食品标签管理，既是维护消费者权益，保障行业健康发展的有效手段，也是实现食品安全科学管理的需求。

5. 配料

在制造或加工食品时使用的，并存在（包括以改性的形式存在）于产品中的任何物质，包括食品添加剂。

6. 生产日期（制造日期）

食品成为最终产品的日期，也包括包装或灌装日期，即将食品装入（灌入）包装物或容器中，形成最终销售单元的日期。

7. 保质期

预包装食品在标签指明的贮存条件下，保持品质的期限。在此期限内，产品完全适于销售，并保持标签中必说明或已经说明的特有品质。

8. 规格

同一预包装内含有多件预包装食品时，对净含量和内含件数关系的表述。

9. 预包装食品营养标签通则

为遵照《中华人民共和国食品安全法》并配合其实施，2011 年 12 月，原卫生部发布了国家标准《GB 28050—2011 预包装食品营养标签通则》，2013 年 1 月 1 日起正式实施。《GB 28050—2011 预包装食品营养标签通则》规定了直接提供给消费者食用的预包装食品营养标签的基本要求、强制标示内容、可选择性标示内容及免除强制标示营养标签的预包装食品种类。本标准适用于预包装食品营养标签上营养信息的描述和说明，不适用于保健食品及预包装特殊膳食食品标签上营养标签的标示。

10. 核心营养素

在强制或自愿执行的营养标签管理的一些国家，把营养素分为必须标示和可选择标示的两种。为强调必须标注的营养素的重要性，命名为核心营养素。食品营养标签应标示多少个营养素，各国食品营养标签中强制标示的内容各不相同。这些主要基于各国的全民营养状况、慢性病和缺乏病的发生率，以及技术监督能力和企业承受能力来综合考虑。

11. 营养成分表

标有食品营养成分名称、含量和营养素参考数值（NRV）百分比的规范性表格。

12. 营养声称

指对食物营养特性的描述和说明，包括营养成分含量声称和比较声称。

13. 营养素参考数值（NRV）

是专用于食品标签，用于比较食品营养成分含量的参考值，是消费者选择食品时的一种营养参考尺度。

14. 可食部

食品包装内净含量去除其中不可食用的部分后，剩余部分即为该食品的可食部。食物的可食部可根据《中国食物成分表》查找，也可以采用实际方法测定。

（二）基本要求

1. 食品营养标签标示的任何营养信息，应真实、客观，不得虚假，不得夸大产品的营养作用或其他作用。

2. 营养成分表应以一个"方框表"的形式表示（特殊情况除外），方框可为任何尺寸，并与包装的基线垂直，标题为"营养成分表"。营养成分表中包括营养成分的名称、含量值和占营养素参考值（NRV）的百分比。

3. 食品营养成分含量应以具体数值标示。

4. 强制标示内容

（1）所有预包装食品强制性标示的内容包括能量、核心营养素（蛋白质、脂肪、碳水化合物、钠）的含量值及其占营养素参考值（NRV）的百分比。当标示其他可选择标示的成分时，应采取适当形式使能量和核心营养素的标示更加醒目。

（2）按国家相关标准使用了营养强化剂的预包装食品，除上述要求外，还应标示强化后食品中该营养素的含量及其占营养素参考值（NRV）的百分比。GB 14880 仍规定营养强化剂的使用量，而终产品的含量则通过营养标签来标示。

（3）食品配料中含有或生产过程中使用了氢化和（或）部分氢化油脂时，还应标示出反式脂肪（酸）的含量。

（4）当对除能量和核心营养素外的营养成分进行营养声称或营养成分功能声称时，在营养成分表中还须标示出该营养成分的含量及其占营养素参考值（NRV）的百分比。

（5）未规定营养素参考值（NRV）的营养成分仅需标示含量。

5. 可选择性标示内容

（1）除上述强制标示内容外，营养成分表中还可标示其他成分的名称、含量及其占营养素参考值（NRV）的百分比。

（2）当某营养成分的含量标示值符合含量声称或比较声称的要求和条件时，可同时使用两种声称方式或仅使用含量声称。也可使用国家标准 GB 28050—2011 中规定的营养成分功能声称标准用语。但不应对功能声称用语进行任何形式的删改、添加和合并。

6. 免除强制标示营养标签的预包装食品范围

下列食品包装上可以不标示营养标签：

——生鲜食品，如包装的生肉、生鱼、生蔬菜和水果、禽蛋等；

——乙醇含量≥0.5%的饮料酒料；
——包装总表面积≤100cm^{2}或最大表面积≤20cm^{2}的食品；
——现制现售的食品；
——包装的饮用水；
——每日食用量≤10g或10mL的预包装食品；
——其他法律法规标准规定可以不标示营养标签的预包装食品。

免除强制标示营养标签的食品如果在其包装上出现任何营养信息时，则需按照标准要求执行。

二、食品标签制作

（一）工作准备

1. 食品产品分析计划的拟定

（1）了解分析目的和目标　产品分析的目的有多种，也因此有不同的分析计划。如常见的有产品试制阶段的配方成分确定、稳定性、企业标准制定等；工艺改进方面的成分影响、色泽和口味影响等；终产品的标签要求、批次变化、质量抽查等。

（2）产品配方、原料档案查询　了解食品产品的配方配比、原辅料状况、加工工艺等内容。查阅、准备产品研制过程中，有关加工工艺对食品营养成分影响的相关资料。可以查阅国内外的相关文献，以更多地了解产品的营养特点和变化范围。

（3）标准的准备　根据食品产品特点，选择适合的产品标准和营养成分检测标准方法。确定要检查的项目和方法。如果有多个方法，应查阅相关文献，比较方法间的异同点以及分析结果的差异度来最终确定。

（4）根据原料预算产品营养成分　根据产品的原辅料名称和来源，查询食物成分表、辅料添加剂的说明书，初步计算和评估本产品的营养成分含量。

2. 食品产品相关标准的查询和了解

查询和了解我国有关食品产品的国家标准和行业标准，此外还要注意到食品产品中不同成分的分析方法的标准。

3. 食品产品原料的营养成分数据及参考文献的准备

根据《中国食物成分表》，查询食品产品中营养成分的大致数量级。

4. 检测项目的了解

一般来说，不同类型的产品标准要求项目不同，但大致包括感官指标、微生物指标、卫生指标和营养指标。

5. 产品营养成分检测分析单的制作

将要检测分析的项目及相关信息绘制成表格，以备工作需要。

（二）工作程序

程序1：了解产品分析计划

仔细阅读产品的分析计划，核对食品产品的原辅料和生产环节的信息，确定抽检样品来自不同批次的终样品。

程序2：确定检验项目

根据食品产品的原料和添加的辅料，确定产品的营养特点。如是否强化了维生素A、维生素D等。

程序3：送检样品

按照分析计划中的采样方案，采集原料或产品，送到本企业实验室或合同实验室进行分析检测，并记录检测结果和相关信息。用于制作营养标签的检测数据量要充分，不能仅根据数次的分析结果草草决定。

程序4：整理检验数据

对样品检验单的数据进行整理，找出异常值，查出导致异常值的原因。如果是分析误差所致，则予以剔除；如果是样品所致，要对产品的质量做进一步检查。将整理后的数据与文献中的食物原料的营养成分数据核对，检查其是否在正常范围内，要注意添加的营养成分。

用于计算营养标签标示值的数据，至少有6~12次不同批次送检结果才比较稳定并有说服力。在不断送检的过程中，所有的检测数据要全部纳入到本企业产品营养成分数据库中，以便观察产品质量的变化或调整标签数据。

程序5：数据修约

对所有的检测结果计算均值和标准差，以及单侧95%的可信限。并按照数据修约的要求，将均值和单侧95%可信限的数值进行修约。

程序6：与国家产品质量标准比较

把以上计算数值与企业产品质量标准、国家相关产品标准进行比较如不符合要求，应重新检查分析结果的正确性，并检查产品生产的细节和关键步骤。

程序7：确定营养成分表标示值

在符合标准的情况下，根据食品产品的包装大小和设计安排，在预先设计的营养成分表中写入营养成分数据。这些数据是按照程序5的方法计算后的均数，并经过与标准核对后适当调整。调整的原则是：不违背国家标准，不高于检测数据可信上限或低于可信下限，以保证货架期内产品质量，同时给监督检查留出一定余地。

程序8：分析结果存档

对检验数据报告编号，存档保留一年以上，并写出档案的名称、日期、产品等说明。

如封面：某产品检验单、检验单位、时间、记录人。

内容：分析报告、数据计算结果、标签确定数值或标签式样。

三、实训练习：食品标签的识别、评价

1. 实训目标

明确食品标签的意义。

2. 实训案例

食品标签的分析。

案例：对几种食品标签的分析。

步骤一：准备工作

（1）准备几种包装食品的标签；《GB 7718—2011 预包装食品标签通则》；记录用具等。

（2）阅读《GB 7718—2011 预包装食品标签通则》，明确用于预包装食品的术语、相关规定、基本要求，强制标示内容和非强制标示内容。强制标示内容包括食品名称、配料清单、配料的定量标示、制造者、经销者的名称和地址、日期标示和贮藏说明、产品标准号、质量（品质）等级、其他强制标示内容（包括辐照食品、转基因食品）等。非强制性标示内容包括批号、食用方法、能量和营养素。

（3）通过阅读《GB 7718—2011 预包装食品标签通则》明确配料清单、净含量、生产日期的标注常识，能对其进行分析，如配料清单以"配料"或"配料表"作标题，各种配料应按制造或加工食品时加入量的递减顺序一一排列，加入量不超过2%的配料可以不按递减顺序排列，如果某种配料是由两种或两种以上的其他配料构成的复合配料，应在配料清单中标示复合配料的名称，再在其后加括号，按加入量的递减顺序标示复合配料的原始配料；甜味剂、防腐剂、着色剂应标示具体名称，其他食品添加剂可以按《GB 2760—2014 食品安全国家标准食品添加剂使用标准》的规定标示具体名称或种类名称；净含量和沥干物（固形物）含量应由净含量、数字和法定计量单位组成，且净含量应与食品名称排在包装物或容器的同一展示版面。

步骤二：阅读食品标签并记录

将不同食物标签对照《GB 7718—2011 预包装食品标签通则》，分别对标签总体状况、食品名称、食品的保健作用标示、食品净含量、生产日期、批号、保质期、适宜人群相关信息、食用方法、保藏方法、食用量、等级、规格等进行观察、记录、分析，确定该食品是否属于正规产品，判断其属于哪类食品，食品中营养素的特点，了解该食品的重量和安全食用期限以及适合哪类人群食用等信息，将观察、记录、分析结果填写表3-9。

表 3-9　　　　　　　　　　　一般食品标签记录分析表

阅读项目	阅读结果	获得信息	备注
标签总体外观			
食品名称			
作用			
净含量			
食用方法			
生产日期			
保质期			
贮藏方法			
产品标准号			
质量等级			
有无内外包装			

步骤三：配料表阅读分析

通过阅读食品配料，得到该食品中添加最多和最少的原料，并根据其指出该食品的主要原料，同时判断不同食品中该主要原料的来源及优劣，并据此判断该食品可能的营养特点、提供营养素的来源以及对人体健康可能有哪些不利的影响等，分析结果填写表 3-10、表 3-11。

表 3-10　　　　　　　　　　单一食品配料表记录分析表

分析内容	分析结果	提示
主辅料		
营养特征及预测		
可能对健康的不利影响		
其他		

表 3-11　　　　　　　　　　同一类食品配料表记录分析表

食品名称				
食品性质				
主料				
主料来源				
含量及价格				
预测信息				
推荐建议				

3. 实操训练

分析几种不同食品标签与食品营养标签。

> **思考题**
>
> 1. 名称解释：食品标签、食品营养标签、核心营养素、营养成分表、营养声称、营养素参考数值（NRV）、可食部。
> 2. 简述食品营养标签制作程序。

项目四

膳食调查与膳食指导

根据各种营养素的作用，合理掌握膳食中各种食物的质、量及比例搭配。在符合卫生要求情况下，使人体的营养生理需要与膳食摄入的各种营养物质之间建立平衡关系，没有任何一种天然食物能包含人体所需要的各种营养素，要保证合理营养，食物的品种应尽可能多样化，但每个人由于身体条件不同、生活环境不同、劳动强度不同，对能量和营养素的需求也就不同，因此需要通过膳食调查分析，按照《中国居民膳食指南（2022）》要求，编制科学的营养食谱，摄取足够的能量和营养素，满足机体生命活动供给。

任务一
膳食调查与评价

知识目标

1. 了解膳食调查的基本概念。
2. 掌握膳食调查的方法及结果评价。

能力目标

能够进行膳食调查。

一、基础知识

(一) 基本概念

1. 营养调查

营养调查是运用科学的手段,全面了解某一群人或个体的膳食和营养水平,以此判断其膳食结构是否合理和营养状况是否良好的调查研究工作。全面的营养调查包括膳食调查、人体体格检查、营养素缺乏的临床检查、营养状况的生化检测,这四部分之间互相联系和验证,一般同时进行。

通过营养调查可以了解不同人群的膳食结构和营养状况,发现营养不平衡人群及其存在的营养问题,并分析其产生的原因,为指导某一群体的营养状况提出相应的建议,同时指导其按照合理的营养要求安排膳食,改善营养状况,确保居民身体健康。另外,营养调查也是科学研究的重要方法,一些综合性或专题性的营养学研究需要进行营养调查,以便于为国家制定政策和社会发展规划提出科学依据。

2. 膳食调查

膳食调查是通过对群体或个体在一定时间内膳食所摄取的能量和营养素数量和质量的调查,来评价被调查对象摄入的能量和营养素满足机体需要的程度。膳食调查的方法主要包括询问法（24h 回顾法）、记账法、化学分析法、称量法、食物频数法等,这些方法可根据需要选择一种或几种进行。

通过膳食调查可以了解一定时间内,一定人群的膳食摄入情况以及膳食结构、饮食习惯,得到的数据可以作为营养学研究的依据,也可以作为国家政府制定政策的依据,还可以作为食品企业新产品开发的数据基础,同时相关的部门还可以根据调查结果对某一人群进行正确合理的膳食指导等。

(二) 膳食调查方法

1. 询问法（24h 回顾法）

询问法是询问被调查对象在过去一段时间,如前一日至数日的食物消耗量,询问调查前一天的食物消耗情况,称为 24h 膳食回顾法。一般选用 3~7d 连续调查方法,此法方便简单,适用范围较广,多用于个体进食者的调查,但由于调查主要依靠应答者的记忆能力来回忆、描述他们的膳食,因此不适合年龄在 7 岁以下的儿童与年龄大于 75 岁的老人,同时由于被调查对象记忆力或对量度的判断差异,往往出现较大差异,因此也可以用称量法作补充。

询问获得信息的方式有多种,可以通过面对面询问,使用开放式表格或事先编码好的调查表（表 4-1）通过电话、录音机或计算机程序等进行,典型的方法是用开放式调查表进行面对面询问；食物量具通常用家用量具、食物模型或食物图谱进行估计（表 4-2）。调查结束后,将调查期间的各类食物相加,除以调查天数即得到平均每日各类食物的摄入量。

表 4－1　　　　　　　　膳食调查（询问法）食物摄入量记录表

编号　　　　　　　　　　调查对象　　　　　　　　　　日期

天数	早餐			午餐			晚餐		
	饭菜名称	食物名称	质量/g	饭菜名称	食物名称	质量/g	饭菜名称	食物名称	质量/g
第一天									
第二天									
第三天									

调查人

表 4－2　　　　　　　　　　食物质量折算参照表

食物名称	单位	质量（生重）		备注
		g	两	
大米饭	1 小标准碗	75	1.5	碗直径 12cm
	1 大标准碗	150	3	碗直径 16cm
大米粥	1 小标准碗	30	0.6	
	1 大标准碗	50	1	
馒头	1 个	100	2	自制品需看大小折算
面条（湿切面）	1 小标准碗	100（湿面重）	2（湿面重）	每斤湿面折合成面粉 0.8 斤，3 两湿面可折算成面粉 2.4 两
	1 大标准碗	150（湿面重）	3（湿面重）	
面条（干切面）	1 小标准碗	75	1.5	干面条按面粉质量计算
	1 大标准碗	100	2	
包子	1 个	50	1	小笼包：3～4 个/两（50g）
饺子	平均 6 个	50	1	面粉重量，不包括馅
馄饨	9～10 个	50	1	面粉重量，不包括馅
油条	1 根	50	1	
油饼	1 个	70～80	1.4～1.6	
炸糕	1 个	50	1	江（糯）米粉 35g，红小豆 15g
豆包	1 个	50	1	面粉 35g，红小豆 15g

续表

食物名称	单位	质量（生重）		备注
		g	两	
元宵	3个	50	1	每个含糖3g
烧饼	1个	50	1	
鸡腿	1个	约220	约4.5	含骨头
鸡翅	1个	约200	约4	含骨头
香肠（广式）	1根	约27	约0.5	
炒蔬菜	1标准盘（9寸盘）	约500	10	指白菜、油菜、豆角、藕片等蔬菜的生重
牛乳	1标准杯	约250	约5	不包括含乳饮料
酸乳	1标准杯	约250	约5	指固体类发酵乳，非酸乳饮料
乳粉	1标准勺	10	0.2	
鸡蛋	1个	60	1.2	
鸭蛋	1个	70	1.4	
鹌鹑蛋	5个	50	1	
豆腐脑、豆浆	1小标准碗	约250	约5	
	1大标准碗	约300	约6	
啤酒	1标准杯	250	5	
花生（带壳）	1小标准碗	约120	约2.4	
花生仁	1小标准碗	约200	约4	
栗子	10个	50	1	

询问法对调查员的要求较高，在了解市场上主副食供应的品种和价格，食物生熟比和体积之间的关系（即按食物的体积能准确估计其生重值）基础上，还要求掌握就餐时每人摄入的比例，才能准确计算出每人的实际摄入量；在询问过程中，调查人员应态度诚恳，善于沟通，才能获得较准确的食物消耗资料。

2. 记账法

记账法是对建立有伙食账目及进餐人数登记的集体单位进行一段时间膳食调查，可根据该单位每日购买食物的发票和账目、就餐人数的记录，得到在一定期限内的各种食物消耗总量和就餐者的人日数，从而计算出平均每人每日的食物消耗量，再按照食物成分表计算这些食物所供给的能量和营养素数量。记账法可以调查较长时期的膳食，在记录精确和每餐用餐人数统计确实的情况下，能够得到较准确的结果，与其他方法相比较，不但可以调查长时期的膳食，而且适合于进行全年不同季节的调查。

该法具有简便、费用少、易于掌握、调查期限可以相对较长,从而代表性较好,但该方法适用范围较窄,且由于无法记录调查期间食物废弃的情况,因此调查结果准备性较差;同时调查结果只能得到全家或集体中人均的膳食摄入量,难以分析个体膳食摄入情况。该法适合于家庭调查,也适合于托幼机关、中小学校或部队的调查。记账法调查内容包括食物消费量登记和进餐人数登记,具体调查内容见表4-3,表4-4。

表4-3　　　　　　　　膳食调查(记账法)食物摄入量登记表

编号　　　　　　　　调查对象　　　　　　　　日期

	食物名称							
	结存数量/g							
每日购入量	月　日							
	月　日							
	月　日							
	……							
	月　日							
	总量/g							
	剩余总量/g							
	实际消耗量/g							
	折合成年男子每天消耗量/g							

总人日数:　　　　　　　　　　　　　　折合成年男子总人日数:
折合成年男子的混合系数:　　　　　　　调查人:

表4-4　　　　　　　　进餐人数登记表(某一年龄段)

编号　　　　　　　　调查对象　　　　　　　　时间

	年龄							
	性别	男				女			
	劳动强度								
	餐次	早餐	午餐	晚餐	加餐	早餐	午餐	晚餐	加餐
进餐人数	月　日								
	月　日								
	……								
	月　日								
	总计								
	折合总人日数								
	折合成年男子系数								
	折合成年男子人日数								

调查人:

被调查单位人员集体进餐时,由于劳动强度、性别、年龄等组成不同,不能以人数的平均值作为每人每日营养素摄入水平,必须用混合系数折算方法计算出相应"标准人"的每人每日营养素摄入量,再进行比较。

标准人:指轻体力劳动的成年人。

人日数:一人24h为一个人日数。

总人日数:如果每餐进餐人数相同,则任何一餐进餐人数就是总人日数。如果各餐人数不同,可按照三餐能量分配比早、中、晚分别占30%、40%、30%的比例,分别乘以各餐人数,然后相加,如早餐10人,午餐15人,晚餐20人,则总人日数为10×30%+15×40%+20×30%=15人日。

更准确的方法是根据各餐人数和各餐的主食消耗量来计算。例如,某食堂某日三餐的就餐人数分别是100人、130人、120人,三餐用的粮食分别是早餐20kg,中餐55kg,晚餐45kg,那么该日的总人日数计算公式如下:

$$总人日数 = 100 \times \frac{20}{20+55+45} + 130 \times \frac{55}{20+55+45} + 120 \times \frac{45}{20+55+45} = 121.3$$

折合成年男子系数:以标准人能量消耗为1.0,再将不同年龄、性别、劳动强度及生理状况不同的人,根据推荐营养素摄入量的能量与标准人比较折合成一定的数值,即为折合成年男子系数。

3. 称量法

称量法是对某膳食单位(集体食堂或家庭)一定时期内所消耗的食物称量记录,并根据同一时期进餐人数,计算出每人每日各种食物的平均摄入量。该方法准确,操作简单,费用低,但是费事、费人力,不宜做大规模的调查,主要是用于集体机构膳食调查或某些特殊研究的家庭膳食调查。称量法调查内容包括食物消费量登记和进餐人数登记,具体调查内容见表4-5,表4-4。

表4-5　　　　　　　　膳食调查(称量法)记录表

编号　　　　　　　调查对象　　　　　　　日期

餐次	饭菜名称	原料名称	原料生重/g	饭菜熟重/g	生熟比	熟食余重/g	实际消耗量		备注
							熟重/g	生重/g	
早餐									
中餐									
晚餐									
其他									
调味品量	油		酱油		醋		糖		盐
原始量									
剩余量									
实际用量									

4. 食物频数法/食物频率法

食物频率法是估计被调查者在指定的一段时期内吃某些食物的频率的一种方法。这种方法以问卷形式进行膳食调查，以调查个体经常性的食物摄入种类，根据每日、每周、每月甚至每年所食各种食物的次数或食物的种类来评价膳食营养状况。在实际使用中，可分为定性、定量和半定量的食物频率法。近年来被应用于了解一定时间内的日常摄入量，以研究既往膳食习惯和某些慢性疾病的关系。

食物频数法问卷包括食物名单和食物的频率两个方面，即在一定时期内所食某种食物的次数，食物频数法的优点是能够迅速得到平时食物摄入的种类、频率及每次摄取的平均估计量，反映了长期营养素的摄取模式，调查时调查者的饮食习惯不受影响，调查方法简单且费用低；缺点是对过去一段时期内摄取食物的回忆，增加了被调查者的负担，同时与其他调查方法相比，对食物份额大小的量化准确度不高。食物频率调查表见表4-6。

表4-6　　　　　　　　　　个体食物频率调查表

请回答：回忆在过去一年里，你是否吃过以下食物，并估计这些食物的平均食用量和次数

食物名称	平均每次食用量	进食次数				
		每天	每周	每月	每年	不吃（填0）
1. 大米	g					
2. 小麦面粉	g					
3. 杂粮（小米/高粱/玉米等）	g					
4. 薯类（红薯/山药/芋头/马铃薯等）	g					
5. 油炸面食（油条/油饼等）	g					
6. 猪肉	g					
7. 牛、羊肉	g					
8. 禽肉	g					
9. 内脏类	g					
10. 水产品	g					
11. 鲜乳	g					
12. 乳粉	勺					
13. 乳酪	g					
14. 酸乳	g					
15. 蛋类	个					

续表

食物名称	平均每次食用量	进食次数				
		每天	每周	每月	每年	不吃（填0）
16. 豆腐	g					
17. 豆腐丝/千张/豆腐干	g					
18. 豆浆	g					
19. 干豆类	g					
20. 新鲜蔬菜	g					
21. 干菜	g					
22. 咸菜	g					
23. 泡菜	g					
24. 糕点	g					
25. 新鲜水果	g					
26. 坚果	g					

调查日期：_____年_____月_____日
调查员签字：
审核员签字：

5. 化学分析法

化学分析法是将被调查对象一日中所食用的同样分量的全部食物收集齐全，在实验室通过化学分析，直接测得各营养素的含量及能量摄取量。该方法的优点是能够准确得到各营养素的实际摄入量，但是要求条件高，方法复杂，需要精密的科学实验，仅适于较小规模的膳食调查。

（三）膳食调查注意事项

（1）调查期间不要忽视三餐之外的各种小杂粮和零食的登记，如绿豆、糖果、蛋类等。

（2）在称重记账法调查中，很多食物称量不到其可食部的净重。如调查的某种食物为市品量（毛重），计算食物营养成分应按照市品计算；根据需要也可以按食物成分表中各种食物的可食的百分比转换成可食部数量。

（3）为了使调查结果具有良好的代表性和真实性，最好在不同的季节分次进行调查，一般每年应进行4次，至少应在春冬季和夏秋季各进行一次，调查对象的选择和样本量的大小应具有足够的代表性。

（4）在集体就餐的伙食单位（如幼儿园、学校和部队），如果不需要个人食物摄入量的数据，只要平均值，则可以不称量每人每天摄入的熟重，只称量总的熟食量，然后减去剩余量，再被进餐人数平均，即可以得出平均每人每天的食物摄入量。

（5）由于被调查人员年龄、性别等相差较大，因此需要按混合系数计算其营养素摄取量与要求。

二、膳食调查结果分析评价

（一）膳食调查结果分析

将膳食调查所得资料进行整理，得到平均每人每日各种食物的摄取量，填入下表，见表4-7，再根据《食物营养成分表》将摄取的各种食物进行分析，计算平均每人每日膳食总能量和营养素摄入量，见表4-8。

表4-7　　　　　　　　平均每人每日各种食物摄取量表

编号　　　　　　　　　　时间　　　　　　　　　　　　单位：g

日期	餐次＼原料名称							
	早餐							
	午餐							
	晚餐							
	加餐							
	早餐							
	午餐							
	晚餐							
	加餐							
	早餐							
	午餐							
	晚餐							
	加餐							
总摄入量/g								
平均每人每日摄入量/g								

表4-8　　　　　　　　　　平均每日每人总营养素和能量摄入量

类别	原料名称	质量/g	能量/kJ	蛋白质含量/g	脂肪含量/g	碳水化合物含量/g	维生素A含量/μgRE	胡萝卜素含量/μg	维生素B_1含量/mg	维生素B_2含量/mg	烟酸含量/mg	维生素C含量/mg	铁含量/mg	钙含量/mg	碘含量/mg	锌含量/mg
谷类																
合计																
薯类																
合计																
禽畜肉																
合计																
鱼类																
合计																
豆类及其制品																
合计																
总计																

（二）膳食调查结果评价

根据膳食调查数据的分析，从以下几方面评价膳食状况。

1. 各种营养素和能量的摄入分析

将膳食调查的能量和各种营养素摄入量与膳食推荐摄入量比较，如果相差在±10%以内则认为该人群膳食状况比较合理。

2. 三大供能营养素的比例分析

计算三大产热营养素提供的能量占一天摄取总能量的比例，蛋白质、脂肪、碳水化合物供能比在10%～15%：20%～30%：50%～65%可以认为是合理的。

3. 三餐能量供给比分析

分别计算早餐、午餐、晚餐摄入能量，三餐功能比在 30%，40%，30% 为合理。

4. 蛋白质来源分析

将动物性食物、植物性食物和大豆提供蛋白质分别计算，如果动物性食物提供蛋白质占一天蛋白质 1/3，或动物蛋白与大豆蛋白之和占一天蛋白质的 1/2，则认为合理。

5. 脂肪来源分析

由油脂提供的脂肪不超过 25～30g 为合理。

6. 矿物质中钙和铁来源分析

考虑到钙、铁吸收受到多种因素的影响，通常认为膳食中动物性食物提供的钙占摄入量的 1/3 为比较合理，同样膳食中由动物性食物提供的铁占摄入量的 1/3 比较合理。

三、实训练习：膳食调查——询问法

1. 实训目标

掌握膳食调查方法。

2. 实训案例

膳食调查分析。

某儿童一天膳食调查资料见表 4-9，对该资料进行整理并分析。

表 4-9　　　　　某儿童膳食调查资料表　　　　　单位：g

餐次	食物名称	原料名称	用量
早餐	面包	面粉	150
	火腿	—	25
	牛乳	鲜牛乳	250
	苹果	—	100
午餐	青椒炒肉片	青椒	100
		瘦猪肉	45
		植物油	6
	熏干芹菜	熏干	30
		芹菜	100
		植物油	5
	馒头	面粉	150

续表

餐次	食物名称	原料名称	用量
晚餐	西红柿炒鸡蛋	西红柿	125
		鸡蛋	60
		植物油	5
	韭菜豆腐汤	韭菜	25
		南豆腐	30
		植物油	3
	米饭	大米	125

步骤一：填写食物摄入量记录表（见表4-10）。

表4-10　　　　　　　　一日食物摄入量记录表

编号　　　　　　　　调查对象　　　　　　　　日期

早餐			午餐			晚餐		
饭菜名称	食物名称	质量/g	饭菜名称	食物名称	重量/g	饭菜名称	食物名称	重量/g
面包	面粉	150	青椒炒肉片	青椒	100	西红柿炒鸡蛋	西红柿	125
火腿		25		瘦猪肉	45		鸡蛋	60
牛奶	牛奶	250		植物油	6		植物油	5
苹果		100	熏干芹菜	熏干	30	韭菜豆腐汤	韭菜	25
				芹菜	100		南豆腐	30
				植物油	5		植物油	3
			馒头	面粉	150	米饭	大米	125

调查人

步骤二：各种食物摄取量记录表（见表4-11）。

表4-11　　　　　　　　各种食物摄取量表

编号　　　　　　　　时间　　　　　　　　单位：g

餐次＼食物名称	面粉	大米	火腿	瘦猪肉	熏干	南豆腐	牛乳	鸡蛋	青椒	芹菜	西红柿	韭菜	苹果	植物油
早餐	150		25				250						100	
午餐	150			45	30				100	100				11
晚餐		125				30		60			125	25		8
总摄入量/g	300	125	25	45	30	30	250	60	100	100	125	25	100	19

步骤三：确定营养素和能量摄入量（见表4-12）。

表4-12 该男童营养素和能量摄入量

类别	原料名称	质量/g	能量/kcal	蛋白质含量/g	脂肪含量/g	碳水化合物含量/g	维生素A含量/μgRAE	维生素B_1含量/mg	维生素B_2含量/mg	烟酸含量/mg	维生素C含量/mg	铁含量/mg	钙含量/mg	锌含量/mg
谷类	面粉	300	1047	33.6	4.5	220.8	—	0.84	0.24	6	—	10.5	93	4.92
	大米	125	433.6	9.25	1	97.4	—	0.14	0.06	2.38	—	2.88	16.25	2.12
禽畜肉	火腿	25	82.5	4	6.85	1.22	11.5	0.07	0.02	2.15	—	0.55	0.75	0.54
	瘦猪肉	45	64.35	9.14	2.79	0.68	19.8	0.24	0.04	2.38	—	1.35	2.7	1.34
蛋类及乳类	鸡蛋	60	76.03	7.02	4.65	1.48	123.08	0.06	0.14	0.10	—	1.06	29.57	0.58
	牛乳	250	135	7.5	8	8.5	60	0.08	0.35	0.25	2.5	0.75	260	1.05
豆类及其制品	熏干	30	43.2	4.74	1.86	2.64	0.6	0.01		0.3	—	1.17	51.9	0.54
	南豆腐	30	17.1	1.86	0.75	0.78	—		0.01	0.3	—	0.45	34.8	0.18
蔬菜、水果类	青椒	100	22.68	1.18	0.25	4.87	47.88	0.02	0.03	0.42	52.08	0.59	12.6	0.18
	芹菜	100	14.74	0.80	0.13	3.02	38.19	0.01	0.04	0.27	5.36	0.80	53.6	0.16
	西红柿	125	24.25	1.09	0.24	4.85	111.19	0.04	0.04	0.73	23.03	0.48	12.12	0.16
	韭菜	25	6.25	0.54	0.09	1.04	52.88		0.02	0.18	5.4	0.36	9.45	0.12
	苹果	100	29.16	0.11	0.11	7.29	1.62	0.03	0.01	0.06	2.16	0.32	2.16	0.10
植物油	豆油	19	170.81	—	18.98	—	—	—	—	—	—	0.38	2.47	0.21
总计			2170.1	80.8	50.2	354.6	476.1	1.6	1.0	15.6	90.56	21.7	581.4	12.2

注：1kcal=4.1868kJ。

步骤四：营养素和能量摄入量分析。

参照11岁儿童营养素推荐摄入量（DRIs）值见表4-13，以中等身体活动水平计算。

表4-13 11岁男童膳食推荐摄入量（DRIs）以及同摄入量比值

	能量/kcal	蛋白质含量/g	维生素A含量/μgRE	维生素B_1含量/mg	维生素B_2含量/mg	烟酸含量/mg	维生素C含量/mg	铁含量/mg	钙含量/mg	锌含量/mg
DRIs	2050	50	670	1.3	1.3	14	90	15	1000	10
摄入量	2170.1	80.8	467.1	1.6	1.0	15.6	90.5	21.6	581.4	12.2
摄入量/DRIs	105.9%	161.6%	69.7%	123%	77%	111.4%	100.6%	144%	58.1%	122%

注：1kcal=4.1868kJ。

评价：由计算可知，该男童的能量、维生素 B_1、烟酸、维生素 C 等营养素摄入较为合理，而维生素 A、维生素 B_2、钙摄入偏少，蛋白质、铁摄入过多。（注：脂肪和碳水化合物摄入可由供能比进行评价，也可经过计算得出 11 岁男童该营养素需要量，进行比较）。

步骤五：三种供能营养素的供能比例分析。

蛋白质提供能量占总能量的比例 = 80.8g × 4/2170.1kcal = 14.9%

脂肪提供能量占总能量的比例 = 50.2g × 9/2170.1kcal = 20.8%

碳水化合物提供能量占总能量的比 = 1 - 14.9% - 20.8% = 64.3%

蛋白质，脂肪，碳水化合物适宜的供能比例分别为：10% ~ 15%，20% ~ 30%，50% ~ 65%。该例食谱的蛋白质，脂肪，碳水化合物摄入量基本合理。

步骤六：优质蛋白质来源分析。

将来自动物性食物及豆类食物的蛋白质累计相加，本例结果为 34.2g，食谱中总蛋白质含量为 80.8g，可以算得：

动物性及豆类蛋白质占总蛋白质的比例 = 34.2/80.8 = 42.3%。

优质蛋白质占总蛋白质的比例接近一半，可以认为优质蛋白质的供应量基本合理。

步骤七：三餐供能量占全天摄入总能量的比例分析。

将早、中、晚三餐的所有食物提供的能量分别按餐次累计相加，得到每餐摄入的能量，然后除以全天摄入的总能量，得到每餐提供能量占全天总能量的比例：

早餐：770.2kcal/2170.1 = 35.5%

午餐：770.4kcal/2170.1 = 35.5%

晚餐：629.6kcal/2170.1 = 29%

三餐能量分配接近合理的标准 30%，40%，30%。

步骤八：铁、钙来源分析。

由动物性食物提供铁占 3.7/21.6 = 17.2%

由动物性食物提供钙占 293.0/581.4 = 50.4%

通常由动物性食物提供的铁、钙占总量 1/3 为比例合适，因此该男孩膳食中铁的来源不合理，钙来源合理。

步骤九：评价。

总的看来，该男童一日膳食种类齐全，能量及大部分营养素数量充足，三种营养素比例适宜，考虑了优质蛋白质的供应比，三餐能量分配合理，应适当摄入动物肝脏以补充维生素 A 不足，以及动物性食物提供铁偏少状况。

3. 实操训练

膳食调查练习。

对自己一周膳食状况利用询问法进行调查分析。

> **思考题**
> 1. 什么是营养调查？
> 2. 什么是膳食调查？包括哪些类型？各有什么特点？
> 3. 膳食调查应注意事项是什么？
> 4. 膳食调查评价主要包括哪些内容？

任务二
膳食结构与膳食指南应用

知识目标

1. 了解膳食结构的类型及特点。
2. 明确膳食指南的意义。

能力目标

能够应用《中国居民膳食指南（2022）》指导膳食。

一、基础知识

（一）基本概念

1. 膳食指南

膳食指南是营养学家根据营养学原则和当地百姓健康需要，结合当地食物生产供应情况以及人群生活实践，由政府或权威机构研究并提出的食物选择和身体活动的指导意见，以指导居民利用平衡膳食原则，达到合理营养促进健康的目的。膳食指南是健康教育和公共卫生政策的基础性文件，是国家实施和推动食物合理消费及改善人群健康目标的一个重要组成部分。

1918年英国推荐儿童膳食必须包括一定量的牛乳，1947年美国的Herteler和Anderson发表了食物指南，1968年瑞典政府最早提出《斯堪的纳维亚国家人民膳食的医学观点》，后来被世界卫生组织（WHO）和联合国粮农组织（FAO）肯定，并建议各国效仿，目前有许多国家制定了适合本国国情的膳食指南，因此膳食指南是由早期的食物目标，历经膳食供给量，膳食阶段目标演变而来的。

2. 膳食结构

又称为膳食模式，是指膳食中各类食物的种类、数量及其所占比例。通常可根据各类食物所提供的能量，以及各种营养素的数量和比例来衡量膳食结构的组成是否合理，膳食结构不是一成不变的，通过适当的干预可以促使其向更利于健康的方向发展。

3. 平衡膳食

又称为合理膳食，是指按照不同年龄、身体活动和能量的需要设置的膳食模式，这个模式推荐的食物种类、数量和比例，能最大程度地满足不同年龄阶段、不同能量水平的健康人群的营养与健康需要。它是各个国家膳食指南的核心观点，这种平衡指人体对食物和营养素需要的平衡，指能量摄入和运动消耗的平衡。平衡膳食还包括食物摄入量充足、品种多样，热量食物来源构成合理，热量营养素摄入量比值合理，热能营养素三餐提供热量结构合理，蛋白质食物来源组成合理，脂肪食物来源组成合理以及各种营养素摄入量均达到供给量标准，另外还包括膳食中不能含有对人体健康有害的物质，符合食品卫生标准，合理的加工烹调以及合理的饮食习惯等。

（二）膳食结构类型

各国家、地区由于自然环境、生活习惯、宗教信仰等不同，形成了多种多样的食物结构，通常膳食结构的分类依据动物性食物和植物性食物在膳食中的构成比例，以及能量、蛋白质、脂肪和碳水化合物的供给量作为标准划分的，当今世界各国和地区的膳食结构大致分为以下四种类型。

1. 欧美模式——动物性食物为主的膳食结构

该膳食以动物性食物为主，谷物消费量少，肉、蛋、乳是食物的主体，年消费谷物人均仅 50~70kg，动物性食物中肉类约 100kg、乳及乳制品 100~150kg、蛋类 15kg，糖类 40~60kg，食物中日摄入能量 13816.4~14653.8kJ、蛋白质 100g 左右、脂肪 130~150g，属高能量、高脂肪、高蛋白、低纤维的"三高一低"膳食模式，以欧美发达国家膳食为代表。尽管膳食质量比较好，但营养过剩，营养过剩是肥胖病、心血管病、糖尿病、恶性肿瘤等慢性病的共同危险因素，因此这种膳食结构严重损害了欧美发达国家居民的健康。心脏病、脑血管病和恶性肿瘤已成为西方人的三大死亡原因，尤其是心脏病死亡率明显高于发展中国家和日本。

2. 日本模式——动植物性食物平衡的膳食结构

以日本为代表的膳食结构，植物性食物为主，动物性食物占一定比例，动、植物性食物消费量比较均衡，其中植物蛋白和动物蛋白各占一半，动物蛋白中水产蛋白的比例接近 50%，年消费谷物人均 94kg，动物性食物人均 63kg，日摄入能量 10885.7kJ（2600kcal），能量、蛋白质、脂肪、碳水化合物摄入量基本符合营养要求，供能比为碳水化合物 57.7%，脂肪 26.3%，蛋白质 16%，来自于植物性食物的膳食纤维和来自于动物食物的营养素如铁、钙等均比较充足，同时动物性脂肪又不高。合理的膳食结构，保证了营养素和能量的摄取能够满足人体需要，又不至于过剩，避免了营养缺乏病的发生，又防止营养过剩疾病的出现，因此成为世界各国调整膳食结构的参考膳食。

3. 发展中国家膳食模式——以植物性食物为主的膳食结构

植物性食物为主，动物性食物较少，膳食质量不高，蛋白质、脂肪摄入量都低，以发展中国家的膳食为代表，年消费谷物人均 140～200kg，动物性食物人均 20～30kg，植物性食物提供能量占能量供给量近90%，动物性食物蛋白质只占蛋白质摄取量的10%～20%，通常日人均能量摄入量为 8373.6～9629.6kJ（2000～2300kcal）、蛋白质50g左右、脂肪30～40g，能量基本满足需要，蛋白质、脂肪摄入不足，但主要来自动物性食物的营养素摄入不足，营养缺乏病仍然是这些国家的主要营养问题，表现在居民体质较弱、健康状况不良、劳动生产率较低，但以植物性食物为主的膳食结构，膳食纤维充足，动物性脂肪较低，有利于冠心病和高血脂症的预防。

4. 地中海模式

为居住在地中海地区的居民所特有，如意大利、希腊等国的膳食结构，其突出特点是饱和脂肪摄入量低，不饱和脂肪摄入量高，膳食含大量碳水化合物。该膳食特点是食用橄榄油、鱼、谷物、果蔬和红葡萄酒，食物的加工程度低，新鲜度高，每天食用少量适量乳酪和酸乳，每周食用少量（适量）鱼、禽、蛋，每月食用几次红肉，如猪、牛和羊肉及其产品。由于该膳食对心脑血管疾病有很好预防作用，已成为西方国家改进自己国家的膳食结构的重要参考。

(三) 我国居民膳食结构特点及问题

1. 我国居民膳食结构特点

我国是传统的农业大国，传统膳食是以粮谷类作为主食，提供给我们能量和蛋白质，这就使得我们的膳食结构具有高碳水化合物，高膳食纤维，低动物脂肪的特点，对食物摄取以谷类、薯类、蔬菜为主，粮谷类功能比占70%，动物性食物摄取偏少，动物脂肪供能比在10%以下，特别是乳类摄取一直较低，除此之外由于植物性食物摄取多，因此膳食纤维摄入量也较高。但是随人民生活条件的提高，我国膳食结构也在发生着变化，2010—2012年我国城市居民能量平均为 9093.7kJ，蛋白质65g，脂肪80g，碳水化合物301g，主要食物来源为：谷类食物占53.1%，动物性食物占15.0%，纯能量食物占18.3%，城乡居民能量及蛋白质摄入量得到基本满足。肉、禽、蛋等动物性食物消费量明显增加，优质蛋白比例上升，全国城乡平均脂肪供能比已经超过合理范围，随着社会经济发展，我国居民膳食结构正在向"富裕型"膳食结构的方向改变。

2. 我国居民膳食结构存在的主要问题

（1）谷类作为传统主食摄取量降低　谷类食物是中国传统膳食的主食，是人体最经济、最重要的能量来源。随着生活水平不断提高，居民谷类摄取量逐年下降，谷类食物消费偏低，谷类食物精加工过度，动物性食物和油脂摄取量过多，导致能量过剩，全谷中B族维生素、矿物质、膳食纤维也随加工过度流失，导致心血管疾病、糖尿病等慢性营养性疾病发病率增加。

（2）能量摄取过多，吃动不平衡严重　我国居民大多数运动水平不高，身体活动量不足，随能量摄入过剩，导致超重和肥胖的发生率逐年提高，由此产生多种疾病，如2型糖尿病、冠心病、乳腺癌等。合理的身体活动有利于保持健康体重，降低相关疾病发病率，有助于调节心理平衡，降低抑郁等不良精神状态。

（3）蔬果、大豆、乳类摄入量仍处于较低水平　新鲜蔬菜、水果、乳类、大豆及豆制品是平衡膳食的重要组成部分，这类食品来源不同，作用不同，但是对预防膳食相关疾病，如心脑血管疾病、骨质疏松、癌症等有不同作用。目前，我国居民蔬菜摄入量低，水果摄入量长期不足，大豆、乳类摄入量仍然处于较低水平。

（4）动物性食物摄取不合理　大多数人动物性食物消费中畜肉比例偏高，而禽、蛋、乳及鱼类摄取偏少，畜肉中脂肪含量较多，特别是饱和脂肪酸含量较高，摄入过多造成膳食能量超限，往往会引起肥胖，并且是某些慢性疾病的危险因素，对疾病发生影响较大，因此需要调整膳食中畜类的比例，增加鱼、禽类摄取。

（5）不科学、不合理的消费习惯仍然存在　目前我国居民烹调用油摄入过多，食盐摄入量偏高，白酒消费量过多。脂肪提供能量比例过大，增加肥胖发生，食盐摄入量与高血压呈正相关，过量饮酒加大了痛风、心血管疾病、癌症和肝脏损伤的发生；另外，铺张浪费、不文明就餐等现象也普遍存在，饮食安全问题时有发生。

（四）膳食指南

1. 膳食指南的发展

中国营养学会根据营养学的原则，借鉴国外的经验，结合我国居民的生活水平和生活习惯，为提高我国居民平衡膳食水平，促进身体健康，于1989年制定了我国第一部《中国居民膳食指南（1989）》，主要内容有以下8条：食物要多样；饥饱要适当；油脂要适量；粗细要搭配；食盐要限量；甜食要少吃；饮酒要节制；三餐要合理。

1997年中国营养学会中国预防医学科学院营养与食品卫生研究组成的《中国居民膳食指南》专家委员会，对1988年中国营养学会提出的《中国居民膳食指南》进行修改后颁布了新的《中国居民膳食指南（1997）》，包括以下8条内容：食物多样，谷类为主；多吃蔬菜、水果和薯类；常吃乳类、豆类或其制品；经常吃适量的鱼、禽、蛋、瘦肉，少吃肥肉和荤油；食量与体力活动要平衡，保持适宜体重；吃清淡少盐的膳食；如饮酒应限量；吃清洁卫生、不变质的食物。

2007年卫生部委托中国营养学会组织专家对《中国居民膳食指南（1997）》进行修订，制定了《中国居民膳食指南（2007）》，它由一般人群膳食指南、特定人群膳食指南和平衡膳食宝塔三部分组成。一般人群膳食指南共有10条，适合于6岁以上的正常人群：食物多样，谷类为主，粗细搭配；多吃蔬菜、水果和薯类；每天吃乳类、大豆或其制品；常吃适量的鱼、禽、蛋和瘦肉；减少烹调油用量，吃清淡少盐膳食；食不过量，天天运动，保持健康体重；三餐分配要合理，零食要适当；每天足量饮水，合理选择饮料；如饮酒应限量；吃新鲜卫生的食物。

中国营养学会受原国家卫生和计划生育委员会委托，依据营养科学原则和食品科学最新进展，分析我国居民近年膳食营养状况和健康问题，完成了《中国居民膳食指南（2016）》，它由一般人群膳食指南、特定人群膳食指南和中国居民平衡膳食实践组成。其中一般人群膳食指南包括食物多样，谷类为主；吃动平衡，健康体重；多吃蔬果、奶类、大豆；适量吃鱼、禽、蛋、瘦肉；少盐少油，控糖限酒；杜绝浪费，兴新食尚6条核心推荐条目。

2. 《中国居民膳食指南（2022）》主要内容

2020年中国营养学会组织了《中国居民膳食指南（2016）》修订工作，经过修订专家委员会多次讨论、论证，征求相关领域专家、政策研究者、管理者的意见，提出了现阶段适合中国居民食物选择和身体活动指导意见的《中国居民膳食指南（2022）》，由一般人群膳食指南、特定人群膳食指南、平衡膳食模式和膳食指南编写说明三部分组成。其中适用于一般人群的为平衡膳食八条准则：食物多样，合理搭配；吃动平衡，健康体重；多吃蔬果、奶类、全谷、大豆；适量吃鱼、禽、蛋、瘦肉；少盐少油，控糖限酒；规律进餐，足量饮水；会烹会选，会看标签；公筷分餐，杜绝浪费，适用于2岁以上健康人群。

3. 《中国居民膳食指南（2022）》特点

《中国居民膳食指南（2022）》修订专家委员会，首先完成了膳食与健康科学证据的收集、整理和分析，经过多次研讨和论证以及方法征求意见，最终形成了《中国居民膳食指南（2022）》系列指导性文件，相较《中国居民膳食指南（2016）》，《中国居民膳食指南（2022）》有以下特点。

（1）面对饮食新问题，新增健康饮食方式建议　基于当前我国居民不健康生活方式仍然普遍存在，超重和肥胖问题愈发严重，特别是近年来突发公共卫生问题与饮食方面的观念和习惯密切相关，新增了关于规律进餐、会选会烹、公筷分餐、杜绝浪费、饮食卫生等内容。

（2）应对老龄化，增加了高龄老年人膳食指南　针对我国居民平均预期寿命不断增长，大于80岁以上的老年人口比重越来越大，将老年人膳食指南分为65～79岁的一般老年人和80岁及以上的高龄老年人两部分，高龄老年人由于身体特点，在膳食营养管理方面需要更加专业、精细和个性化指导。

（3）坚持中国优良传统、强调东方健康膳食模式　我国烹饪文化源远流长，极具民族特色，要传承优良传统并赋予其新时期科学内涵，针对我国江南及东南沿海一带形成的膳食特点，膳食指南中首次给予定义和推荐东方健康膳食模式。

（4）更新定性定量食物选择和膳食营养新概念　为准确理解膳食指南，也为今后培训和传播的一致性，修订和增加了30余条定量和定性描述性用语。食物的营养素密度更加强调了食物能量前提下的营养素含量高低，更加有益于科学认识和选择食物。

（5）追踪营养研究成果，使用最新科学证据　《中国居民膳食指南（2022）》在第4版科学证据基础上，补充了2014年7月—2020年10月国内外有关食物与健康研究的新成果，结合《中国居民营养与慢性病状况报告（2020）》中存在的营养与健康问题，《中国居民膳食指南（2022）》科学性和实用性更强。

（6）修改和完善图形和食谱的可视化　完善了平衡膳食宝塔、平衡膳食餐盘图形并且拍摄了定量食谱图案、宣传海报等图形资料，以图文并茂的形式、通俗易懂的表达，方便学习者和使用者的学习实践，方便大众理解使用，便于合理膳食行动的落实。

（五）特定人群膳食指南

特定人群膳食指南包括孕妇、乳母膳食指南，婴幼儿喂养指南，儿童膳食指南，老年人膳食指南，素食人群膳食指南。

1. 孕妇、乳母膳食指南

（1）备孕和孕期妇女膳食指南　调整孕前体重至适宜范围，保证孕期体重适宜增长；常吃含铁丰富的食物，选用碘盐，合理补充叶酸和维生素D；孕吐严重者，可少量多餐，保证摄入含必需量碳水化合物的食物；孕中晚期适量增加奶、鱼、禽、蛋、瘦肉的摄入；经常户外活动，禁烟酒，保持健康生活方式；愉快孕育生命，积极准备母乳喂养。

（2）哺乳期妇女膳食指南　产褥期食物多样不过量，坚持整个哺乳期营养均衡；适量增加富含蛋白质及维生素A的动物性食物和海产品，选用碘盐，合理补充维生素D；家庭支持，愉悦心情，充足睡眠，坚持母乳喂养；增加身体活动，促进产后恢复健康体重；多喝汤和水，限制浓茶和咖啡，忌烟酒。

2. 婴幼儿喂养指南

（1）0~6月龄婴儿母乳喂养指南　母乳是婴儿最理想的食物，坚持6个月龄内纯母乳喂养；生后1h内开奶，重视尽早吸吮；回应式喂养，形成良好的生活规律；适当补充维生素D，母乳喂养无需补钙；一旦有任何动摇母乳喂养的想法和举动，都必须咨询医生或其他专业人员，并由他们帮助做出决定；定期检测婴儿体格指标，保持健康生长。

（2）7~24月龄婴幼儿喂养指南　继续母乳喂养，满6月龄起添加辅食，从富含铁的泥糊状食物开始；及时引入多样化食物，重视动物性食物的添加；尽量少加糖盐，油脂适当，保持食物原味；提倡回应式喂养，鼓励但不强迫进食；注重饮食安全卫生和进食安全；定期检测体格指标，追求健康生长。

3. 儿童膳食指南

（1）学龄前儿童膳食指南　食物多样，规律就餐，自主进食，培养健康饮食行为；每天饮奶，足量饮水，正确选择零食；合理烹调，少调料少油炸；参与食物选择与制作，增进对食物的认识和喜爱；经常户外活动，定期体格测量，保障健康生长。

（2）学龄儿童膳食指南　主动参与食物选择与制作，提高营养素养；吃好早餐，合理选择零食，培养健康饮食行为；天天喝奶，足量饮水，不喝含糖饮料，禁止饮酒；多户外活动，少视屏时间，每天60min以上的中高等强度身体活动；定期监测体格发育，保持适宜体重增长。

4. 老年人膳食指南

（1）一般老年人膳食指南　食物品种丰富，动物性食物充足，常吃大豆制品；鼓励共同进餐，保持良好食欲，享受食物美味；积极户外活动，延缓肌肉衰减，保持适宜体重；定期健康体检，测评营养状况，预防营养缺乏。

（2）高龄老年人膳食指南　食物多样，鼓励多种方式进食；选择质地细软，能量和营养素密度高的食物；多吃鱼禽肉蛋奶和豆类，适量蔬菜配水果；关注体重丢失，定期营养筛查评估，预防营养不良；适时合理补充营养，提高生活质量；坚持健身与益智活动，促进身心健康。

5. 素食人群膳食指南

食物多样，谷类为主，适量增加全谷物；增加大豆及其制品的摄入，选用发酵豆制品；常吃坚果、海藻和菌菇；蔬菜、水果应充足；合理选用烹调鱼；定期监测营养状况。

二、《中国居民膳食指南（2022）》应用

为了更好地理解和传播膳食指南和平衡膳食的理念，中国营养学会《中国居民膳食指南（2022）》修订专家委员会对《中国居民平衡膳食宝塔（2016）》进行了修订，并新增了中国居民平衡膳食餐盘和儿童平衡膳食算盘，突出了《中国居民平衡膳食宝塔（2022）》的可视性和操作性，便于理解、记忆和实践应用。

（一）"中国居民平衡膳食宝塔"

"中国居民平衡膳食宝塔"是根据《中国居民膳食指南（2022）》的八条准则，通过图形化的形式将各类食物的数量和比例直观表示出来（图4-1）。膳食宝塔共分五层，包含每天应摄入的谷薯类、蔬菜水果、动物性食物、大豆及坚果类和奶及奶制品、烹饪油盐五类食物，利用各层位置和面积的不同反映了各类食物在膳食中的地位和应占的比重，宝塔的文字注释表明了在1600~2400kcal能量需要量水平时，一段时间内成年人每人每天各类食物摄入量的建议范围。

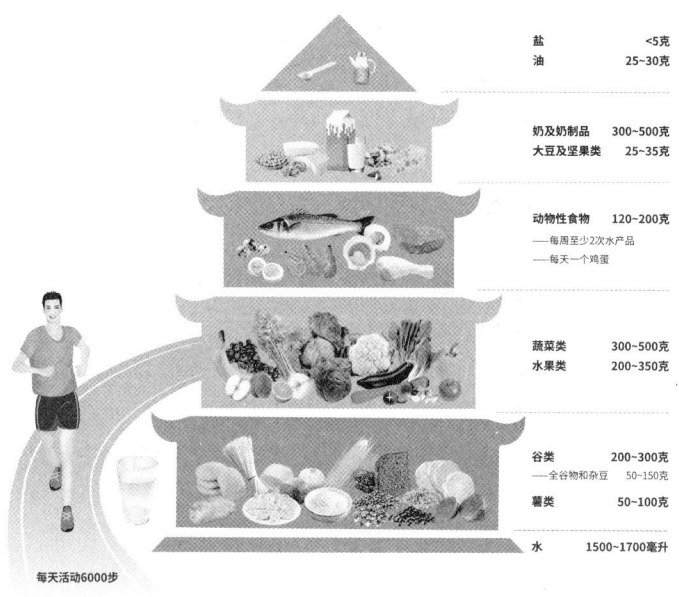

图4-1 中国居民平衡膳食宝塔（2022）

1. 第一层谷薯类食物

每人每天应摄入谷类200~300g，其中全谷物和杂豆50~150g，薯类50~150g。谷类、薯类及杂豆类是膳食中能量的主要来源（碳水化合物提供总能量的50%~65%），同时，也提供多种微量营养素和膳食纤维，膳食指南中推荐2岁以上健康人群保证全谷类的摄入量。

2. 第二层蔬菜水果

每天应摄入蔬菜300~500g，水果200~350g。蔬菜、水果是膳食中维生素和矿物质的主要来源，其中含有的膳食纤维和植物化学物具有保健功能。蔬菜包括叶菜类、鲜豆类、瓜茄类、葱蒜类、菌藻类等，有的嫩茎、花也可食用。一般叶菜类的营养素含量高于瓜茄类，深色蔬菜优于淡色蔬菜，故每日蔬菜摄取中深色蔬菜最好占一半以上。水果包括仁果、浆果、核果、柑橘类、瓜果等，蔬菜与水果不能相互替代。

3. 第三层鱼畜禽肉蛋等动物性食物

每天应摄入动物性食物120~200g，每周至少2次水产品，每天一个鸡蛋。动物性食物主要提供优质蛋白质、脂类、维生素与微量元素。建议每天畜禽肉摄入量40~75g，少吃加工类肉制品，我国居民的肉类摄入以猪肉为主，但猪肉含脂肪较高，应尽量选择瘦肉、不吃肥肉，瘦肉中的铁较植物性食物的生物利用率高，有利于预防贫血；水产品包括鱼类、甲壳类和软体类动物，蛋白质丰富且易于消化,脂肪含量低,推荐每天摄入量40~75g;蛋类包括鸡蛋、鸭蛋、鸽蛋、鹌鹑蛋及加工制成的咸蛋、松花蛋等,蛋的营养价值全面且高,推荐每天1个鸡蛋(相当于50g左右)。

4. 第四层奶及奶制品、大豆及坚果类

每天应吃300~500g的奶类及奶制品,推荐大豆及坚果摄入量为25~35g,这类食品是蛋白质和钙的良好来源。以蛋白质为换算单位,1份20~25g大豆相当于45g豆腐干、60g北豆腐、11g南豆腐或360~380mL豆浆。部分坚果富含必需脂肪酸和必需氨基酸,建议每周摄入70g左右(每天10g左右)。

5. 第五层烹调油和盐

每天烹调油为25~30g,食盐不超过5g。烹调用的植物油包括大豆油、花生油、菜籽油、芝麻油、调和油、色拉油等,动物油包括猪油、牛油、黄油等。结合近年来肥胖与营养相关慢性病发病率的迅速上升,限制烹调油已是调整膳食结构、预防疾病、促进健康的迫切任务。食盐是高血压的致病因素之一,每日推荐量为5g,酱油每20mL含盐3g,黄酱每10g含盐1.5g,计算食盐摄入量时应一并计算在内。

6. 身体活动和饮水

水是膳食的重要组成部分,是一切生命必需的物质,其需要量主要受年龄、环境温度、身体活动等因素影响。在温和气候条件下生活的轻体力活动成年人每日应饮水1500~1700mL(约7~8杯),在高温或强体力劳动条件下应适当增加。膳食中水分大约占1/2,推荐一天中饮水和整体膳食水的摄入共计在2700~3000mL。饮水不足或过多都会对人体健康带来危害,饮水应少量多次,要主动,不应感到口渴时再喝水。

运动是能量平衡和保持身体健康的重要方法,推荐成年人每天进行至少相当于快步走6000步以上的身体活动,如果身体条件允许,每周最好进行150min中等强度的运动。

(二)"中国居民平衡膳食宝塔"的应用

1. 确定适合自己的能量水平

"中国居民平衡膳食宝塔"中建议的每人每日各类食物适宜摄入量范围适用于一般健康成人,在实际应用时要根据个人年龄、性别、身高、体重、劳动强度、季节等情况适当调整。

2. 根据自己的能量水平确定食物需要

"中国居民平衡膳食宝塔"建议的每人每日各类食物适宜摄入量范围适用于一般健康成年人,按照11个能量水平分别建议了14类食物的摄入量,应用时要根据自身的能量需要进行选择。

3. 食物同类互换,调配丰富多彩的膳食

应用"中国居民平衡膳食宝塔"可把营养与美味结合起来,按照同类互换、多种多样的原则调配一日三餐。

4. 要因地制宜充分利用当地资源

我国幅员辽阔，各地的饮食习惯及物产不尽相同，只有因地制宜充分利用当地资源才能有效地应用"中国居民平衡膳食宝塔"。

5. 要养成习惯，长期坚持

膳食对健康的影响是长期的结果。应用于平衡膳食宝塔需要自幼养成习惯，并坚持不懈，才能充分体现其对健康的重大促进作用。

6. 要因人而异，合理膳食

不同能量需要水平的平衡膳食模式和食物量（表4-14），不同能量需要水平下的平衡膳食模式所提供的能量和营养素（表4-15），不同能量需要量水平的平衡膳食模式所提供能量和来源构成比（表4-16）等。

表4-14　　　　不同能量需要水平的平衡膳食模式和食物量[g/(d·人)]建议食物摄入量

食物种类/g	不同能量需要摄入水平/kcal										
	1000	1200	1400	1600	1800	2000	2200	2400	2600	2800	3000
谷类	85	100	150	200	225	250	275	300	350	375	400
一全谷物及杂豆	适量			50~150					—	—	—
薯类	适量			50~100					125	125	125
蔬菜	200	250	300	300	400	450	450	500	500	500	600
一深色蔬菜	占所有蔬菜的二分之一										
水果	150	150	150	200	200	300	300	350	350	400	400
畜禽肉类	15	25	40	40	50	50	75	75	75	100	100
蛋类	20	25	25	40	40	50	50	50	50	50	50
水产品	15	20	40	40	50	50	75	75	75	100	125
乳制品	500	500	350	300	300	300	300	300	300	300	300
大豆	5	15	15	15	15	15	25	25	25	25	25
坚果	—	适量		10	10	10	10	10	10	10	10
烹调油	15~20	20~25			25	25	25	30	30	30	35
食盐	<2	<3	<4	<6	<6	<6	<6	<6	<6	<6	<6

注：1kcal=4.1868kJ。

表4-15 不同能量需要水平下的平衡膳食模式所提供的能量和营养素

	能量/kcal	蛋白质含量/g	脂肪含量/g	胆固醇含量/mg	碳水化合物含量/g	维生素A含量/ugRE	维生素B_1含量/mg	维生素B_2含量/mg	维生素C含量/mg	烟酸含量/mg	钙含量/mg	铁含量/mg	锌含量/mg	硒含量/mg
1000 kcal	1020	37	40	206	130	416	0.57	1.02	80.0	4.8	723	9.1	5.8	26.0
1200 kcal	1194	47	45	228	153	474	0.69	1.11	93.0	6.3	805	12.1	7.2	32.3
1400 kcal	1414	54	50	242	191	499	0.84	1.00	110	8.5	697	14.0	8.1	39.0
1600 kcal	1603	60	56	353	221	547	0.96	1.04	126	10.5	673	15.6	8.9	43.3
1800 kcal	1800	67	64	374	245	658	1.09	1.14	150	12.2	736	17.9	10.1	49.5
2000 kcal	1990	72	66	432	284	752	1.24	1.25	187	13.5	784	20.1	11.1	53.5
2200 kcal	2209	86	75	485	300	766	1.36	1.35	187	15.7	859	22.6	12.8	64.9
2400 kcal	2401	90	80	485	338	731	1.47	1.42	215	16.8	897	24.5	13.6	67.3
2600 kcal	2595	95	82	485	380	834	1.60	1.46	222	17.8	910	26.1	14.4	70.5
2800 kcal	2807	106	89	537	406	856	1.75	1.55	230	20.1	949	28.0	15.9	81.8
3000 kcal	2992	114	96	566	430	966	1.84	1.64	255	21.7	1026	30.3	17.1	90.7

注：1kcal=4.1868kJ。

表4-16 不同能量需要量水平的平衡膳食模式所提供的能量和来源构成比

能量需要水平/kcal	营养素来源占总能量/%			其中优质蛋白质比/%
	碳水化合物	蛋白质	脂肪	
1000	50	15	35	66
1200	50	16	34	67
1400	54	16	30	62
1600	54	15	31	56
1800	54	15	31	55
2000	55	15	30	52

续表

能量需要水平/kcal	营养素来源占总能量/%			其中优质蛋白质比/%
	碳水化合物	蛋白质	脂肪	
2200	54	16	30	57
2400	55	15	30	55
2600	57	15	28	53
2800	57	15	28	52
3000	56	15	28	54

注：1kcal = 4.1868kJ。

三、实训练习：不同种类食物的营养识别

1. 实训目标

掌握食物营养特性的识别方法。

2. 实训案例

不同食物营养识别判断。

案例：选取谷类、蔬菜、水果、鱼肉类、豆类及坚果类、植物油等各类食品各5～10种进行营养特性识别。

步骤一：准备工作。

选取不同营养特性的食品每类各5～10种，《中国食物成分表（2009）》以及记录用具等。

步骤二：食物类别识别。

将各类食物按种类分类，并填写表4-17。

表4-17　　　　　　　　　食物类别识别表

食物名称	谷类	蔬菜、水果	动物性食物	豆类及坚果	纯能量食物

步骤三：食物蛋白质识别。

将以上提供食物依次放入表4-18食品营养类别识别表"富含蛋白质食物"一栏中，并按照食物的蛋白质含量高低依次排列（一般动物性食物、豆类蛋白质含量较高，蔬菜、水果蛋白质含量最少）。

步骤四：食物脂肪含量识别。

将以上提供食物依次放入表4-18食品营养类别识别表"富含脂肪的食物"一栏中，并按照食物的脂肪含量高低依次排列（一般植物油、肉类、豆类及坚果类脂肪含量较高）。

步骤五：食物碳水化合物识别。

将以上提供食物依次放入表4-18食品营养类别识别表"富含碳水化合物的食物"一栏中，并按照食物的碳水化合物含量高低依次排列（一般谷类、薯类碳水化合物含量较高）。

步骤六：食物能量识别。

将以上提供食物依次放入表4-18食品营养类别识别表"富含能量的食物"一栏中，并按照食物能量含量高低依次排列（一般高脂肪、高蛋白、高碳水化合物类食物含能量较高）。

步骤七：食物矿物质、维生素识别。

将以上提供食物依次放入表4-18食品营养类别识别表"富含维生素、矿物质的食物"一栏中，并按照食物的维生素、矿物质含量高低依次排列。

表4-18　　　　　　　　　　食物营养类别识别表

序号	富含蛋白质的食物	富含脂肪的食物	富含碳水化合物的食物	富含能量的食物	富含维生素和矿物质的食物
1					
2					
3					
4					
5					
6					
7					
8					
9					
10					

步骤八：结果核实。

根据《中国食物成分表（2009）》，查找相应的食物确定相同重量下各种营养素及能量含量,然后与分类结构及含量排列结果比较,从而判断识别结果的准确性。

3. 实操训练

比较不同食物的营养特性。

▶ 思考题

1. 名称解释:平衡膳食、膳食结构、膳食指南、中国居民膳食宝塔。
2. 膳食结构类型包括几种?各有什么特点?
3. 《中国居民膳食指南(2022)》主要内容及特色是什么?
4. 如何应用"中国居民平衡膳食宝塔"?

任务三

营养食谱编制

知识目标

1. 了解营养食谱编制的原则。
2. 明确营养食谱编制的要求。
3. 掌握营养食谱编制的方法。
4. 了解营养配餐软件的知识。

能力目标

能够编制不同人群的营养食谱。

一、基础知识

(一) 基本概念

1. 营养配餐

营养配餐是一种科学健康的饮食方式,它以科学的营养理论为指导,建议对主食类、蛋白类、蔬果类、油脂类等均衡摄入;配合丰富多样的食材,以达到平衡营养、保持健康的效果。营养配餐是平衡膳食、合理营养、健康饮食的核心,完善而合理的营养可以保证人体正常的生理功能,促进健康和生长发育,提高机体的抵抗力和免疫力，有利于某些疾病的预防和治疗，合理营养要求膳食能供给机体所需的全部营养素，并不发生缺乏或过量的情况。营养科学工作者通过长期的实践研究和论证，提出了膳食指南和膳食营养素参考摄入量的标准，这些原则和标准既是合理营养、促进健康的要求，又是制定膳食计划的依据，为了把平衡膳食理论和营养素参考摄入量在日常的膳食中科学地体现出来，需要制定相应的膳食计划和安排。

2. 营养食谱

营养食谱就是按人们身体的需要，根据食物中各种营养物质的含量，设计一天、一周或一个月的食谱，使人体摄入的蛋白质、脂肪、碳水化合物、维生素和矿物质等几大营养素比例合理，即达到平衡膳食。营养食谱与普通食谱（包括餐馆、食堂的菜单及烹调书籍中的食谱）最大的区别是在平衡理论的指导下，对配餐作出"量化"的制定，即"带量餐谱"。只有量化餐谱才能体现出营养素种类齐全、比例合理、数量适宜的营养食谱。平衡膳食则主要从膳食的方面保证营养素的需要，以达到合理营养，它不仅需要考虑食物中含有营养素的种类和数量，而且还必须考虑食物合理的加工方法、烹饪过程中如何提高消化率和减少营养素的损失等问题。营养配餐是实现平衡膳食的一种措施，平衡膳食的原则通过食谱才得以表达出来，充分体现其实际意义。

（二）营养配餐的意义

（1）营养配餐可以将各类人群的膳食营养素参考摄入量具体落实到用膳者的每日膳食中，使他们能按需要摄入足够的能量和各种营养素，同时又防止营养素或能量的过高摄入。

（2）可根据群体对各种营养素的需要，结合当地食物的品种、生产季节、经营条件和厨房烹饪水平，合理选择各种食物，达到平衡膳食。

（3）通过编制营养食谱，可指导食堂管理人员有计划地管理食堂膳食，也有助于家庭有计划地管理家庭膳食，并且有利于成本核算。

二、营养配餐的原则

（一）编制营养食谱的基本原则

在编制营养食谱过程中应以下面几个基本理论为依据：中国居民膳食营养素参考摄入量、中国居民膳食指南和平衡膳食宝塔、《中国食物成分表（2009）》和营养平衡理论。营养平衡理论应包括能量的来源及其比例，蛋白质的来源及其比例，脂肪的来源及脂肪酸的比例，碳水化合物的来源及其比例，食物搭配的四大平衡（酸碱平衡、主副食平衡、荤素平衡、精杂平衡），以及中医食疗调补的平衡理论。

编制营养食谱的总原则是根据用膳者的具体情况，遵循膳食多样化的原则，满足平衡膳食及合理营养的需求，尽可能照顾用膳者的饮食习惯和经济能力，具有较强的可实施性，促进大众的身体健康。

（二）编制营养食谱的具体要求

1. 保证营养平衡

营养配餐应达到各种营养素之间的平衡，营养配餐与用餐者之间的平衡，后者是营养配餐的更高标准，这要求做到以下几点。

（1）不仅品种要多样，而且数量要充足，满足营养素及热能的供给量　根据用膳者年龄、性别、劳动强度、生理状况和营养素摄入量标准，计算各种食物用量，使平均每天的热能及营养素摄入能满足人体需要。按照《中国居民膳食指南（2022）》的要求，膳食应满足人体需要的能量、蛋白质、脂肪，以及各种矿物质和维生素，膳食既要能满足就餐者需要又要防止过量。对一些特殊人群，如生长期的儿童和青少年、孕妇和乳母，还要注意易缺营养素如钙、铁、锌等的供给。

（2）各营养素之间的比例要适宜　除了全面达到热能和各种营养素的需求量外，还要考虑到各种营养素之间适宜比例和平衡，充分利用不同食物中的各种营养素之间的互补作用，使其发挥最佳协同作用；膳食中能量来源及其在各餐中的分配比例要合理；要保证蛋白质中优质蛋白质占适宜的比例；要以植物油作为油脂的主要来源；同时还要保证碳水化合物的摄入；各矿物质之间也要配比适当。

（3）食物的搭配要合理　注意主食与副食、杂粮与精粮、荤与素等食物的平衡搭配。《中国居民膳食指南（2022）》建议谷类、薯类、杂豆类的食物品种数平均每天 3 种以上，每周 5 种以上；蔬菜、菌藻和水果类的食物品种数平均每天有 4 种以上，每周 10 种以上；鱼、蛋、禽肉、畜肉类的食物品种数每天 3 种以上，每周 5 种以上；乳、大豆、坚果类的食物品种数平均每天有 2 种，每周 5 种以上；平均每天不重复的食物种类数达到 12 种以上，每周达到 25 种以上，组成平衡膳食。对同一类食物可更换不同品种和烹调方法，尽量做到主食粗细搭配，粮豆混杂，有米有面，副食荤素兼备，有菜有汤，还应注意菜肴的色、香、味、形。

（4）膳食制度要合理　一般应该定时定量进餐，成人一日三餐，儿童三餐以外再加一次点心，老人也可在三餐之外加点心。

（5）及时更换调整食谱　每 1~2 周可调整或更换一次食谱，食谱执行一段时间后应对其效果进行评价，不断调整食谱。

2. 照顾饮食习惯，注意饭菜的口味

在尽可能的情况下，既要使膳食多样化，又要照顾就餐者的膳食习惯。注意烹调方法，做到色香味美、质地宜人、形状优雅。

3. 注意膳食的美味

只有主食和菜肴的颜色、形状、气味等感观性状给人以愉悦的感觉，才能引起用餐者的食欲并保持食用营养餐的持久性，从而达到满足营养需求、增进健康、预防疾病的目的，而将营养与美味融为一体，使其相得益彰，也是营养从业人员致力追求的职业目标，一味地追求食物的色、香、味、形，讲求入口即化，势必陷于过于追求感官享受而忽视营养的极端，而仅仅在理论上强调平衡营养，不注重合理营养与膳食的美味相结合，就难以被用餐者接受和长期坚持，使营养干预计划成为纸上谈兵。

4. 考虑季节和市场供应情况

主要是熟悉市场可供选择的原料，并了解其营养特点。

5. 合理的加工和烹调方法

合理的加工和烹调方法可赋予食物受人喜爱的色、香、味、形等特性，同时也能减少营养素的损失，提高食物的消化利用率。不合理的加工和烹调方法可以增大营养素的损失、降低消化吸收率，或者在加工烹调过程中产生有害物质，降低营养价值。

6. 注意食品安全卫生

要做到食物原料来源可靠，注意食物贮存安全和卫生，防止可能的污染等问题。

7. 兼顾经济条件

既要使食谱符合营养要求，又要使进餐者在经济上有承受能力，才会使食谱有实际意义，合格的营养食谱应达到营养美味，用餐者欣然接受；价格适宜，用餐者消费得起。

在食物的选购上，除了考虑物价—营养指数外，还要利用食物的产地差价、批零差价、季节差价、成品差价和购买时段等经济因素，制定更加合理的营养食谱。通常采用"物价—营养指数"来说明食物价格与营养的关系，"物价—营养指数"是指单位金额可以购买的单位重量食物中营养物质的量，食物的营养价值是相对的，并不是购买食物的价格高、食物的营养价值就一定高，价格昂贵的鱼虾与价格便宜的小鱼、小虾，其营养价值没有多少区别，同样从营养价值的角度，大豆同样补充优质蛋白，但其"物价—营养指数"比起牛肉、猪肉就更可取。

三、营养配餐的应用

（一）营养食谱编制程序

营养食谱编制的程序应遵循满足平衡膳食与合理营养的要求、食物多元化、尽可能照顾用餐者的饮食习惯、以有限的资金支出达到最佳的营养效果等食谱编制原则，编制过程如下。

（1）根据人体的营养状况和需求，确定营养目标，即确定人体每日（每餐）的能量和营养素需求量。

（2）根据推荐的能量分配比例，以碳水化合物供能为依据，确定人体每日

（每餐）主食。

（3）根据蛋白质、脂肪的需求量及相应的配餐原则，确定肉类、豆类及油脂的种类及数量。

（4）根据已确定的主食、肉类、豆类及油脂的种类和用量，计算出已确定食物可提供的各种营养素的量，并与营养目标相比较，检查营养素的差距，根据差距大小以及中国居民膳食指南的原则，确定蔬菜、水果的种类和数量。

（5）根据已确定的主副食、水果的种类和数量以及各种菜肴的制作方法和选料情况，确定菜肴名称，制定带量餐谱。

（6）食谱的调整和评价。根据已形成的带量餐谱，验证各类营养素的提供情况，并与营养目标比较，是否符合要求，并做适当的调整。调整时应注意能量、风味、色泽、口感及特殊要求的满足程度及搭配等问题。

（二）营养食谱编制方法

常用的营养食谱编制方法有两种：一种是营养素计算法，另一种是食物交换份法；从操作的角度，也可以分为手工计算方法和利用计算机软件的设计方法。

1. 营养素计算法

营养素计算法是根据用餐者的年龄、身高、体重、劳动强度等情况，依据食物成分表中的数据，计算其营养素需要量。营养素计算法的特点是比较复杂，结果非常精确，计算法的基本步骤：

（1）确定用餐对象全日能量供给量。

（2）计算宏量营养素全日应提供的能量，能量主要来源为蛋白质、脂肪和碳水化合物，常用比例蛋白质占15%、脂肪占25%、碳水化合物为60%。

（3）计算三种能量营养素的每日需要量。

（4）计算三营养素每餐需要量，早餐占30%，午餐占40%，晚餐占30%。

（5）主副食品种和数量的确定。

主食品种、数量的确定：由于粮谷类是碳水化合物的主要来源，因此主食的品种、数量主要根据各类主食原料中碳水化合物的含量确定。

副食品种、数量的确定：应在已确定主食用量的基础上，依据副食应提供的蛋白质质量确定，步骤如下：

①计算主食中含有的蛋白质重量；

②用应摄入的蛋白质质量减去主食中蛋白质质量，即为副食应提供的蛋白质质量；

③设定副食中蛋白质的2/3由动物性食物供给，1/3由豆制品供给，据此可求出各自的蛋白质供给量；

④查表并计算各类动物性食物及豆制品的供给量；

⑤设计蔬菜的品种和数量；

⑥确定纯能量食物的量。

2. 营养素计算法实例：为一位 20 岁的轻体力活动男性编制一餐食谱。

步骤一：查表得热能供给量。

从《中国居民膳食营养素参考摄入量（2013）》中找出 20 岁轻体力劳动成年男性热能供给量为 9.41MJ（2250kcal）。

步骤二：计算宏量营养素分别提供热量。

蛋白质、脂肪、碳水化合物提供热量分别为 1413kJ、2355kJ、5652kJ。

步骤三：计算蛋白质、脂肪、糖类供应量。

蛋白质、脂肪、碳水化合物需要量分别是 84.4g、62.5g、337.5g。

步骤四：计算一餐的营养素需要量（以午餐为例）。

三餐能量分布为 30%、40%、30%，故午餐的营养素需要量蛋白质、脂肪、碳水化合物分别为 33.8g、25g、135g。

步骤五：主食品种和副食品种确定。

计算主食用量：主食以粮谷类为主，一般每 100g 面粉中含碳水化合物 74.6g，故主食面粉需要量为：135÷73.6% = 181（g）。

计算副食用量：

先确定 181g 面粉中的蛋白质和脂肪量分别为 20.5g 和 2.7g。

如果午餐动物性食物来自肉类，则从蛋白质需要量计算瘦肉量：

$$瘦肉量 = (33.8 - 20.5)/20.2\%（瘦肉中蛋白质含量）= 65.5g$$

$$脂肪量 = 25 - 2.7 - 65.5 \times 6.2\% = 18.24g$$

步骤六：配备蔬菜、水果。

步骤七：以计算出来的副食为基础，粗配一餐食谱，见表 4-19。

表 4-19　　　　　　　　　20 岁轻体力男性午餐食谱

餐次	饭菜名称	食物名称	质量/g
中餐	馒头	面粉	183
	青椒肉丝	青椒	100
		猪肉	66
		色拉油	9
	番茄蛋花汤	番茄	100
		鸡蛋	50
		色拉油	9
	水果	梨	150

步骤八：食品原料营养素含量分析。

步骤九：食谱评价及调整。

制定食谱时，参照食物成分表初步核算该食谱提供的能量和各种营养素的含量，与DRIs进行比较，相差在10%上下，可认为合乎要求，否则要增减或更换食品的种类或数量，不必严格要求每份营养餐食谱的能量和各类营养素均与DRIs保持一致。一般情况下，每天的能量、蛋白质、脂肪和碳水化合物的量的出入不应该很大，其他营养素以一周为单位进行计算，评价即可，评价食谱的过程同膳食调查结果评价方式基本相同进行，此处不再列举。

步骤十：调整食谱。

根据粗配食谱中各种食物及其用量，通过查阅《中国食物成分表（2009）》，进行调整，直至基本符合要求。

步骤十一：编排一周食谱。

一日食谱确定后，可根据使用者饮食习惯、食物供应情况等因素在同类食物中更换品种和烹调方法，编排一周食谱后，由营养调配员进行配餐。

步骤十二：食谱的总结、归档管理。

3. 食物交换份法

食物交换份的原理是将食物按其来源、性质将所含营养素数量较为近似的食物进行归类，划分出每类食物每份所含的营养素值和食物质量，供餐谱设计时使用，同类食物在一定重量内所含的蛋白质、脂肪、碳水化合物和能量相近，不同类食物间提供的能量也是相同的。

食物交换份法是一种较为粗略的计算方法，通常适用于对已有的食谱进行变换，如设计一周或者数周的食谱。其特点是简单、迅速、实用，可避免摄入食物过分固定化，基本保持原营养摄入的平衡，使饮食和生活更加丰富多彩。由于每个交换份的同类食品中的蛋白质、脂肪、碳水化合物等营养素含量很相近，因此，在制订食谱时同类的各种食物可以相互交换。但是交换时必须注意同类别、等能量交换，即以粮换粮、以豆换豆、以菜换菜、以鱼禽畜肉换相应的鱼禽畜肉等。若跨组别进行交换，虽然能量是相等的，但由于不同组别食物中其他营养素的差别很大，跨组别交换将严重影响膳食的总体平衡。

（1）食物交换份法的食物分类　食物交换份法将食品分成5大类：主食类（或称谷类、米面类）、动物性食物、豆类及其制品、蔬菜水果类和纯能量食物油脂类，每类食物交换份法的食品所含热能相似（一般定为377kJ），每个交换份的同类食品中蛋白质、脂肪、糖类等营养素含量相似，在制定食谱时同类的各种食品可以相互交换。

第一类：谷类及薯类。谷类包括米、面、杂粮，薯类包括马铃薯、甘薯、木薯等，主要提供碳水化合物、蛋白质、膳食纤维、B族维生素等。

第二类：动物性食物。包括肉、禽、鱼、蛋、乳等，主要提供蛋白质、脂肪、矿物质、维生素A和B族维生素。

第三类：豆类及其制品。包括大豆及其他干豆类，主要提供蛋白质、脂肪、膳食纤维、矿物质和B族维生素。

第四类：蔬菜水果类。包括鲜豆、根茎、叶菜、茄果等，主要提供膳食纤维、矿物质、维生素 C 和胡萝卜素。

第五类：纯能量食物。包括动植物油、淀粉、食用糖和酒类，主要提供能量，植物油还可提供维生素 E 和必需脂肪酸。

（2）各类食物的每单位食物交换代量 见表 4 – 20、表 4 – 21、表 4 – 22、表 4 – 23、表 4 – 24。

表 4 – 20 谷类和薯类食物交换代量表
（每份含能量 376.8kJ，蛋白质 2g，碳水化合物 19g，脂肪 0.5g）

食物名称	质量/g	食物名称	质量/g
面粉	25	挂面	25
大米	25	面包	7537.5
玉米面	25	干粉丝	25
小米	25	土豆	125
高粱米	25	凉粉	375
面条（切）	30	鲜玉米	175
馒头	40	油条	22.5

表 4 – 21 蔬菜、水果类食物交换代量表
（每份含能量 335kJ，蛋白质 5g，碳水化合物 15g）

食物名称	质量/g	食物名称	质量/g
大白菜、油菜、圆白菜、韭菜、菠菜	500～750	倭瓜	350
芹菜、莴笋、雪里蕻、空心菜	500～750	胡萝卜	200
西葫芦、番茄、茄子、苦瓜、冬瓜、南瓜	500～750	萝卜	350
菜花、绿豆芽、茭白、蘑菇（鲜）	500～750	蒜苗	200
柿子椒	350	水浸海带	350
鲜豇豆	250	李子、葡萄、香蕉、苹果、桃子、橙子、橘子等	200～250
鲜豌豆	100		

表4-22 动物性食物交换代量表

(每份含能量376.8kJ,蛋白质10g,脂肪5g,碳水化合物2g)

食物名称	质量/g	食物名称	质量/g
瘦猪肉	50	肥瘦猪肉	25
瘦羊肉	50	肥瘦羊肉	25
瘦牛肉	50	肥瘦牛肉	25
鸡蛋	1个	鱼虾	50
禽	50	烤鸭	55
牛肉干	30	火腿肠	85
猪肉松	30	牛乳	250
酸奶	200	牛乳粉	30

表4-23 豆类食物交换代量表

(每份含能量188.4kJ,蛋白质5g,脂肪1.5g,碳水化合物3g)

食物名称	质量/g	食物名称	质量/g
豆浆	125	熏干	25
南豆腐	70	腐竹	5
北豆腐	42	千张	14
油豆腐	20	豆腐皮	10
豆腐干	25	豆腐丝	25

表4-24 能量纯食物交换代量表

(每份含能量188.4kJ,脂肪5g)

食物名称	质量/g
菜籽油	5
豆油、花生油、棉籽油、芝麻油	5
牛油、羊油、猪油	5

(3)按照中国居民平衡膳食宝塔上标出的数量安排每日膳食。

(4)根据不同能量的各种食物需要量,参考食物交换份表,确定不同能量供给量的食物交换份数。

①总食物交换份数确定:以每份含能量376.8kJ为目标确定总份数。具体计算公式如下。

$$总食物交换份数 = 总能量 \div 376.8kJ$$

②三大产热营养素份数确定:由三大营养素供能比确定。具体计算公式如下:

$$碳水化合物份数 = 总份数 \times 60\%$$

蛋白质份数 = 总份数 × 15%

脂肪份数 = 总份数 × 25%

③确定提供碳水化合物、蛋白质、脂肪的食物份数。

通常食物份数中蔬菜和水果各需要1份，豆乳类2份，油脂类2份。需要的其他各类食物份数为：

主要提供碳水化合物类食物：粮谷类 = 碳水化合物份数 − 蔬菜份数 − 水果份数

主要提供蛋白质类食物：肉、鱼、蛋类 = 蛋白质份数 − 豆乳类份数

主要提供脂肪类食物：肉、鱼、蛋类 = 脂肪份数 − 油脂类份数 − 豆乳类份数

④三餐食物份数确定。

按照三餐供能比30%，40%，30%确定。具体计算公式如下：

早餐份数 = 总份数 × 30%

午餐份数 = 总份数 × 40%

晚餐份数 = 总份数 × 30%

⑤将食物份数换算为具体食物量。

⑥根据具体食物编制一日食谱。

（5）食物交换份法举例。某办公室工作的男性职员，根据中等能量膳食各类食物的参考摄入量，相当于18份谷薯类食物、1～2份果蔬类食物、4份肉蛋乳等食物、2份豆类食物、5份油脂类食物。应该注意的是食物交换代量表的交换单位不同，折合的食物交换份数也不同。

这些食物分配到一日三餐可以如下安排。

食谱一：见表4-25。

根据交换表，改变其中的食物种类，全日这样安排。

表4-25　　　　　　　　　　一日食谱举例

餐次	食物名称	食物原料	质量/g	备注
早餐	甜牛乳	鲜牛乳	250	
		白糖	20	
	面包	面粉	125	
	大米粥	大米	25	
午餐	水饺	面粉	150	全日用油25g
		瘦肉	100	
		白菜	300	
加餐	苹果		200	
晚餐	米饭	大米	150	
	鸡蛋炒莴笋	鸡蛋	100	
		莴笋	150	

食谱二：见表4-26。

表4-26　　　　　　　　　　　一日食谱举例

餐次	食物名称	食物原料	质量/g	备注
早餐	糖三角	面粉	125	
		白糖	20	
	高粱粥	高粱米	25	
	煮鸡蛋	鸡蛋	100	
午餐	米饭	大米	150	全日用油25g
	瘦肉丝	瘦肉	50	
	炒菠菜	菠菜	300	
加餐	梨		200	
晚餐	烙饼	面粉	125	
	大米粥	大米	25	
	白菜炖肉	白菜	150	
		肉	50	

（6）食品交换份法注意事项。

①仍要遵守平衡饮食原则，合理搭配。

②每餐应包括粮食类、副食类、蔬菜类和烹调油。

③控制脂肪，忌荤油、肥肉、煎炸和甜食，应少盐。

（7）定量估计食物摄入量。

为了实现指南推荐目标和数量，便于大家利用膳食指南平衡膳食，《中国居民膳食指南（2022）》制定了食物分量，就是指标准化的一份食物可食部分的数量，用于膳食指南的定量指导，快速估算食物摄入量。利用标准份来设计食谱，其方法可以分为五步：

步骤一：了解年龄、性别和身体活动水平（PAL）。

步骤二：依据活动水平确定膳食各类食物标准份。不同身体活动水平下的成年人每人推荐摄入食物份数（份/d）见表4-27、表4-28。

表4-27　　　　　　不同身体活动水平的成年人食物份数（份/d）

食物组	份/g	轻度身体活动水平		中度身体活动水平		重度身体活动水平	
		男性	女性	男性	女性	男性	女性
谷类	50~60	5.5	4.5	7	5	8	6
薯类	80~85	1	0.5	1.5	1.0	1.5	1.5
蔬菜	100	4.5	4	5	4.5	6	5

续表

食物组	份/g	轻度身体活动水平		中度身体活动水平		重度身体活动水平	
		男性	女性	男性	女性	男性	女性
水果	100	3	2	3.5	3	4	3.5
畜禽肉类	40~50	1.5	1	1.5	1	2	1.5
蛋类	40~50	1	1	1	1	1	1
水产品	40~50	1.5	1	1.5	1	2.5	1.5
大豆	20~25	1	0.5	1	0.5	1	1
坚果	10	1	1	1	1	1	1
乳品	200~250	1.5	1.5	1.5	1.5	1.5	1.5
食用油	10	2.5	2.5	2.5	2.5	3	2.5

表4-28 每类食物标准份

食物类别		份/g	能量/kcal	备注
谷类		50~60	160~180	面粉50g=70~80g馒头 大米50g=100~120g米饭
薯类		80~100	80~90	红薯80g=马铃薯100g（能量相当于0.5份谷类）
蔬菜类		100	15~35	甜菜、鲜豆类高淀粉蔬菜，每份量应减少
水果类		100	40~55	100g梨和苹果，相当于高糖水果水果如枣25g，柿子65g
畜禽肉类	瘦肉（脂肪含量≤10%）	40~50	40~55	瘦肉的脂肪含量<10%
	肥瘦肉（脂肪含量11%~35%）	20~25	65~80	肥瘦肉的脂肪含量10%~35% 肥肉、五花肉脂肪含量一般超过50%
水产品	鱼类	40~50	50~60	鱼类蛋白质含量15%~20%，脂肪1%~8%
	虾贝类		35~50	虾贝类蛋白质含量5%~15%，脂肪0.2%~2%
蛋类（含蛋白质7g）		40~50	65~80	鸡蛋50g
大豆类（含蛋白质7g）		20~25	65~80	黄豆20g=北豆腐60g=南豆腐110g=内酯豆腐120g=豆干45g=豆浆360~380mL
坚果类（含油脂5g）		1	40~55	淀粉类坚果相对能力低，如葵花籽仁10g=板栗25g=莲子20g（能量相当于0.5份油脂类）
乳制品	全脂（含蛋白质2.5%~3%）	200~250mL	110	200mL液态乳=20~25g乳酪=20~30g乳粉 全指液态奶脂肪含量约3%
	脱脂（含蛋白质2.5%~3%）		55	脱脂液态奶脂肪含量<0.5%
水		200~250mL	0	

注：1kcal=4.1868kJ。

步骤三：确定食物种类和用量。
步骤四：按照膳食指南，在同类食物中可以选择、互换。
步骤五：设计食谱。

(三) 营养配餐软件

在配餐软件出现之前，人工完成能量的精算比较费时，除了总能量和三大产能营养素的能量计算之外，更为精细的营养素计算和营养评价十分繁杂、费力，极大地影响了营养师的工作效率，也制约了营养配餐工作在大范围内的开展。因此，近几年来，体育运动队、学校和机关、企业食堂、营养餐厅、大型餐饮机构、营养师工作室等开展的营养配餐，发展迅猛，而作为高效、准确、大规模营养配餐的必备工具，配餐软件也不断改进、飞速发展。

目前国内的配餐软件种类较多，各有其特点。有的适用于临床营养，相关数据多，专业程度高，但操作程序复杂，初学者不易掌握；有的为产品和行业而设计，比如用于保健品公司销售产品或者适用于儿童营养配餐而为幼儿园所设计，其特点是针对性强、操作程序比较简单，但应用范围比较窄。近年来，随着营养教育的蓬勃开展和营养配餐工作的深化，应行业和市场的需求，一些专业程度高、适用行业广、数据精准、操作简便的营养配餐软件陆续问世。

1. 营养配餐软件的功能

（1）与营养知识相关的资料库　由于营养配餐工作涉及的内容很广、数据很多，很多数据靠营养师的记忆是做不到的，往往需要查阅大量的书籍和文件，因此一般软件都应提供与营养知识相关的资料库，为操作者和客户提供参考。例如，国家的相关法律法规、营养知识常识、各地饮食习惯及特点、膳食指南、食品安全知识、食物成分含量等。

（2）参考餐肴配料　根据各地的饮食特点，软件一般还应为操作者提供一些公用参考菜肴的制作方法、配料等。操作者可以根据对象需求，很方便地推荐一些合理的菜肴和加工制作方法。

（3）适用对象基本信息的录入、修改与删除　一个软件应该适用于不同的个体、人群，并进行登记记录、存档，以便对不同对象的就餐计划进行分类、指导、查询。

（4）常见疾病症状与饮食要求　设计膳食餐谱时，应该充分考虑到不同对象、不同身体健康状态对饮食的要求。而熟练地掌握这些知识对初学者来说有一定的困难，因此，智能软件应提供常见疾病症状与饮食要求以供参考。

（5）食物选择与食物数量的确定　这是配餐软件的主要部分，为就餐对象设计餐谱，首先应正确地选择食物种类，进行合理配伍，并确定合理的食物摄入数量，为设计餐谱打好基础。

（6）个性菜肴的制作　膳食越人性化，越受欢迎。中国餐饮的特点之一是不同的家庭、酒店所制作的同一名称菜肴所用的配料都不同，因此，软件所具备的功能，应能利用不同种类和数量的食物原则，制作出个性化的菜肴。

（7）食物营养分析　设计出的营养餐谱是否科学合理，要有各种营养素摄入量的比较，因此，软件应具备对照食物的营养成分作出分析的功能。通过计算摄入的各种营养素的量与推荐标准相比较找出差距，以利于餐谱设计的改进，最终达到科学合理的膳食标准。食物营养分析一般包括：营养素成分及来源分析、产能物质及来源分析等。

（8）人体营养状况的评价　不同个体、人群其健康状况不同，因此所需营养成分的数量也不同。所有科学合理的配餐都是根据不同个体、人群的营养需求设计而成的，智能配餐软件必须具备一种或多种人体营养状况的评价功能。

（9）信息输出功能　经过一系列的操作后应该具备信息输出功能，存档或交付适用对象。

（10）存档功能　各种配餐及营养分析都应能够存入相应的服务对象的文件夹下存档，以备以后查询和分析适用。

2. 选择软件的注意事项

（1）操作简捷性。

（2）配餐运算依据的科学性。

（3）营养分析的综合性。

（4）合适的价格。

（5）升级更新服务。

软件还具有许多其他功能，如完整报表输出功能，包括：某份菜肴的详细营养素成分报表、详细食物成分报表、某日详细营养素成分报表、某日配餐三餐（包括加餐）详细食物构成，以及膳食宝塔构成分析，多种关键指标数值分析；实现从食物到菜谱，从菜谱到食物的快速调用，快速转换功能；另外还备有全程文本手册和视频录像指导操作，使软件操作方便高效、容易掌握。

四、实训练习：用营养素计算法编制一份营养食谱

1. 实训目标

掌握食谱编制方法。

2. 实训案例

成年女性一日食谱编制。

案例：某女，公司文职人员，25 岁，165cm，体重 55kg，编制一日食谱。

步骤一：确定一日能量、蛋白质、脂肪、碳水化合物需要量。

标准体重 = 165 − 105 = 60kg

体质指数 = $55/1.65^2$ = 20.2

该女性为正常体重，文职人员属于轻体力活动，能量需要量可以根据表 4 − 29

所示计算。

表4-29　　　　　　　　　　成人每日能量估算表　　　　单位：kcal/kg 标准体重

体型	体力活动水平		
	轻体力活动	中体力活动	重体力活动
消瘦	40	45	45~55
正常	35	40	45
超重	30	35	40
肥胖	20~25	30	35

注：1kcal=4.1868kJ。

该女性能量需要量 = 35×60 = 2100kcal
该女性蛋白质需要量 = （2100×15%）/4 = 79g
该女性脂肪需要量 = （2100×25%）/9 = 58g
该女性碳水化合物需要量 = （2100×60%）/4 = 315g
（1kcal = 4.1868kJ）

步骤二：确定主食和副食数量与种类
（1）主食的确定
如果一天主食由大米和面粉各占50提供，则需要大米和面粉的量分别为：
大米 = （315×50%）/77.9% = 202g
面粉 = （315×50%）/73.6% = 214g
（2）副食确定
提供蛋白质的副食包括瘦肉、鸡蛋、牛乳、豆腐等，其中蛋白质除了主食中含有的之外，其余的3/4由动物性食物提供，另外1/4由豆腐提供。

主食提供蛋白质 = 202×7.4% + 214×11.2% = 15.8 + 22.9 = 38.9g
副食提供蛋白质 = 79 - 38.9 = 40.1g
动物性食物提供蛋白质 = 40.1×3/4 = 30g
豆制品提供蛋白质 = 40.1×1/4 = 10.1g
按照每天一个鸡蛋，250mL 牛乳摄入，则由瘦肉提供蛋白质的量为：
瘦肉提供蛋白质量 = 30 - 60×88%×13.3% - 250×3% = 15.5g
瘦肉质量 = 15.5/20.3% = 76g
豆腐质量 = 10.1/12.2% = 83g

蔬菜的品种和数量可以根据季节、市场的供给状况选取，本食谱选取的是生菜、青椒、蒜薹、白菜等。
（3）食用油脂确定
植物油 = 脂肪需要量 - 大米脂肪含量 - 面粉脂肪含量 - 瘦肉脂肪含量 - 牛乳

脂肪含量 - 鸡蛋脂肪含量 - 豆腐脂肪含量

= 58 - 202 × 0.8% - 214 × 1.5% - 76 × 6.2% - 250 × 3.2% - 60 × 88% × 11.1% - 83 × 4.8%

= 58 - 1.61 - 3.62 - 4.71 - 8 - 6.45 - 3.98 = 29.63g

步骤三：编制一日食谱见表4-30。

表4-30　　　　　　　　　　该女性一日食谱

餐次	饭菜名称	食物名称	质量/g
早餐	花卷	小麦标准粉	100
	牛乳	纯鲜牛乳	250
	鸡蛋	鸡蛋	60
	大米粥	大米	20
	花生油		5
中餐	大米饭	大米	160
	青椒肉丝	青椒	150
		猪肉	76
	耗油生菜	生菜	150
	花生油		12
晚餐	馒头	面粉	110
	炝芹菜	芹菜	150
	白菜豆腐	白菜	200
		豆腐	83
	大米粥	大米	20
	花生油		10

步骤四：对该食谱能量及营养素计算。

略。

步骤五：对该食谱进行分析评价。

略。

步骤六：食谱调整。

略。

3. 实操训练

为自己设计一周食谱。

> **思考题**
> 1. 编制营养餐谱的基本原则是什么？
> 2. 怎样用营养素计算法制定餐谱？
> 3. 膳食营养平衡包括哪些内容？
> 4. 食物交换份法的优缺点是有哪些？应用食物交换份法时应注意哪些问题？

任务四

特殊生理条件人群膳食指导与食谱编制

知识目标

1. 明确不同生理阶段人群的营养需要。
2. 掌握不同生理阶段人群的合理膳食。

能力目标

能评价某一特定条件下人群食谱的编制方法。

一、基础知识

根据人体生长发育特点，可以将人的一生按照年龄可分为婴幼儿期、儿童少年期、成年期和老年期，女性由于特殊生理功能，还可以分为孕期和乳母期，人体的生理状况随着性别的差异和年龄的变化而有所不同，因此对食物中营养素的需求也不尽一致。

（一）不同生理条件下的营养需要

1. 孕妇营养需要与营养素参考摄入量

孕妇是指处于妊娠特定生理状态下的人群，与非孕同龄妇女相比，孕妇本身身体以及胎儿的生长和发育，都需要更多的营养，所以孕期的合理营养是胎儿正常生长发育的保证，也是保证孕妇健康所必须的。

（1）能量　合理能量是保证胎儿发育的基础，孕期的能量除女性正常能量需求外，还应该满足母体生殖器官及胎儿的生长发育，以及母体用于产后泌乳的脂肪储备，《中国居民膳食营养素参考摄入量（2013）》推荐孕中、晚期能量 EER 在非孕基础上增加 1256kJ/d、1884kJ/d。

(2) 蛋白质　女性体内蛋白质在孕中、晚期的日增加量分别为 1g、4g、6g。考虑到蛋白质的利用率，我国居民的饮食习惯，《中国居民膳食营养素参考摄入量（2013）》建议孕中、晚期膳食蛋白质 RNI 增加值分别为 15g/d、30g/d。

(3) 脂类　孕期女性需要有足够的脂肪积累以备产后泌乳，孕期胎儿发育也需要足够的磷脂和不饱和脂肪酸用于构建细胞和满足神经系统和感觉器官的发育，《中国居民膳食营养素参考摄入量（2013）》建议，孕妇膳食脂肪应占总能量的 20%~30%，其中饱和脂肪酸、单不饱和脂肪酸、多不饱和脂肪酸分别为 <10%、10%、10%。

(4) 矿物质　成熟胎儿体钙约 30g，在孕早、中、晚期日均积累量分别为 7mg、110mg 和 350mg，同时孕妇自身代谢也需要一定量钙，《中国居民膳食营养素参考摄入量（2013）》建议孕中、晚期妇女钙的 RNI 为 1000mg/d。

孕期体内铁的储留量约为 1000mg，每日平均需储备铁 3.57mg，《中国居民膳食营养素参考摄入量》建议孕中、晚期铁 RNI 为 24mg/d~29mg/d。动物肝脏、动物血、瘦肉等铁含量丰富且吸收率较高，是铁的良好来源。此外，蛋黄、豆类，某些蔬菜，如油菜、芥菜、雪里蕻、菠菜、莴笋叶等含铁量也相对较多。

碘对孕妇和胎儿也极为重要，缺乏可使孕妇甲状腺素合成减少，导致甲状腺功能减退，导致儿童克汀病发生，《中国居民膳食营养素参考摄入量（2013）》建议孕期妇女碘 RNI 为 230μg/d，在食用碘盐基础上，孕妇每周进食一次富碘的海产品。

孕期充足的锌可促进胎儿的生长发育和预防先天性畸形，《中国居民膳食营养素参考摄入量》建议锌 RNI 孕期为 9.5mg/d。

(5) 维生素　孕期维生素 A 缺乏导致早产、胎儿发育迟缓，《中国居民膳食营养素参考摄入量（2013）》建议孕中、晚期维生素 A 的 RNI 为 770μg/d；孕期维生素 D 缺乏可导致母体和出生的子女钙代谢紊乱，由于含维生素 D 的食物有限，维生素 D 补充极为重要，建议孕期维生素 D 的 RNI 为 10μg/d；孕期补充维生素 E 的能有效预防新生儿溶血，建议孕期维生素 E 的 AI 为 14mg/d；补充维生素 K 能有效预防维生素 K 缺乏性出血症，专家推荐成人维生素 K 摄入量为每 80μg/d。

孕期缺乏维生素 B_1，可致新生儿维生素 B_1 缺乏症，《中国居民膳食营养素参考摄入量（2013）》建议孕中、晚期维生素 B_1 的 RNI 为 1.4mg/d、1.5mg/d；孕期维生素 B_2 缺乏可使胎儿生长发育迟缓，与缺铁性贫血有关，建议孕中、晚期维生素 B_2 的 RNI 为 1.4mg/d、1.5mg/d；维生素 B_6 能辅助治疗妊娠反应，预防妊高症，建议孕期维生素 B_6 的 RNI 为 2.2mg/d。食物来源主要是动物肝脏、肉类、豆类以及坚果（瓜子、核桃）等；叶酸摄入不足造成低体重初生儿、胎盘早剥，神经管畸形，孕妇巨细胞性贫血等，建议孕妇应多摄入富含叶酸的食物，孕期叶酸的 RNI 为 600μg/d，每日可补充 400μg 叶酸或食用叶酸强化食物。

2. 乳母营养需要及膳食营养素参考摄入量

乳母由于需要分泌乳汁哺育婴儿,以及满足自身生理需要,因此乳母需要的能量及各种营养素较普通女性或者孕妇为高。

(1) 能量　乳母每分泌 1L 乳汁需要约 3768kJ 能量,产后 1 个月内乳汁分泌每日约 500mL,3 个月后每日泌乳量增加到 750~850mL,《中国居民膳食营养素参考摄入量(2013)》建议乳母能量 EER 为 9629kJ/d,蛋白质、脂肪、碳水化合物的供能比分别为 13%~15%、20%~30%、55%~60%。

(2) 蛋白质　人乳蛋白质平均含量为 1.2g/100mL,每日泌乳量约 800mL,根据蛋白质在体内转化率,建议乳母每日增加蛋白质 20g,达到 80g 左右,其中一部分应为优质蛋白质。

(3) 脂肪　脂类与婴儿的脑发育有极大影响,特别是其中的不饱和脂肪酸。目前,我国乳母脂肪推荐与成人相同,膳食脂肪供给为总能量的 20%~30%。

(4) 碳水化合物　乳母膳食碳水化合物适宜摄入量,建议提供 50%~65% 的膳食总能量。

(5) 矿物质　为了保证乳汁中钙含量的稳定及母体钙平衡,《中国居民膳食营养素参考摄入量(2013)》建议乳母膳食钙 RNI 为 1000mg/d,除增加富含钙的食品外,还要注意补充维生素 D(多晒太阳或服用鱼肝油等),以促进钙的吸收与利用;乳母不能通过泌乳提供给婴儿铁,但需要摄取铁补充孕期及分娩丢失的铁,建议乳母膳食铁 RNI 为 24mg/d,由于食物中铁利用率低,除用富铁食物补铁外,可补充小剂量的铁以纠正和预防缺铁性贫血。

(6) 维生素　乳母膳食维生素 A 的摄入量可以影响乳汁中维生素 A 含量,乳汁中维生素 A 水平影响婴儿的生长发育,《中国居民膳食营养素参考摄入量(2013)》建议乳母维生素 A 的 RNI 为 1300μg/d,选用富含维生素 A 的食物可以满足需要;母乳中维生素 D 的含量很低;建议乳母膳食维生素 D 的 RNI 为 10μg/d,由于膳食中富含维生素 D 的食物很少,建议乳母和婴儿多进行户外活动或补充维生素 D 强化剂。

母乳中维生素 B_1 量约为 0.02mg/100mL,维生素 B_1 能够改善乳母的食欲和促进乳汁分泌,预防婴儿维生素 B_1 缺乏病,《中国居民膳食营养素参考摄入量(2013)》建议维生素 B_1 的 RNI 为 1.5mg/d;母乳中维生素 B_2 的含量约为 0.03mg/100mL,乳母膳食维生素 B_2 的 RNI 为 1.5mg/d;乳汁中维生素 C 与乳母的膳食有密切关系,建议维生素 C 的 RNI 为 150mg/d。

3. 婴幼儿的营养需要

婴幼儿期是指出生后至满 2 周岁阶段,是生命早期 1000d 关键窗口期中的前三分之二时期,是一生中脑和体格生长发育最快的阶段,也是一生体格和智力发育的基础,合理的营养也可以预防成年慢性疾病如动脉粥样硬化、冠心病等。

(1) 能量　婴儿的能量主要用于基础代谢、体力活动、食物的特殊动力作用、生长发育的需要，《中国居民膳食营养素参考摄入量（2013）》建议 0~6 个月、7~12 个月婴儿的能量 EER 分别为 376.8kJ/（kg·d）、355.8kJ/（kg·d），1 岁男婴为 3768kJ/d、女婴为 3349.4kJ/d。

（2）蛋白质 婴儿生长迅速，蛋白质不仅补充代谢损耗，还要用于构建新生组织，蛋白质按每单位体重远远高于成人，且需要更多优质蛋白质，《中国居民膳食营养素参考摄入量（2013）》建议 0~6 个月、7~12 个月、1 岁婴儿蛋白质 RNI 分别为 9g/d、20g/d、25g/d。

（3）脂肪 《中国居民膳食营养素参考摄入量（2013）》建议 0~6 个月、7~12 个月、1 岁婴儿的总脂肪 AMDR 分别占总能量的 48%（AI）、40%（AI）、35%（AI），FAO/WHO 推荐婴儿亚油酸提供的能量不低于膳食总能量的 3%。

（4）碳水化合物 《中国居民膳食营养素参考摄入量（2013）》对 0~12 个月婴儿碳水化合物摄入量没有制定参考值，1 岁婴儿碳水化合物 50%~65%。

（5）矿物质 婴儿必需的而又容易缺乏的矿物质和微量元素主要有钙、铁、锌、碘等。

婴儿生长发育需要较多钙，且在体内储留较多，相当于体重的 1.5%~2.0%，人乳中含钙量约为 350mg/L，一天能提供 300mg 左右，《中国居民膳食营养素参考摄入量（2013）》建议婴儿钙的 RNI 为 6 个月以下时为 200mg/d，6~12 个月为 250mg/d。

正常新生儿体内有 300mg 左右的铁储备，可防止出生后 4 个月内的铁缺乏，早产儿及低出生体重儿的铁储备相对不足，在婴儿期容易出现铁缺乏；由于母乳中铁含量较低，婴儿在 4~5 个月后急需从膳食中补充铁，《中国居民膳食营养素参考摄入量（2013）》建议婴儿铁 AI 为 6 个月以下为 0.3mg/d，6~12 个月为 RNI 为 10mg/d。

婴儿期每日需锌约 3mg，母乳锌含量相对不足，婴儿在前几个月内因可以利用体内储存的锌而不易缺乏，但在 4~5 个月后也需要从膳食中补充，《中国居民膳食营养素参考摄入量（2013）》建议婴儿锌的 AI 为 6 个月以下为 2.5mg/d，6~12 个月 RNI 为 3.5mg/d。

我国大部分地区天然食品及水中含碘较低，如孕妇和乳母不使用碘强化食品，则新生儿及婴儿较容易出现碘缺乏病，建议婴儿碘的 AI 为 6 个月以下 85μg/d，6~12 个月 115μg/d。其他矿物质，如钾、钠、镁、铜、氯、硫及其他微量元素也为机体生长发育所必需，但母乳及牛乳喂养健康婴儿均不易缺乏。

（6）维生素 母乳中的维生素尤其是水溶性维生素含量受乳母的膳食和营养状态的影响。母乳及配方乳粉中含有较丰富的维生素 A，用母乳和配方乳粉喂养的婴儿一般不需额外补充；牛乳中的维生素 A 较低，用牛乳喂养的婴儿需要额外补充 150~200μg/d 维生素 A，建议 6 个月以下婴儿维生素 A 的 AI 为 300μg/d，6~12 个月 AI 为 350μg/d。人乳及牛乳中的维生素 D 含量均较低，从出生 2 周到 1 岁半之内都应添加维生素 D，建议婴儿维生素 D 的 AI 为 10μg/d。由于富含维生素 D 的食物较少，给婴儿适量补充富含维生素 A、维生素 D 的鱼肝油或维生素 D 制剂及适当户外活动（晒太阳），可以预防维生素 D 缺乏症。早产儿和低出生体重儿容易发生维生素 E 缺乏，引起溶血性贫血，建议 6 个月以下婴儿的维生素 E AI 为 3mg/d，6~12 个月 AI 为 4mg/d。新生儿肠道内正常菌群尚未建立，肠道细菌合成维生素 K 较少，容易发生维生素 K 缺乏症（出血），新生儿尤其是早产儿出生初期要注射补充维生素 K，6 个月以下 AI 为 2μg/d，6~12 个月 AI 为 10μg/d。

母乳喂养的婴儿可从乳汁中获得足量的维生素 C，但牛乳喂养儿应及时补充富含维生素 C 食物，建议婴儿维生素 C 的 AI 为 40mg/d。

4. 学龄前儿童营养需要

学龄前儿童是指从满 2 周岁后到满 6 周岁前儿童，此阶段儿童生长发育速率与婴幼儿相比略有下降，但比成人对各种营养素需要量仍较高，是饮食行为和生活方式形成的关键时期。

（1）能量　《中国居民膳食营养素参考摄入量（2013）》推荐 2~5 岁学龄前儿童总能量供给范围是男童、女童分别在 4604.4~5861.5kJ/d、4185.9~5443kJ/d，男孩稍高于女孩；学龄前儿童能量的营养素来源与 2 岁以内稍有不同，即脂肪提供的能量相对减少，由 1 岁时占总能量的 35% 逐渐减少，至 5 岁时接近成人推荐值，占总能量比为 20%~30%，蛋白质提供的能量为 14%~15%，碳水化合物供能比为 50%~65%。

（2）蛋白质　学龄前儿童每增加 1kg 体重约需 160g 蛋白质，以满足细胞、组织的增长，中国营养学会建议学龄前儿童蛋白质 RNI：2 岁、3~5 岁分别为 25g/d 和 30g/d。

（3）脂肪　学龄前儿童每日每公斤体重需脂肪为 4~6g，其膳食脂肪供能比高于成人，2 周岁、3 周岁儿童 AI 占总能量的 35%，4 周岁、5 周岁儿童 AI 占总能量的 20%~30%，亚油酸供能不应低于总能量的 3%，亚麻酸供能不低于总能量的 0.5%。

（4）碳水化合物　经过幼儿期的逐渐适应，学龄前儿童基本完成了饮食从以乳和乳制品为主到以谷类为主的过渡，谷类所含有的丰富碳水化合物是其能量的主要来源，碳水化合物应占总能量的 50%~65%，但不宜食用过多的糖和甜食，而应以含有复杂碳水化合物的谷类为主。

（5）矿物质　学龄前儿童所需矿物质量与成人相比，虽然总量低于成人，但是相对于体重需要量要高于成人，《中国居民膳食营养素参考摄入量（2013）》对各种矿物质需要量提出了建议，1~4 岁儿童常量和微量元素的 RNI 或 AI 值分别为钙、磷、钾、钠、镁、铁、碘、锌、硒每日 600mg、300mg、900mg、700mg、140mg、9mg、90μg、4mg、25μg。4~7 岁儿童常量和微量元素的 RNI 或 AI 值分别为钙、磷、钾、钠、镁、铁、碘、锌、硒每日 800mg、350mg、1200mg、900mg、

160mg、10mg、90μg、5.5mg、30μg。

（6）维生素　《中国居民膳食营养素参考摄入量（2013）》推荐学龄前儿童维生素摄取量 RNI 或 AI 值为 1~4 岁维生素 A、维生素 D、维生素 E、维生素 B_1、维生素 B_2、维生素 B_6、维生素 C、叶酸、烟酸每日为 310μg、10μg、6mg、0.6mg、0.6mg、0.6mg、40mg、160μg、6mg；4~7 岁维生素 A、维生素 D、维生素 E、维生素 B_1、维生素 B_2、维生素 B_6、维生素 C、叶酸、烟酸每日为 360μg、10μg、7mg、0.8mg、0.7mg、0.7mg、50mg、190μg、8mg。

5. 学龄儿童与青少年营养需要

学龄儿童与青少年营养需要是指 6 岁到不满 18 岁的儿童少年，处于生长发育较快、体内合成代谢旺盛的阶段，所需的能量和各种营养素的量相对比成人高，尤其是能量、蛋白质、脂类、钙、锌和铁等营养素。同年龄男生和女生在儿童时期对营养素需要的差别很小，从青春期开始，男生和女生的营养需要出现较大的差异。

（1）能量　儿童少年的能量处于正平衡状态，男生能量 EER 为 5861.5~5861.5kJ/d，女生为 5233.5~13607.1kJ/d，各年龄组能量推荐摄入量有较大差别，能量的来源分别为碳水化合物 50%~65%，脂肪 20%~30%，蛋白质 12%~14%。

（2）蛋白质　儿童少年膳食蛋白质推荐摄入量男生为 35~75g/d，女生为 35~60g/d，蛋白质提供的能量应占膳食总能量的 12%~14%。

（3）脂类　儿童、少年时期脂肪适宜摄入量以占总能量的 20%~30% 为宜，少年时期是生长发育的高峰期，能量的需要也达到了高峰，因此一般不过度限制儿童少年从膳食中摄入脂肪。

（4）碳水化合物　碳水化合物是更容易被利用的能量，学龄前儿童与青少年膳食中碳水化合物适宜摄入量占总能量的 50%~65%。

（5）矿物质　青春前期及青春期正值生长突增高峰期，为了满足突增高峰的需要，7~18 岁青少年钙的 RNI 在 1000~1200mg/d 范围内变动，其中 11~12 岁达到 1200mg/d 峰值。铁的 RNI：7~18 岁男性为 13~16mg/d，女性为 13~18mg/d。锌 RNI：7~18 岁男性为 7~11.5mg/d，女性为 7~8.5mg/d；儿童少年膳食碘 RNI 为 7~18 岁 90~120μg/d。

（6）维生素　儿童维生素 A 缺乏的发生率远高于成人，维生素 A 的 RNI：7~18 岁男性为 500~800μgRE/d，女性为 500~700μgRE/d；儿童少年膳食维生素 B_1 的 RNI：男性为 1.0~1.6mg/d，女性为 1.0~1.3mg/d；维生素 B_2 的 RNI：男性为 1.0~1.5mg/d，女性为 1.0~1.2mg/d；维生素 C 的 RNI：7~18 岁为 65~100mg/d。

6. 老年人营养

合理营养是加强老年保健、延缓衰老进程、防治各种老年常见病，达到健康长寿和提高生命质量的必要条件。

（1）能量　60 岁以上的老年人基础代谢下降，体力活动相对减少，《中国居民膳食营养素参考摄入量（2013）》EER 建议：65～79 岁的男性能量为 8583kJ/d，女性为 7117.5kJ/d。

（2）蛋白质　《中国居民膳食营养素参考摄入量（2013）》建议 65～79 岁蛋白质的 RNI：男性为 65g/d，女性为 55g/d，大豆及其制品是老年人最佳的选择之一，因为大豆类及其制品相对容易取得，而且品种很多，可选择性很大，也较容易消化吸收。

（3）脂类　《中国居民膳食营养素参考摄入量（2013）》建议老年人脂肪在全日总能量中的百分比为 20%～30%，在全日食物中所有脂肪，包括食物内和烹调用的油料总计在 50g 之内。

（4）碳水化合物　碳水化合物是膳食能量的主要来源，宜占膳食总能量的 50%～65%，老年人的脂肪摄入量减少，相应地碳水化合物的量应适当增多。应选择复合碳水化合物的淀粉类为主食，且多选择粗杂粮，不宜多食用蔗糖等简单的糖类，果糖易被吸收利用，宜多吃水果、蔬菜等富含膳食纤维的食物，增强肠蠕动，防止便秘。

（5）矿物质　老年人对钙的吸收利用能力下降，骨质疏松症较常见，尤其是女性老年人，《中国居民膳食营养素参考摄入量（2013）》建议老年人钙的 RNI 为 1000mg/d。老年人对铁的吸收利用能力下降，易出现缺铁性贫血，铁的 RNI 为 12mg/d，同时还应多食用富含维生素 C 的蔬菜、水果，以利于铁的吸收。

（6）维生素　老年人由于体内代谢和免疫功能降低，需要充足的各种维生素以促进代谢、延缓衰老及增强抵抗力。中国营养学会为老年人推荐的微量营养素摄入量与 50 岁的成年人基本一致；60 岁以上老年人维生素 A 的 RNI 男性为 800μgRED/d，女性为 700μgRED/d；老年人户外活动减少，易出现维生素 D 缺乏，容易出现骨质疏松症，建议老年人维生素 D 的 RNI 为 15μg/d；建议老年人膳食维生素 E 的 RNI 为 14mg/d；当多不饱和脂肪酸摄入量增加时，应相应地增加维生素 E 的摄入量，一般每摄入 1g 多不饱和脂肪酸应摄入 0.6mg 的维生素 E。

老年人对维生素 B_1 利用率降低，建议 RNI：男性为 1.4mg/d，女性为 1.2mg/d；维生素 B_2 的 RNI 摄入量：男性为 1.4mg/d，女性为 1.2mg/d；维生素 C 可促进胶原蛋白的合成，保持毛细血管的弹性，减少脆性，防止老年血管硬化，并可降低胆固醇、增强免疫力、抗氧化，因此老年人应摄入充足，其 RNI 为 100mg/d；维生素 B_{12}、叶酸、维生素 B_6 三种维生素及时补充，将有助于降低动脉硬化的危险因素。

（二）不同生理条件下的合理膳食

1. 婴幼儿合理喂养

（1）提倡母乳喂养　母乳喂养是最科学、最有效的喂养方法，母乳是婴儿最佳的天然食物和饮料，母乳含有 4～6 个月内的婴儿所需的全部营养素，母乳中所含有的各种营养成分最适宜婴儿的消化与吸收，母乳蛋白质以乳清蛋白为主，在婴儿胃中形成的蛋白质凝块细小柔软，适合婴儿消化吸收，必需氨基酸含量和组合适合婴儿利用；母乳脂肪含较多不饱和脂肪酸，又含有乳脂酶，便于脂肪消化吸收；母乳乳糖含量高，能促进神经纤维髓鞘的发育，有利于钙和无机盐的吸收，乳糖在肠道中轻度发酵可促进肠蠕动，提高食欲，防治便秘，营养充足的母乳中的维生素，除了维生素D外，能满足6个月内婴儿的需要，母乳中的多种消化酶，免疫活性物质可增强婴儿抵抗力，因此尽管从6个月起，就要给婴儿及时合理地添加辅助食物，但是到孩子出生后的第二年，母乳仍是多种营养物质的重要来源，并且能帮助孩子抵抗疾病，因此母乳喂养应持续到2岁或以上。

（2）添加辅食　母乳喂养6个月后应逐步添加辅助食品。婴幼儿是指从出生至满2周岁的孩子，这段时期是生长发育最快的时期，一年内体重的增加为出生时的两倍，因此需要在营养上满足其快速生长发育的需求，添加辅助食品的时间与原则有以下要求。

①辅食添加时间：一般6个月时应逐步添加辅助食品。

②添加辅助食品的原则：继续母乳喂养，满6个月龄起添加辅食；从富含铁的泥糊状食物开始，逐步添加达到食物多样；提倡顺应喂养，鼓励但不强迫进食；辅食不加调味品，尽量减少糖和盐的摄入；注重饮食卫生和进食安全；定期监测体格指标，追求健康生长。添加辅助食品的顺序见表4-31。

表4-31　　　　　　　　　　婴儿辅助食品添加顺序

月龄	添加的辅食品种	供给的营养素
出生~5	维生素D油剂或乳化水剂（户外活动），口服或注射维生素K	维生素K、维生素D
7~9	米粉糊、麦粉糊、粥等淀粉类	能量（训练吞咽功能）
	蛋黄、无刺鱼泥、鱼禽肉、豆腐花或嫩豆腐	蛋白质、铁、锌、钙等物质、B族维生素
	叶菜汁（先）、果汁（后）、叶菜泥、水果泥	维生素C、矿物质、纤维素
	鱼肝油（户外活动）	维生素A、维生素D
10~12	稀粥、烂饭、饼干、面包、馒头等	能量（训练吞咽功能）
	无刺鱼、全蛋、肝泥、碎肉末、婴儿乳粉	蛋白质、铁、锌、钙等物质、B族维生素
	水果泥、蔬菜泥、黄瓜条、苹果片等	维生素C、矿物质、纤维素
	鱼肝油（户外活动）	维生素A、维生素D
13~24	稀粥、烂饭、饼干、面包、馒头等	能量
	鱼肝油（户外活动）	维生素A、维生素D
	可引入少量鲜牛乳、酸乳、乳酪等	蛋白质、矿物质、维生素

2. 学龄前儿童合理膳食

（1）培养良好的饮食习惯　这个阶段是良好饮食习惯培养的关键时期，养成不偏食、不挑食、少零食，细嚼慢咽，不暴饮暴食，口味清淡的健康饮食习惯。

（2）合理选择食物　做到足量食物、平衡膳食、每天饮乳多饮水，建议每天饮乳300～400mL，水的总摄入量（即饮水和膳食中汤水、牛乳等总和）在1300～1600mL。每日膳食应由适宜数量的谷类、乳类、肉类（或蛋或鱼类）、蔬菜和水果类四大类食物组成，多食用营养密度高的食物如乳制品、水果、蛋类及坚果类等食物，做到膳食多样化，营养全面平衡。

（3）正确烹调食物　学龄前期儿童咀嚼和消化能力仍低于成人，在进行食物加工时要专门制作，多采用蒸、煮、炖、煨的方式，少用油炸、烧烤、煎制，应将食物如蔬菜切碎，瘦肉加工成肉末，尽量减少食盐和调味品的食用，烹调成质地细软、容易消化的膳食。应随着年龄的增长逐渐增加食物的种类和数量。

（4）制定合理膳食制度　学龄前儿童胃的容量小，肝脏中糖原贮存量少，又活泼好动，容易饥饿，适当增加餐次可适应学龄前期儿童的消化能力，学龄前儿童以一日"三餐两点"制为宜。

（5）培养健康的饮食习惯　从小培养卫生习惯，避免病从口入，以保证抵抗力差的学龄前儿童健康成长。

3. 学龄儿童及青少年合理膳食

（1）保证各餐次进食数量　要保证学龄儿童有足够的能量和蛋白质的摄入，特别是早餐的食物摄入量，应占到全天总能量的25%～30%，午餐占30%～40%，晚餐占30%～35%，早餐一定要营养充足，至少应包括谷薯类、肉蛋类、乳豆类、果蔬类中三类及以上食物。每天吃足够的鱼、肉、蛋、乳、豆类，可保证足够的优质蛋白的摄入，还应摄入一定量的膳食纤维。

（2）养成良好饮食习惯　合理选择零食，不喝或少喝含糖饮料、不能用饮料代替水，每天足量喝水，6～10岁儿童每天饮水量为800～1000mL，11～17岁儿童每天饮水量为1100～1400mL,；保证每天喝乳及乳制品300mL；合理选择快餐，尽量少在外就餐；不偏食挑食、不暴饮暴食、不喝酒。

（3）多参加户外活动　每天累计至少参加60min中等强度到高强度的身体活动，注意运动姿势的正确性，做好运动前的准备活动。

（4）保持适宜体重　树立科学的健康观念和体型认知，合理饮食，避免超重肥胖和营养不良的发生，避免盲目减肥。

4. 孕妇合理膳食

孕期的合理膳食关系到孕妇健康与胎儿的发育，因此要做到合理膳食。一般自妊娠第4个月起，应该保证充足的能量，增加鱼、肉、蛋、乳、海产品的摄入，妊娠后期保持体重的正常增长。孕期分为孕早期（1～3个月）、孕中期（4～7个月)、孕晚期(分娩前两个月),应该根据各期生理特点,合理安排膳食。

(1) 孕早期合理膳食　注重优质蛋白质食物,富含无机盐、维生素食物及易于消化吸收的谷物摄入,选择促进食欲的食物,少食多餐。为避免胎儿出现神经管畸形,计划妊娠时就应补充叶酸 400μgDFE/d,孕前期继续每天叶酸 400μgDFE/d,并常吃含叶酸丰富的食物,保证孕期叶酸应达到 600μgDFE/d。为减少妊娠反应不适感,多吃蔬菜、水果等碱性食品,少吃油腻食物,适当摄入 B 族维生素丰富的食物。

(2) 孕中期合理膳食　由于胎儿发育快,营养素的需要量应增加,在孕前期基础上增加乳类 200g/d,增加动物性食物 50g/d;一般合理膳食安排是食量充足,有足够的能量摄入,增加植物油的摄入,如花生、核桃仁、瓜子、芝麻等,以促进胎儿大脑生长发育,建议每周食用 2~3 次鱼类;增加铁的摄入,多食用一些含铁丰富的食物如肝脏、血制品、肉类、鱼类等,提倡摄入适当杂粮。

(3) 孕晚期合理膳食　胎儿各器官组织迅速增长,尤其是大脑细胞的增长和胎儿体内营养素的贮存速度加快,故需要更多营养素,使食物多样化,合理膳食要求是保证动物性食品摄入,每天增加动物性食物 120g/d;增加豆类的摄入,多吃植物油脂,补充多不饱和脂肪酸,增加钙的摄入,铁的补充也十分重要,并保持适宜体重。

5. 乳母的合理膳食

乳母哺乳的婴儿,其生长发育所需的营养来源于母亲的乳汁,故乳母合理膳食要求食物多样,确保营养素的全面,特别是蛋白质、脂肪、矿物质、维生素的含量要丰富,饮食要摄入一定量的粗杂粮,在摄入动物性食品提供优质蛋白质的同时,也要注意利用大豆及制品提供蛋白质和钙,乳母应摄入含钙、铁丰富的食品如乳及乳制品、小鱼、小虾、绿叶蔬菜、动物肝脏等,保证 500g 以上的蔬菜、水果摄入,同时注意烹调方式,尽量以煮和煨等能有较多汤水的食品加工方法。

6. 老年人合理膳食

老年人随着年龄的增长,各器官的生理功能都会有不同程度的减退,尤其是消化和代谢功能,直接影响人体的营养状况,如牙齿脱落、消化液分泌减少、胃肠道蠕动缓慢等,会使机体对营养成分吸收利用率下降,老年人必须从膳食中获得足够的各种营养素,尤其是微量营养素。一般合理膳食要求是食物多样,粗细搭配,易于消化,每天至少要摄取 12 种以上食物。可采用三餐两点制或三餐三点制。主食多食用粗粮,每天饮用牛乳或乳制品,注意对大豆及豆制品的摄取,适量食用动物性食物,多吃蔬菜和水果,饮食清淡、少盐,合理的烹调方式及膳食制度,积极参加适度体力活动,以保持能量平衡,把体重维持在适宜范围内。

二、 实训练习: 某一生理条件人群食谱的编制

1. 实训目标

掌握不同生理条件人群食谱的编制方法。

2. 实训案例

幼儿园食谱编制。

步骤一:明确幼儿园食谱编制要求。

幼儿园食谱要求满足该年龄段儿童生长发育的需要,在编制中要按照合理膳食要求,根据幼儿园孩子的生理特点,注意能量密度和营养指数,同时考虑食物在加工中尽量细软和多样化,做到一周食谱应不重复,使幼儿获得最好的营养。

步骤二:工作准备。

了解幼儿园基本状况,幼儿园收费及饮食费用开支,一般计算器具或食谱编制软件。

步骤三:食谱编制过程。

(1) 确定儿童膳食能量目标　幼儿园儿童一般年龄在 3~5 岁,按照《中国居民膳食营养素参考摄入量》推荐 3~5 岁学龄前儿童平均总能量供给范围是 5233.5~5861.5kJ/d,平均能量参考摄入量为 5442.8kJ。

(2) 确定宏量营养素膳食目标　儿童产热营养素的供给比例:蛋白质占 15%,脂肪为占 25%,碳水化合物占 60%。

$$膳食蛋白质摄入量目标(g) = 5442.8kJ \times 15\% \div 16.747kJ/g = 49g$$

$$膳食脂肪摄入量目标(g) = 5442.8kJ \times 25\% \div 37.68kJ/g = 36g$$

$$膳食中碳水化合物摄入量目标(g) = 5442.8kJ \times 60\% \div 16.747kJ/g = 195g$$

(3) 根据餐次比计算每餐营养素参考摄入量　早餐、早点占总能量的 30%,午餐加午点占总能量的 40%,晚餐、晚点占总能量的 30%。

①早餐、早点营养素摄入量目标:

$$能量(kJ) = 5442.8kJ \times 30\% = 1632.8kJ$$

$$蛋白质摄入量(g) = 49g \times 30\% = 14.7g$$

$$脂肪摄入量(g) = 36g \times 30\% = 10.8g$$

$$碳水化合物摄入量(g) = 195g \times 30\% = 58.5g$$

②午餐、午点营养素摄入量目标:

$$能量(kJ) = 5442.8kJ \times 40\% = 2177kJ$$

$$蛋白质摄入量(g) = 49g \times 40\% = 19.6g$$

$$脂肪摄入量(g) = 36g \times 40\% = 14.4g$$

$$碳水化合物摄入量(g) = 195g \times 40\% = 78g$$

③晚餐、晚点营养素摄入量目标:

$$能量(kJ) = 5442.8kJ \times 30\% = 1632.8kJ$$

蛋白质摄入量(g) = 49g × 30% = 14.7g

脂肪摄入量(g) = 36g × 30% = 10.8g

碳水化合物摄入量(g) = 195g × 30% = 58.5g

（4）食物品种和数量的确定 根据营养素需要量确定食物种类和数量。

（5）设计出一日食谱 根据计算每日每餐的饭菜用量为基础，再根据核定的每日每餐饭菜用量以及就餐人数，可以计算出每日每餐食物用料的品种和数量，从而设计出每日食物用料计划，见表4-32。

表4-32　　　　　　　　　　幼儿园一日食谱

餐次	食物名称	原料	重量/g	备注
早餐	煮鸡蛋	鸡蛋	50	
	桃酥	面粉	50	
	苹果	—	50	
加餐	牛乳	鲜牛乳	343mL	
	米饼	面粉	10	
午餐	馒头	面粉	60	
	肉炒菜花胡萝卜	瘦肉	20	
		菜花	100	
		胡萝卜	25	全天植物油15g
	牛肉番茄汤	牛肉	15	
		番茄	20	
加餐	面包片	面粉	10	
	橘子	—	50	
晚餐	豆沙包	面粉	50	
		豆沙	20	
	海米角瓜肉末汤	海米	5	
		角瓜	50	
		肉末	30	

步骤四：食谱营养分析计算。

略。

步骤五：食谱的评价与调整。

参照食物成分表初步核算该食谱提供的能量、营养素的含量与RNIs标准进行比较分析，对营养素含量摄入较差的部分进行调整，最后确定食谱。

步骤六：确定一周食谱。

一日食谱确定后，可根据食用者饮食习惯、市场供应情况等因素在同一类食物中更换品种和烹调方法，编制一周食谱。

3. 实操训练

编制一大学食堂食谱。

> **思考题**
> 1. 不同生理条件下人群的营养需要有什么特点？
> 2. 不同生理条件下的合理膳食有哪些要求？

任务五

特殊环境人群膳食指导与食谱编制

知识目标

1. 明确特殊环境下人群的营养需要。
2. 掌握特殊环境下人群的合理膳食。

能力目标

能编制和评价某一特殊食谱。

一、基础知识

（一）高温环境人群营养需要与合理膳食

高温环境通常指32℃以上的工作环境或35℃以上的生活环境，如冶金工业中的炼焦、炼铁、炼钢、轧钢，机械工业的铸造、锻造、陶瓷、玻璃等工业炉前作业，农业、建筑、运输业、夏季露天工作业等。高温条件下必须通过人体生理功能的改变，来维持体温的相对恒定，这就使机体对营养的要求有其特殊性。

1. 高温环境人群的生理特点

在高温环境中人体会大量出汗，使得人体的体温调节中枢和饮水中枢处于兴奋状态，抑制了摄食中枢的兴奋性，表现为食欲的下降，而出汗导致大量无机盐、水溶性维生素、含氮性无机物的丢失，如出汗量一般在1.5L/h，最高可达4.2L/h，而汗液中有99%以上为水分，0.3%为无机盐，包括钠、钾、钙、镁、铁等多种，同时也引起水溶性维生素的大量丢失，如维生素 C、维生素 B_1、维生素 B_2 以及烟酸等；高温环境下大量出汗引起的失水使消化液分泌减少，消化酶活性降低，整个消化系统功能减弱；与其相关的还有人体基础代谢加强，由于高温进行的应激性和适应性，引起机体能量消耗增加，二者使得机体能量代谢增强。

2. 高温环境下对营养的要求

高温下由于蛋白质代谢加速，随汗液流失的氮增多，蛋白质摄入量应适当增加，建议补充优质蛋白质占总蛋白质的比例不低于 50%；当环境的温度在 30℃ 以上时，每上升 1℃ 能量供给应该在正常人 RNI 基础上增加 0.5%；无机盐的补充以食盐为主，还应补充钾、钙、镁、铁、锌、硒等盐类，以食用含无机盐较多的各种蔬菜、水果、豆类为宜；维生素补充量在以下范围，维生素 C 的供给量为 150～200mg/d，硫胺素的供给量为 2.5～3mg/d；维生素 B_1、维生素 B_2 的供给量为 2.5～3.5mg/d；由于出汗所以必须保证充足水供给，中等劳动强度、中等气象条件时日补水量需 3～5L，强劳动及气温或辐射热特别高时，日补水量需 5L 以上，补水方法以少量多次为宜，补充氯化钠的浓度以 0.1% 为宜，补充饮料的温度以 10℃ 左右为宜。

3. 高温环境合理膳食

高温环境下的能量及营养素需要量增加，同时人体消化系统功能降低，因此在饮食中应该注意对食物的合理调配，注意对动物性食物及豆类等优质蛋白的摄入，补充含矿物质丰富的蔬菜、水果，食物中应该增加汤制品的摄入，如菜汤、肉汤、鱼汤等，同时还应该摄取一些清凉解暑及含盐的饮料，如盐开水、盐汽水、盐茶水、绿豆汤等。

（二）低温环境人群营养需要与合理膳食

低温环境一般指低于 10℃ 的环境，常见于寒带及海拔较高地区的冬季及冷库作业等。低温环境影响人体代谢活动，也对人体营养有特殊要求。

1. 低温环境人体生理特点

低温环境下人体胃液分泌增加，食物在胃中的消化吸收充分，人体的食欲较强，喜欢摄入热食及高能量、高脂肪的食物。

2. 低温环境人群营养需要

低温情况下由于人体甲状腺激素分泌增加，人体基础代谢率增高 10%～15%，同时因机体散热增多，身体负担增加，也使能量消耗增大，故膳食总能量要求比在常温下多 10%～15%，较多的能量来源于脂肪代谢，因此脂肪供能比提高到了 35%～40%，而碳水化合物供能占总能量的 50%，蛋白质供能为 13%～15%，其中含甲硫氨酸较多的动物蛋白质应占总蛋白质的 45%。丰富的维生素有利于人群对低温的适应以及能量代谢的需要，因此低温环境下人体对维生素的需要量增加，补充足够维生素 A、维生素 D、维生素 B_1、维生素 B_2、烟酸、维生素 B_6 及泛酸，增加量比温带地区多 30%～35%，专家建议维生素 B_1 供给量为 2～3mg/d，维生素 B_2 供给量为 2.5～3.5mg/d，烟酸供给量为 15～25mg/d；给低温生活人群补充维生素 C，可提高机体对低温的耐受。此外寒冷地区因条件的限制，蔬菜及水果供给通常不足，维生素 C 应额外补充，日补充量为 17~120mg；寒带地区居民极易缺乏钙和钠，在低温环境下摄入较多的食盐，可使机体产热功能增强。

3. 低温环境下合理膳食

低温环境使人体对能量的需求增加 10%~15%。为保证能量充足供给，人体应该摄入一些高能量密度的食物，如脂肪类，通过摄入鱼、肉、蛋、大豆能增加一些优质蛋白，保证蛋白质供给；补充含维生素 C、维生素 B_1、维生素 B_2、维生素 A 丰富食物；食盐摄入量每日每人为 15~20g，高于普通环境下人群需要量。

（三）高原环境人群营养需要与合理膳食

一般将海拔 3000m 以上的地区称为高原，我国高原地域辽阔约占全国面积的 1/6，人口约有 1000 万。

1. 高原环境人群生理特点

高原地区由于海拔高、气压低、氧分压低、寒冷与大风、湿度低、太阳辐射强（紫外线与电离辐射）等，对人体主要生理功能的影响主要包括中枢神经的缺氧、呼吸系统的缺氧、循环系统的缺氧、血液系统的缺氧等多方面的表现，并可从物理性改变乃至发生高原病，合理膳食可以降低高原病的反应程度。

2. 高原环境人群的营养需要

高原环境需要较多能量，在同等劳动强度条件下，在高原的人体能量需要高于海平面者。一般情况下，从事同等强度劳动的人，在高原适应 5d 后，其能量的需要量比在海平面上的能量需要量高 3%~5%，9d 后，能量需要量将增加到 17%~35%，重体力劳动时，增加更多。在高原地区，碳水化合物摄入量对维持体力非常重要，有人建议提高碳水化合物功能比，可提高到 65%~75%，建议在高原上人体能量来源可由碳水化合物转向脂肪，另外提高蛋白质摄入量有助于负氮平衡的恢复；补充维生素后可促进机体的有氧代谢，提高机体低氧耐力，在高原环境下应增加维生素的摄入量，可加速机体对高原环境的适应。人体在从事体力劳动时，维生素 A、维生素 C、维生素 B_1、维生素 B_2 和烟酸应按正常供给量的 5 倍给予补充。初登高原者，体内水分排出较多，应设法增加液体，以促进食欲，增加进食量，保证营养供给，防止代谢紊乱，但在低氧情况下，尚未适应的人应避免饮水过多，防止肺水肿；未能适应高原环境的人，还要适当减少食盐的摄入量，可有助于预防急性高山反应。

3. 高原环境合理膳食

高原作业人群膳食应少吃多餐，禁暴饮暴食，能量比非高原人群增加 10%，蛋白质：脂肪：碳水化合物适宜比例为 1：1.1：5，占总能量比为 12%~13%、25%~30% 和 50%~65%；增加维生素和无机盐的摄取量，可预防高原病的发生。

（四）运动员营养需要与合理膳食

运动员除具有良好的耐力外，还要有高度的灵敏性，合理膳食结构可以满足他们对各种营养素的需求，从而促进体力增强，提高训练及比赛时的运动能力，也有利于赛后疲劳的消除和体力恢复。

1. 运动员的生理特点

运动员训练和比赛时的生理变化主要是因肌肉活动量增大引起的，肌肉活动能量主要是来源于碳水化合物和脂肪的氧化分解，糖容易氧化，耗氧量比脂肪小，其代谢产物为二氧化碳和水，对体液的 pH 影响小，运动开始和大强度运动时，碳水化合物代谢功能比较高，而运动强度小或糖原贮备被大量消耗后，脂肪供能比增高，运动时血糖浓度主要是由肝糖原和肌糖原降解产生，当运动糖贮备消耗完后机体会出现低血糖，接着出现神经系统障碍、头晕、无力、运动能力下降等；运动促进脂肪代谢，降低血脂，减少体内脂肪的过多贮备；而运动过程出汗增多，会使运动员处于失水、失盐状态，表现为体温增高、脉搏加快、心输出量减少，肌力减弱，感觉疲劳等。

2. 运动员的营养需要

运动员的能量消耗与运动项目、运动强度有极大关系且差异较大。一般训练中每日能量消耗量比一般人平均多 4.2MJ，每人每日能量供应在 14.6～17.6MJ，有人建议运动员膳食中蛋白质供能比占总摄入量的 15%，脂肪占 25%～30%，碳水化合物占 55%～65%，但是登山运动员中碳水化合物比例可占 65%～70%，脂肪摄入量减少为 20%～25%。冬季项目和水上项目的运动员，脂肪摄入比例可增加到 30%～35%；蛋白质供给充分可以维持运动员的神经兴奋性，建议运动员蛋白质摄入量为 $1.2～2.0g/(kg \cdot d)$，若是高强度运动，则可以追加；运动员对脂肪的摄取量应适当控制，体内脂肪过多会影响运动能力，高脂肪食物不容易被消化，延缓胃的排空，脂肪代谢后酸性物质的增加还会降低运动员的耐力，延缓运动后的恢复；碳水化合物是运动员的主要能源物质，运动员的肌糖原贮备水平与运动耐力有关，因此赛前、赛中都需要补充碳水化合物，有助于提高运动耐力；长时间运动会出汗较多，水代谢旺盛，运动员水的供给应以保持水平衡，补足失水量为原则，大量出汗后应该采用少量多次补足的办法，运动中补液，补充液体温度在 10～13℃ 比较合适，有利于降低体温；失水造成大量无机盐的丢失，因此要注意补充钾、钠、钙、镁等；运动过程中维生素的需要量增加，一般认为运动员的维生素摄入量应该是正常人的 1～1.5 倍。

3. 运动员合理膳食

运动员膳食应根据训练、比赛及所进行的项目性质不同而进行调整，进餐时间一般适宜安排在运动前 2h，运动结束后 40～60min 再进餐；日常训练应该进食混合膳食，赛前准备阶段，除全面增加营养素供给外，赛前 2～3d 应该安排高碳水化合物膳食，增加糖原贮备，比赛当天膳食应该是速效、高热量，并要求体积和重量小，易于消化，有些耐力项目可以在赛前 30min 补吃 20% 低聚糖溶液，比赛前避免吃产气多的食物。

二、实训练习： 对特殊环境人群的合理膳食指导

1. 实训目标

掌握特殊环境人群膳食指导、评价。

2. 实训案例

对运动员进行膳食指导。

案例：某乒乓球男运动员，体重60kg，对其进行合理膳食指导。

步骤一：工作准备。

了解运动员的基本情况，准备《中国食物营养成分表（2009）》，计算器具。

步骤二：各种营养素的确定.

（1）确定该运动员的能量需要　资料查询，计算得出该运动员一日能量需要为12560.4kJ。

（2）合理能量分配来源

$$蛋白质 = (3000 \times 15\%)/4 = 112.5g$$
$$脂肪 = (3000 \times 25\%)/9 = 83g$$
$$碳水化合物 = (3000 \times 60\%)/4 = 450g$$

（3）食物选择　按照营养素确定能量的方法，确定该运动员主食和副食量，包括：面粉（大米）约600g，蔬菜500g，水果400g，牛乳500g，动物性食品（包括畜、禽、鱼、蛋等）约150g，豆制品50g，盐10g，酱油10g，白糖20g，植物油30~40g，黄油10g。

步骤三：对食谱的分析调整。

步骤四：根据一日食谱确定一周食谱。

3. 实操训练

对高温环境下工作人员设计一日食谱。

> **思考题**
>
> 1. 高温环境下人群的膳食原则是什么？
> 2. 高原作业人群的膳食原则是什么？

项目五

营养性相关疾病的膳食指导

随着社会经济的发展，人民生活水平不断提高，威胁人类健康的慢性非遗传疾病呈上升趋势，这类疾病发病率提高与营养素摄入有一定关系，因此营养与疾病的关系受到广泛的关注。能量和营养素摄入不足、过多或不合理均会引起疾病即营养性疾病。自20世纪90年代后期以来，我国居民患与营养过剩和营养不平衡相关的心脑血管疾病、糖尿病、肥胖、痛风等一直保持上升的势头，严重影响我国居民健康水平，如何预防营养性疾病，已成为人类健康所面临的重要问题。

任务一
肥胖病人的膳食指导

知识目标

1. 了解肥胖的定义和特征。
2. 明确营养因素对肥胖的影响。
3. 掌握肥胖的营养防治原则。

能力目标

能制定肥胖人群食谱。

一、基础知识

（一）基本概念

肥胖（obesity）是指人体脂肪的过量贮存，表现为脂肪细胞增多和（或）细胞体积增大，即全身脂肪组织增大与其它组织失去正常比例的一种状态，常表现为体重超过了相应身高所确定的标准值20%以上。肥胖除了影响美观、给患者造成一定的心理负担外，还和许多慢性疾病的发病率呈正相关，如高血脂、高血压和高血糖等，许多医生都把肥胖比作一块吸引慢性疾病的磁铁。

（二）肥胖的诊断标准

针对肥胖病的定义，目前已建立了许多诊断或判定肥胖的标准和方法，常用的方法可分为三大类：人体测量法、物理测量法和化学测量法，其中最常用的方法是人体测量法。人体测量法包括身高、体重、胸围、腰围、臀围、肢体的围度和皮褶厚度等参数的测量。根据人体测量数据可以有许多不同的肥胖判定标准和方法，但常用的有身高标准体重法、皮褶厚度和体质指数（BMI）这三种方法。

具体标准见项目一。

（三）肥胖的发病机制

肥胖发生的原因从大体上可分为内因和外因，即遗传因素和环境因素。

1. 肥胖发生的内因

肥胖发生的内因主要是指肥胖发生的遗传学基础。一方面是遗传因素起决定性作用，现已证明第15号染色体存在某种缺陷以引起肥胖；另一方面是遗传物质与环境因素相互作用而导致肥胖。

2. 肥胖发生的外因

外因（环境因素）在肥胖发生和发展上也起非常重要的作用，而且大多数情况是遗传因素与环境因素共同作用的结果。有学者做过统计，肥胖大约有40%～70%由遗传因素决定，环境因素占30%～60%，在分析肥胖发生的原因时，不可忽视环境因素，即外因的作用。

（1）家庭和社会因素　随着经济的快速发展，人们的生活水平普遍得到了提高，现今，高热能食物的摄入量显著增加，且由于交通的发达和方便快捷以及电视机的普及，使得人们坐着的时间比运动的时间显著增多，这些因素均会导致能量的摄入大于消耗，从而引起肥胖。1986年和1996年进行的0～7岁儿童肥胖发生率调查结果显示，肥胖以每年7%～8%的速度递增，儿童肥胖率的递增速度与我国国民生产总值的增长速度相吻合。

（2）饮食因素　饮食诱导肥胖的原因主要有以下几个方面：在胚胎期，由于孕妇能量摄入过剩，可能造成婴儿出生时体重较重；婴儿出生后人工过量喂养，过早添加固体食物和断乳、进食速度快及食量大、偏食、喜食油腻和甜食、吃零食等都可能是造成肥胖的原因。

（3）行为心理因素　部分肥胖病人由于常常受到排斥和嘲笑，因而自卑感强，性格逐渐变得内向抑郁，从而养成了不愿参加集体活动、抑郁寡欢、不爱运动的习惯，这些行为心理方面的异常又常常以进食的方式来得到安慰。由此可见，肥胖可导致心理、行为问题，而心理、行为问题又促进肥胖，两者相互促进、相互加强，形成恶性循环。

二、肥胖对人体健康的危害

（一）肥胖对儿童健康的危害

1. 对心血管系统的影响

肥胖可导致儿童全血黏度增高，血总胆固醇、低密度脂蛋白胆固醇和载脂蛋白等的浓度显著增加，左室射血时间和心搏输出量高于正常体重儿童，血压明显增高，部分儿童出现心电图 ST 段提高和室性早搏。

2. 对呼吸系统的影响

肥胖儿童的肺活量和每分钟通气量明显低于体重正常的儿童，这说明肥胖症能导致混合型肺功能障碍。极量运动时肥胖儿的最大耐受时间、最大摄氧量及代谢当量明显低于正常儿童。

3. 对内分泌系统与免疫系统的影响

肥胖与人体内分泌改变有关。肥胖儿童的生长激素和泌乳激素大都处于正常的低值；三碘甲状腺原氨酸升高，四碘甲状腺原氨酸大都正常；在性激素方面，肥胖男孩血清睾酮降低而血清雌二醇增加，肥胖女孩雌激素代谢亢进，可发生高雌激素血症。胰岛素增多是肥胖儿童发病机制中的重要因素，肥胖儿童往往有糖代谢障碍，超重率越高，越容易发生糖尿病。

4. 对体力、智力、生长发育的影响

肥胖对儿童智力、心理行为也有不良影响。有人对肥胖儿童进行韦氏儿童智力量表和行为评定量表的综合测试，发现肥胖儿童行为商数（ADQ）明显低于对照组。肥胖男生倾向于抑郁和情绪不稳，肥胖女生倾向于自卑和不协调。肥胖儿的自我意识受损、自我评价较低、不合群，比对照组有更多的焦虑，幸福和满足感差。肥胖儿反应速度、阅读量、大脑工作能力指数等指标的值均低于对照组。

（二）肥胖对成年人健康的危害

国内外大量的流行病学调查发现，肥胖与死亡率有明显的关系。美国癌症学会提供的资料表明，男性和女性的最低死亡率相当于 BMI 为 22~25。在这个 BMI 范围之上或之下的死亡率均明显升高，BMI 为 30 的人死亡率增加更明显，当 BMI 接近 40，死亡率达到最高峰。和肥胖相关的主要疾病包括高血压、糖尿病、胆囊疾病和呼吸功能障碍以及内分泌和代谢发生异常等。

三、肥胖的营养防治原则与措施

肥胖的预防和治疗原则是使患者达到能量负平衡，以促进脂肪分解，并能维持正常的体重，使各项生理指标趋于正常。

（一）肥胖的营养防治原则

控制肥胖的总原则是达到能量的负平衡，促进脂肪分解，保证蛋白质、维生素和矿物质的供给，以保证生理功能的正常进行。能量供给一般情况相当于正常的能量水平的70%左右，重度肥胖患者一般能量控制在正常能量供给的50%，体重降低值在每月0.5~1.0kg。

保证优质蛋白的摄入，蛋白质供能比在15%~20%，其中优质蛋白质占50%以上，如动物性食物中的瘦肉、蛋、脱脂乳等，植物性食物的大豆及制品；脂肪供能比不超过25%，严重肥胖者供能比应不超过20%，胆固醇摄入量控制在300mg/d，血胆固醇超标患者则胆固醇摄入不超过200mg/d。碳水化合物供能比在50%~60%，且应以多糖为主，避免摄入较多单糖或双糖；膳食纤维具饱腹感，因此应增加摄入量，每日在25~30g，甚至更多；维生素和矿物质保证正常膳食推荐摄入量水平，食盐控制在3~5g。

同时，为了达到减肥目的，患者还应改掉如暴饮暴食、吃零食、偏食等不良的饮食习惯。合理的膳食调整和控制能量摄入是预防和控制肥胖的基本措施，但只有长期坚持才能收到良好效果。

（二）肥胖的其他治疗方法

1. 运动疗法

长期的低强度体力活动（如散步、打太极拳等）与高强度体育活动一样有效，这一点很重要，因为大多数肥胖病人不习惯于体育活动，并会中断这种充满活力的养生法。而低强度活动如散步、骑自行车等人们很容易坚持，常是肥胖者首选的运动疗法，但也有贵在坚持的问题，通常的做法是运动疗法和节食法并用，因为这样会取得更有效的减肥效果。

2. 药物疗法

药物治疗不是防控肥胖发生的必由之路。国外常用西药治疗肥胖，而国内常用中药减肥，常用的减肥药主要有抑制脂肪吸收药物、抑制食欲药物、促进代谢药物、甲状腺素制剂、利尿剂和泻药等，但市面上大多数减肥药物都有不同程度的毒副作用，有些副作用甚至是致命的，所以肥胖症病人需要慎重选择药物。

3. 中医疗法

这是我国传统医学在治疗肥胖中所表现出的独到之处。中医的减肥疗法主要有针刺疗法、耳穴贴压法、艾灸疗法、指针减肥法、推拿按摩法等，用于治疗单纯性肥胖症有一定疗效。

4. 外科疗法

外科疗法适用于严重的病态性肥胖患者。这类患者在其他保守治疗失败的情况下，因肥胖严重影响了身体健康，所以必须进行外科手术治疗。外科治疗肥胖的方法主要有两种：一种是肠胃外科手术，目的是减少和限制消化道食物营养成分的吸收，包括减少胃容量、减少食物有效吸收和肠道分流等手术方法；另一种外科手术疗法是局部脂肪切除术，适宜腹型或臀型肥胖病人。

综观以上肥胖的治疗方法，饮食控制和运动疗法仍是目前治疗肥胖最为有效的方法，以其为主，药物治疗为辅，患者严重病态肥胖时，极低热量特殊饮食和外科手术治疗是良好的肥胖治疗方案。

四、实训练习：肥胖病人减肥食谱的编制和调配

1. 实训目标

掌握肥胖人群营养食谱编制原则和方法。

2. 实训案例

肥胖患者膳食指导。

步骤一：准备工作。

《中国食物成分表（2009）》、计算及记录用具。

步骤二：基本信息确认。

仔细询问患者的基本信息，包括年龄、身高、体重、工作及健康情况。根据数据计算该患者体重属于超重或肥胖等级。

步骤三：确定患者的全日能量供给量。

肥胖人群的合理配餐，既应达到减肥目的，又能够在主要营养素之间保持合适的比例，从而使人体需要与膳食供应之间建立起平衡的关系，以免供应不足而造成营养不良，也避免因供应过量而加重肥胖。因此，应根据配餐对象的具体情况，如年龄、性别、体质指数、活动量等因素综合考虑，确定用餐对象全日的热能供给量。

能量需要量根据标准体重确定，按照以下公式计算得到：

$$标准体重(kg) = 身高(cm) - 105$$

$$目标能量(kJ) = 能量单位值 \times 标准体重$$

能量的需要量应该逐渐减少，以保证患者能够适应能量的减少过程，因此，一般情况下可从实际能量需要量开始逐渐减少，初期的能量摄入量低于实际摄入量的5%～10%开始。

$$实际能量需要量 = 能量单位值 \times 实际体重$$

能量单位值见表5-1。

表 5-1		肥胖者一日能量单位值	单位：kcal/kg 标准体重
体重	卧床	轻体力活动	中体力活动
肥胖	15	20~25	30

注：1kcal=4.1868kJ。

一般成年人每日能量来源比例蛋白质应适当提高，每天每公斤体重在 1.0~1.2g，脂肪功能比在 20% 以下，碳水化合物功能比在 50% 左右，增加膳食纤维摄入量，一般在 25~30g，矿物质和维生素必须保证在推荐摄入量水平。

步骤四：分配一日餐次的确定。

肥胖患者可以采用少量多餐的原则，避免低血糖发生，初期每天餐次在 5~6 次。后期餐次在正常状况，三餐能量适宜的分配比例为早餐占 30%、午餐占 40%、晚餐占 30%。早餐可以考虑营养稍微集中一点，提供充足的蛋白；中餐的食物品种应较为丰富，营养搭配均衡；晚餐则宜清淡一些。

步骤五：膳食建议。

肥胖病人应广泛摄取各种食物，变化越多越好，养成不偏食习惯，不要采取禁食某一种食品的减肥方法，例如不吃蔬菜、水果、粮食，只吃肉类的办法。绝对不要因贪嘴而破坏饮食减肥计划；忌喝果汁，尽量食用新鲜水果、蔬菜，因其富含纤维素，既可增加饱腹感，又可防止便秘；口味不可太咸，以免体内水分滞留过多；烹调方法，以蒸、煮、烤、炖等少油的方法为宜，炒菜用的油，必须按计划中规定的量，因此不宜吃油炸食物及喝肉汤。

3. 实操训练

为肥胖病人制作减肥食谱。

> **思考题**
> 1. 简述什么是肥胖及肥胖形成的原因。
> 2. 导致肥胖的环境因素有哪些？
> 3. 简述肥胖的预防与治疗措施。

任务二

心血管疾病病人的膳食指导

知识目标

1. 了解心血管疾病的定义、分类和临床表现。

2. 明确营养因素对心血管疾病的影响。
3. 掌握心血管疾病的营养防治原则。

能力目标

能够制定心血管疾病病人食谱。

一、基础知识

心血管疾病是一类严重危害人类健康的疾病，同时也是造成死亡的主要原因之一。广义的心血管疾病（CVD）是一组以心脏和血管异常为主的循环系统疾病，它包括心脏和血管疾病、肺循环疾病以及脑血管疾病。当前该组疾病中以冠状动脉粥样硬化性心脏病（即冠心病）和高血压对人类健康的危害最为严重，冠心病和高血压与膳食营养有着密切的关系。近年来其发病率在我国有明显增高的趋势。大量的流行病学资料显示，生活方式是心血管疾病发病率和病死率的决定因素，而膳食模式又是其中的重要原因。

二、营养与动脉粥样硬化

动脉粥样硬化是一种炎症性、多阶段的退行性的复合性病变。由于动脉内膜聚集的脂质斑块外观呈黄色粥样，故称为动脉粥样硬化。近年来的研究认为易损性斑块的破裂是导致脉管综合征以及死亡的主要原因，因而预防斑块的形成、促进斑块的消退和提高斑块的稳定性是动脉粥样硬化防治的主要策略。

目前认为除了遗传、年龄、肥胖、吸烟、机体内氧化应激水平升高和缺乏体力活动等危险因素外，营养膳食因素在动脉粥样硬化的发病过程中起着极为重要的作用。

（一）营养与动脉粥样硬化的关系

1. 膳食脂类与动脉粥样硬化

高脂血症或高脂蛋白血症与动脉粥样硬化的发生密切相关，膳食中的脂类对血脂水平的影响至关重要。

（1）高脂血症与动脉粥样硬化的关系　血脂高于正常的上限称为高脂蛋白血症。血浆中的脂类几乎都是与蛋白质结合运输的，所以高脂血症也被称为高脂蛋白血症。

高胆固醇血症或高LDL血症是动脉粥样硬化的主要危险因素，而低HDL也被认为是动脉粥样硬化的危险因素。20世纪80年代以来的大量研究认为高氧化低密度脂蛋白（O_x–LDL）和高甘油三酯也是动脉粥样硬化的独立危险因素。降低血浆的总胆固醇、LDL、甘油三酯和升高血浆 HDL 的措施显示能够降低动脉粥样硬化引起的冠心病的发生及死亡率。目前，临床治疗动脉粥样硬化的主要措施是改善血脂水平，膳食营养因素与血脂变化密切相关，控制饮食和改善营养状况已成为防治动脉粥样硬化的重要途径。

（2）不同脂肪酸与动脉粥样硬化　饱和脂肪酸被认为是膳食中使血清胆固醇升高的重要原因。但进一步的研究结果表明，并不是所有的饱和脂肪酸都具有升高血清胆固醇的作用，大于 10 个碳原子和小于 18 个碳原子的饱和脂肪酸几乎不升高血清胆固醇，而棕榈酸、豆蔻酸和月桂酸有升高血清胆固醇的作用，其中豆蔻酸最强，棕榈酸次之，月桂酸再次之。这些饱和脂肪酸升高血胆固醇的机理可能与抑制 LDL 受体的活性有关，从而干扰 LDL 从血液循环中清除。

单不饱和脂肪酸主要存在于橄榄油和茶油中，其对血清胆固醇的作用曾被认为是中性的。但一些科学家发现摄入橄榄油较多的地中海居民虽然脂肪的摄入量高，但冠心病的病死率较低，进一步的研究认为单不饱和脂肪酸能降低血总胆固醇和 LDL，而不降低 HDL 水平，或使 LDL 胆固醇下降较多而 HDL 胆固醇下降较少。

膳食中的多不饱和脂肪酸主要为 $n-6$ 和 $n-3$ 系列的多不饱和脂肪酸。$n-6$ 多不饱和脂肪酸，如亚油酸能降低血清胆固醇含量，但降低 LDL 胆固醇的同时也降低 HDL 胆固醇。亚油酸对血胆固醇的作用机理与饱和脂肪酸相反，即增加 LDL 受体的活性。$n-3$ 多不饱和脂肪酸，如 α - 亚麻酸、EPA 和 DHA 能降低血胆固醇的含量，同时降低血浆甘油三酯的含量，并且升高血浆 HDL 水平。EPA 和 DHA 降低血浆甘油三酯的作用是因为他们阻碍了甘油三酯渗入到肝脏的 VLDL 颗粒中，导致肝分泌的甘油三酯减少，血浆甘油三酯降低。此外，$n-3$ 多不饱和脂肪酸具有改善血管内膜的功能，如调节血管内膜一氧化氮的合成和释放等，EPA、DHA 和 $n-6$ 系列的亚油酸可为前列腺素中阻碍血小板凝集成分的前体之一，具有抑制血小板凝集的作用。

多不饱和脂肪酸由于双键较多，在体内易被氧化。大量多不饱和脂肪酸的摄入可提高体内的氧化应激水平，从而促进动脉粥样硬化的形成和发展，单不饱和脂肪酸由于不饱和双键较少，对氧化作用的敏感性较多不饱和脂肪酸低，可能对预防动脉粥样硬化更有优越性。

反式脂肪酸是食物中常见的顺式脂肪酸的异构体。在将植物油氢化制成人造黄油的生产过程中，双键可以从顺式变成反式，即形成反式脂肪酸，研究结果表明摄入反式脂肪酸可使血中 LDL 胆固醇含量增加，同时引起 HDL 降低，HDL/LDL 比例降低，增加罹患动脉粥样硬化的危险性。

（3）膳食胆固醇与动脉粥样硬化　人体内的胆固醇来自外源性和内源性两条途径，外源性约占 30%～40%，直接来自于膳食，其余由肝脏合成。当膳食中摄入的胆固醇增加时，不仅肠道的吸收率下降，而且可反馈性地抑制肝内胆固醇的合成，从而维持体内胆固醇含量的相对稳定。但当胆固醇摄入量太多时，仍可使血中胆固醇含量升高。

（4）磷脂与动脉粥样硬化　磷脂是一种乳化剂，可使血液中胆固醇颗粒变小，易于透过血管壁为组织利用，使血浆胆固醇浓度降低，避免胆固醇在血管壁上沉积，故有利于防治动脉粥样硬化。

（5）植物固醇与动脉粥样硬化　植物中含有与胆固醇结构类似的化合物称为植物固醇，它能够在消化道中与胆固醇竞争性形成"胶粒"，抑制胆固醇的吸收，降低血浆胆固醇。

2. 膳食热能、碳水化合物与动脉粥样硬化

能量摄入过多会在体内转化成脂肪，贮存于皮下或身体各组织中，造成肥胖。肥胖患者的脂肪细胞对胰岛素的敏感性降低，引起葡萄糖的利用受限，继而引起代谢紊乱，使血浆甘油三酯升高。

膳食中碳水化合物的种类和数量对血脂水平有较大的影响。单糖和双糖等低分子碳水化合物摄入过多容易引起血清甘油三酯水平升高，这是因为肝利用多余的碳水化合物合成甘油三酯所致；膳食纤维能够降低胆固醇和胆酸的吸收，并增加其从粪便中排出，故具有降低血脂的作用。

3. 蛋白质与动脉粥样硬化

蛋白质与动脉粥样硬化的关系尚未完全阐明。在动物实验中发现，高动物性蛋白（如酪蛋白）膳食可促进动脉粥样硬化的形成。用大豆蛋白和其它植物性蛋白代替高脂血症患者膳食中的动物性蛋白，能够降低血清胆固醇。

研究还发现一些氨基酸可影响心血管的功能，如牛磺酸能减少氧自由基的产生，使还原性谷胱甘肽增加，保护细胞膜的稳定性，同时还具有降低血胆固醇和肝胆固醇的作用。甲硫氨酸摄入增加可引起血浆同型半胱氨酸升高，进而引起动脉内膜的损伤，目前高同型半胱氨酸血症被认为是 AS 的独立危险因子。

4. 维生素与动脉粥样硬化

（1）维生素 E　维生素 E 预防动脉粥样硬化作用的机理可能与其抗氧化作用有关，即减少脂质过氧化物质的形成；维生素 E 还可能通过抑制炎症因子的形成和分泌，以及抑制血小板凝集而发挥抗动脉粥样硬化的作用。

（2）维生素 C　维生素 C 在体内参与多种生物活性物质的羟化反应，包括参与肝胆固醇代谢成胆酸的羟化反应，促进胆固醇转变为胆汁酸而降低血中胆固醇的含量；维生素 C 可参与体内胶原的合成，调节血管的脆性和血管的通透性；维生素 C 是体内重要的水溶性抗氧化剂，可降低血管内皮的氧化损伤；大剂量维生素 C 可加快冠状动脉的血流量，保护血管壁的结构和功能，从而有利于防治心血管疾病。

（3）其他维生素　血浆同型半胱氨酸是动脉粥样硬化的独立危险因素，当叶酸、钴胺素和维生素 B_6 缺乏时，血浆同型半胱氨酸浓度增加，膳食中补充上述三

种维生素可降低高血浆同型半胱氨酸对血管的损伤；烟酸在药用剂量下有降低血清胆固醇和甘油三酯、升高 HDL、促进末梢血管扩张等作用。

5. 矿物质与动脉粥样硬化

镁对心肌的结构、功能和代谢有重要作用，能改善脂质代谢并有抗凝血功能，缺镁易发生血管硬化和心肌损害，软水地区居民心血管疾病发病率高于硬水地区，可能与软水中含镁较少有关；高钙饲料可降低动物血胆固醇；铬是葡萄糖耐量因子的组成成分，缺铬可引起糖代谢和脂类代谢的紊乱，增加动脉粥样硬化的危险性。而补充铬可降低血清胆固醇和 LDL，提高 HDL 的含量，防止粥样硬化斑块的形成；铜缺乏也可使血胆固醇含量升高，并影响弹性蛋白和胶原蛋白的交联而引起心血管损伤；过多的锌则降低血中 HDL 含量，膳食中锌/铜比值较高的地区冠心病发病率也较高；近年来的实验研究还发现，过量铁的摄入可引起心肌损伤、心律失常和心衰等症状，应用铁螯合剂可促进心肌细胞功能和代谢的恢复；碘可减少胆固醇在动脉壁的沉着；硒是体内抗氧化酶——谷胱甘肽过氧化物酶的核心成分，谷胱甘肽过氧化物酶使体内形成的过氧化物迅速分解，减少自由基对机体组织的损伤，缺硒也可减少前列腺素的合成，促进血小板的聚集和血管收缩，增加动脉粥样硬化的危险性。

6. 其他膳食因素

（1）酒　许多研究结果表明饮酒量和血脂及血压呈"J"形关系，少量饮酒可增加血 HDL 水平，而大量饮酒可引起肝的损伤和脂代谢的紊乱，主要是升高血甘油三酯和 LDL。

（2）茶　茶叶中含有茶多酚等化学物质，茶多酚具有抗氧化和降低胆固醇在动脉壁聚集的作用。

（3）富含植物化学物的食物　植物性食物中含有大量的植物化学物如黄酮、异黄酮、植物硫化物、花青素类化合物和皂苷类化合物等，这些物质具有降低血胆固醇水平、抗氧化和抑制动脉粥样硬化形成的作用。

（二）动脉粥样硬化的营养防治原则

动脉粥样硬化的防治原则是在平衡膳食的基础上，控制总热能和总脂肪，限制膳食饱和脂肪酸和胆固醇，保证充足的膳食纤维和多种维生素，保证适量的矿物质和抗氧化营养物质。

1. 限制热能的摄入总量，保持理想体重

热能摄入过多是肥胖的重要原因，而后者是动脉粥样硬化的重要危险因素，故应该控制总能量的摄入，并适当增加运动，保持理想体重。

2. 限制脂肪和胆固醇的摄入量

限制膳食中的脂肪总量及饱和脂肪酸和胆固醇的摄入量是防治高胆固醇血症和动脉粥样硬化的重要措施。膳食中脂肪摄入量以占总热能的 20%～25% 为宜，饱和脂肪酸的摄入量应不超过总热能的 10%，适当增加单不饱和脂肪酸和多不饱和脂肪酸的摄入量。深海鱼类主要含 n-3 多不饱和脂肪酸，对心血管有保护作用，可适当多吃；少吃含高胆固醇的食物，如动物内脏和鱼卵等；高脂血症患者应进一步降低饱和脂肪酸摄入量使其低于总热能的 7%。

3. 提高植物性蛋白的摄入量，少吃甜食

蛋白质摄入应占总热能摄入量的 12%~15%，植物蛋白中的大豆蛋白有很好的降血脂作用，可适当多食。碳水化合物应占总能量的 60% 左右，且以复合碳水化合物为主，高脂血症患者尤其应限制精制糖（如甜食和含糖饮料）的摄入。

4. 保证摄入充足的膳食纤维

膳食纤维的摄入量达到 30~40g/d 能明显降低血胆固醇，因此心脑血管病人应多食果蔬、粗粮、燕麦等富含膳食纤维的食物。

5. 供给充足的维生素和矿物质

很多维生素以及矿物质具有改善心血管功能的作用，特别是维生素 E、维生素 C 和硒具有抗氧化作用，因此应多食富含这些营养素的食物，如绿叶蔬菜、酸味水果和海产品等。

6. 饮食清淡，少盐和少酒

高血压是动脉粥样硬化的重要危险因素，控制每日食盐的摄入量不超过 6g 是防控高血压疾病的重要措施。少量饮酒有利于心脑血管疾病的防控，但过量饮酒会加速动脉粥样硬化的形成。

7. 适当多吃富含植物化学物的食物

非传统营养素的植物化学物质具有促进心脑血管健康的作用，摄入富含这类物质的食物有助于心血管的健康和抑制动脉粥样硬化的形成，应鼓励摄入足量的且种类丰富的植物性食物和食用菌类，如大豆、草莓、葱蒜、香菇、绿色食品和黑色食品。

三、营养与高血压

高血压（hypertension）是一种血压调控障碍，是以体循环动脉血压持续升高为主要表现的心血管疾病。高血压在许多国家都是一种常见病，患病率一般在 10%~20%，是致死致残的主要原因，是一个值得引起人们关注的公共卫生问题。我国目前对高血压的诊断和分类基本上采用世界卫生组织和国际高血压学会在 1999 年会给出的标准，见表 5-2。

表 5-2　　　　　　　　　　血压水平的定义和分类

分类	收缩压/mmHg	舒张压/mmHg
理想血压	<120	<80
正常血压	<130	<85

续表

分类	收缩压/mmHg	舒张压/mmHg
正常偏高	130~139	85~89
高血压Ⅰ级（轻度）	140~159	90~99
高血压Ⅱ级（中度）	160~179	100~109
高血压Ⅲ级（重度）	≥180	≥110

高血压是一种由遗传多基因与环境多危险因子交互作用而形成的慢性全身性疾病。在我国普遍存在着患病率高、死亡率高、残疾率高的"三高"和知晓率低、治疗率低、控制率低的"三低"特点。一般认为，在高血压的发病过程中，遗传因素大约占40%，环境因素大约占60%，而在环境因素中，营养膳食是最主要的因素。临床上很多高血压病人，特别是肥胖型患者常伴有糖尿病，而糖尿病也常伴发高血压，糖尿病患者由于血糖增高、血液黏稠度增加、血管壁受损、血管阻力增加而易引起高血压。

（一）营养与高血压的关系

1. 超重和肥胖与高血压

大量研究已证实，肥胖或超重是血压升高的重要危险因素，超重或肥胖者（特别是向心性肥胖）高血压的发病率较正常体重者更高，而60%以上的高血压患者是肥胖或超重人群，肥胖的高血压病人更易发生心绞痛和猝死。

肥胖导致血压升高的机制可能是肥胖引起高血脂，从而使心排出量增加、引发胰岛素抵抗以及交感神经兴奋。减轻体重是降低血压的重要措施，体重每减轻9.2kg可使收缩压降低6.3mmHg，舒张压降低3.1mmHg。

2. 蛋白质与高血压

蛋白质与高血压发生的关系尚未完全阐明，但部分研究报道了某些氨基酸与血压的关系。如牛磺酸在循环系统中可抑制血小板的凝集，降低血脂，从而具有一定的降压作用；在外周或中枢直接给予色氨酸和酪氨酸也可降低血压。

3. 脂类与高血压

增加不饱和脂肪酸（包括单不饱和脂肪酸和多不饱和脂肪酸），且减少饱和脂肪酸和胆固醇的摄入量有利于降低血压。$n-3$系列多不饱和脂肪酸的降压作用机制可能与改变前列腺素的代谢、改变血管内皮细胞的功能和抑制血管平滑肌细胞的增殖有关，每天摄入4.8g深海鱼油可降低血压1.5~3mmHg。

4. 碳水化合物与高血压

动物实验和流行病学调查研究结果表明：食用精制糖（如葡萄糖、蔗糖和果糖）可升高血压，而食用膳食纤维则可降低血压。

5. 矿物质与高血压

矿物质中与高血压最密切相关的是钠（主要来自氯化钠）。人群的平均血压水平与食盐摄入量有关,在食盐摄入量较高的地区采取膳食限盐的措施可使血压下降。有报告显示高血压患病率和居民尿钠含量呈正相关,但亦有不同的意见,这可能与高血压人群中有盐敏感型和非盐敏感型之别有关。高钠促使血压升高可能是通过提高交感兴奋增加外周血管阻力所致。饮食中钾、钙、镁摄入不足,Na^+/K^+比例升高时易患高血压,在动物实验中也有类似的发现。

6. 酒精与高血压

大量研究发现饮酒和血压呈"J"形关系。少量的酒精具有舒张血管的作用,少量饮酒者(每天1~2次,按纯酒精折算,每次饮酒不超过14g)的血压比绝对禁酒者还要低。但大量的酒精具有收缩血管的作用,每天饮酒超过3次以上者的血压则显著升高,这可能与酒精刺激交感神经活动和促皮质激素释放等因素有关。

(二)高血压的营养防治原则

1. 控制体重,避免肥胖

控制体重可使高血压的发生率降低28%~40%。减轻体重的措施,一是限制能量的摄入,二是增加体力活动。超重或肥胖的高血压患者摄入的总能量可根据患者的理想体重,每日每1kg体重给予83.7~104.7kJ能量,能量减少时可采取循序渐进的方式。在限制的能量范围内,应做到营养平衡,合理安排蛋白质、脂肪、碳水化合物的比例,并使无机盐和维生素达到DRIs标准。适量的体力活动既能增加能量的消耗,又能改善葡萄糖耐量,增加胰岛素的敏感性,还能提高HDL水平,对控制高血压有利。高血压患者应选择合适的运动方式,如步行、慢跑、骑自行车、太极拳等,运动强度以接近靶心率(能获得较好运动效果并能保证安全的运动心率)为准,靶心率=170-年龄(岁),运动时应遵循循序渐进的原则,运动量由小到大,时间由短到长,动作由易到难,从而使机体逐步适应。

2. 改善膳食结构

(1)限制膳食中的钠盐 高血压患者钠的摄入量应控制在1.5~3g/d,除了食盐外,还要考虑其他钠的来源,包括盐腌食品以及食物本身含有的钠盐。

(2)增加钾、钙、镁的摄入量 钾、钙和镁具有能对抗钠的不利作用,高血压患者应多食用富含这些矿物质的食物,如新鲜的果蔬、豆类和根茎类等食品。

(3)保持良好的脂肪酸比例 高血压患者的脂肪摄入量应控制在总热能的25%或更低,其中饱和脂肪酸、单不饱和脂肪酸和多不饱和脂肪酸的供能比应维持在1:1:1左右。

(4)增加优质蛋白和部分氨基酸的摄入量 不同来源的蛋白质对血压的影响不同,鱼类蛋白可使高血压和脑卒中的发病率降低,牛磺酸、酪氨酸和色氨酸也有降低血压的功效,大豆蛋白虽无降血压作用,但也有预防脑卒中发生的作用。

(5)限制饮酒 酒精是高血压和脑卒中发生的独立危险因素,高血压患者不宜饮酒,应限制饮酒量在每天25g酒精以下,必要时应完全戒酒。

(6)其他 中医推荐高血压患者食用芹菜、洋葱、大蒜、胡萝卜、荠菜、菠菜等蔬菜，还可食用山楂、西瓜、桑葚、香蕉、柿子、苹果、桃、梨等水果，以及菊花、海带、木耳、蘑菇、玉米等植物性食物，这些食物对高血压的防治作用可能与其含有的植物化学物、微量元素和维生素有关。

四、实训练习：高血脂病人的食谱编制

1. 实训目标

掌握高血脂人群营养食谱编制原则和方法。

2. 实训案例

高血脂病人膳食指导。

步骤一：准备工作。

《中国食物成分表（2009）》、计算及记录用具。

步骤二：基本信息确认。

仔细询问患者的基本信息，包括年龄、身高、体重、工作及健康情况。根据数据计算该患者体重属于超重或肥胖等级。

步骤三：确定用餐对象的全日能量供给量。

高血脂症多发于中老年人，但近年也有低龄化的趋势，因此，应根据配餐对象的具体情况，如年龄、性别、体质指数、活动量等因素综合考虑，可确定用餐对象全日的热能供给量。

步骤四：计算宏量营养素的每日供应量。

通常情况下，成年人每日三大产能营养素：碳水化合物、脂肪和蛋白质所供应的能量分别应占总能量的55%~65%、20%~30%和10%~15%。根据上述比例，按各营养素的生理有效能量分别折算出各营养素每日需供应的重量。高脂血症患者应在合理的范围内采取低能量、低脂肪的饮食模式，尽可能减少摄入脂肪，且饱和脂肪酸供能须控制在总能量的10%以内。中老年患者可以通过多摄入优质蛋白补充营养。需要减轻体重的患者可根据个体情况合理设计营养素的供应量。

步骤五：分配一日三餐中每餐所需各营养素的量。

一日三餐能量适宜的分配比例为早餐占30%、午餐占40%、晚餐占30%。早餐可以考虑营养稍微集中一点，提供充足的蛋白；中餐的食物品种应较为丰富，营养搭配均衡；晚餐则宜清淡一些。

步骤六：主、副食品种和数量的确定。

粮谷类是糖类的主要来源。按照已计算出的糖类需求量，查找食物成分表中各种主食中糖类的含量，可以计算、确定主食的品种和数量，主食最好能粗细搭配以供给更丰富的营养。

统计已设计好的主食中所含有的蛋白质重量，用应摄入的蛋白质重量减去主食提供的蛋白质重量，即为副食应提供的蛋白重量，设定副食中蛋白质2/3由动物

性食品供给，1/3 由豆类及其制品供给，据此求出各类动物性食品和豆制品的供应量。高脂血症患者在考虑优质蛋白的来源时，还应考虑动物性食品中脂肪的情况，宜用饱和脂肪少一些的鱼类、禽类和瘦肉代替肥的畜肉。

根据人体需求，每天还需食用一定量的蔬菜和水果，以补充微量营养素。高血脂患者宜选择植物油（推荐橄榄油），且每日食用植物油的重量要限制在25g以内。

3. 实训练习

为高血压病人设计制作营养食谱。

> **思考题**
> 1. 什么是动脉粥样硬化，其膳食预防与控制原则有哪些？
> 2. 什么是高血压，其营养防治原则有哪些？

任务三

糖尿病人的膳食指导

知识目标

1. 了解糖尿病的定义、分类和临床表现。
2. 明确营养因素对糖尿病的影响。
3. 掌握糖尿病的营养防治原则。

能力目标

能够制定糖尿病人食谱。

一、基础知识

（一）基本概念

糖尿病（diabetes mellitus）是一组由遗传和环境因素相互作用而导致的一种慢性、全身性的代谢性疾病，其原因是胰岛素分泌绝对或相对不足以及靶组织细胞对胰岛素敏感性降低，导致糖、蛋白质、脂肪、水和电解质等代谢紊乱，引起高血糖和糖尿。糖尿病的临床表现为"三多一少"（多食、多饮、多尿及体重减少），久病可引起多个系统的损害,病情严重时或应激时可发生代谢紊乱和酮症酸中毒。

目前全世界糖尿病的患病率都在增加,我国的糖尿病患病率正逐年上升,糖尿病人群中发生心脑血管疾病、失明、肢端坏疽等严重并发症者均明显高于非糖尿病人群。

(二) 糖尿病诊断标准

世界卫生组织(WTO)对糖尿病的诊断和分类制定了统一标准:有糖尿病症状,且随机血糖≥11.1mmol/L 和(或)空腹血糖≥7.8mmol/L,服糖 2h 后血糖≥11.1mmol/L,符合上述标准之一的患者,在另一天重复上述检查,若仍符合三条标准之一者即诊断为糖尿病;口服葡萄糖耐量试验,服糖后 2h 血糖在 7.8~11.1mmol/L 诊断为糖耐量降低;空腹血糖在 6.1~7.0mmol/L 诊断为空腹耐糖不良。

(三) 糖尿病分类

糖尿病临床分型主要有两大类:胰岛素依赖型糖尿病(IDDM,1型),可发生在任何年龄,但多见于儿童和青少年,临床表现为明显的"三多一少"症状,且有发生酮症酸中毒的倾向,必须依赖胰岛素治疗维持生命;非胰岛素依赖糖尿病(NIDDM,2型),可发生于任何年龄,但多见于中老年,大多数病人有肥胖症状,发病缓慢且症状不典型,其并发症包括循环系统病变、神经病变、眼部病变和皮肤病变等。此外还有妊娠期糖尿病,某些内分泌疾病、感染、药物及化学制剂引起的糖尿病和胰腺疾病、内分泌疾病伴发的糖尿病等。

目前糖尿病的治疗措施主要包括宣传教育、营养治疗(饮食治疗)、运动治疗、药物治疗以及病情的自我监测,其中营养治疗是最基本的措施,无论采用哪种治疗方法都必须控制饮食,有些症状较轻的糖尿病及高血糖病人只通过营养治疗就能见效,从目前的医疗水平来看,控制饮食应是长期甚至终身需要坚持的。

二、 糖尿病营养防治原则

糖尿病营养治疗的总原则是因人而异、合理的饮食结构、合理的餐次分配以及持之以恒。糖尿病营养防治的目的是使患者恢复并能维持正常的血糖、尿糖和血脂等水平,以保护胰腺功能,并维持理想体重,从而达到控制病情及防治各种并发症的目的。糖尿病及高血糖人群每日摄入的总能量要合理控制,维持三大产能营养素之间有合适的比例,并注意微量营养素的补充,合理利用食物交换、食谱设计等方法以满足食物多样化的要求。

(一) 合理控制总能量,维持理想体重

合理控制总能量摄入是糖尿病营养治疗的首要原则。总能量应根据患者的标准体重、生理条件、劳动强度、工作性质而定;肥胖者应减少能量摄入,使体重逐渐下降至理想体重±5%的范围内以配合治疗;儿童、孕妇、乳母、营养不良及

消瘦者、伴消耗性疾病而体重低于标准体重者，能量摄入量可适当增加10%~20%，以适应患者的生理需要和适当增加体重。根据患者的体型和理想体重，可估计每日的能量适宜供给量见表5-3。

表5-3　　　　　　　　不同劳动强度糖尿病人的每日能量供给量

单位：kcal/kg，适用于成年人

体型	卧床	轻体力劳动	中等体力劳动	重体力劳动
消瘦	25~30	35	40	45~50
正常	20~25	30	35	40
肥胖	15~20	20~25	30	35

注：1kcal=4.1868kJ。

（二）摄入适量的高分子碳水化合物

过去在糖尿病的饮食治疗中，非常强调严格地限制碳水化合物的摄入，但研究发现适当提高碳水化合物的摄入量并不增加胰岛素的抵抗，反而还可提高胰岛素的敏感性，避免发生酮症酸中毒，对控制病情有利。

碳水化合物摄入量应占总热量的50%~60%，但应以多糖类食物为主，尽量避免食用单糖和双糖等碳水化合物，以预防血糖过高。糖尿病和高血糖人群应严格限制含葡萄糖、蔗糖、乳糖、麦芽糖的食品及蜂蜜等，如果一定要食用甜食，可选择功能性低聚糖、糖醇和阿斯巴甜等甜味剂。

谷类食物是膳食碳水化合物的主要来源，其他淀粉类食物如马铃薯、甘薯、芋头、粉条、粉皮等碳水化合物也不少，一般成年患者每日碳水化合物摄入量应控制在200~350g，折合成主食约为250~400g；肥胖者酌情可控制在150~200g，约折合主食为200~250g；糖尿病患者碳水化合物的实际摄入量应根据其血糖、尿糖和用药情况及时调整。

在计算碳水化合物的摄入量和在食物中的供能比例时，还应考虑食物的血糖指数，低GI的食物对血糖升高的影响小，可有效控制餐后胰岛素和血糖异常，有利于血糖浓度保持稳定。

膳食纤维，尤其是水溶性膳食纤维，有降低空腹血糖和餐后血糖及改善葡萄糖耐量曲线的作用，是降低2型糖尿病高危险因素的重要方法，应给糖尿病人的膳食提供丰富的膳食纤维，其来源应首选天然食物，如杂粮、杂豆、蔬菜、水果等。

（三）控制总脂肪、饱和脂肪酸和胆固醇的摄入量

脂肪摄入量一般按总热能的20%~25%供给，不宜高于30%。高血糖并发高血脂的病人，除控制脂肪的总摄入量外，还应注意饱和脂肪酸和不饱和脂肪酸的比例，严格限制胆固醇的摄入量不超过200mg/d，以防控动脉粥样硬化的形成。一般建议饱和脂肪酸、单不饱和脂肪酸、多不饱和脂肪酸之间的供能比例为1:1:1，

其中单不饱和脂肪酸是较理想的脂肪来源,在橄榄油中含量丰富,应优先选用。

(四) 合理摄入蛋白质

成年患者蛋白质摄入量按每 1kg 理想体重 1~1.2g,占总热能的 12%~15%,其中至少有 1/3 来自高生物价的蛋白质,如肉、鱼、蛋、乳及大豆制品;过于消瘦以及处在怀孕及哺乳期的患者应增加蛋白质的摄入量,可按每 1kg 体重 1.5g 供给,增加蛋白质摄入量时,应注意肾功能的变化,糖尿病合并肾病变者,应减少蛋白质的摄入量,并提高高生物价蛋白所占的比例,以减轻对肾脏造成的负担。

(五) 摄入足够矿物质和维生素

糖尿病患者尿量较多,糖异生旺盛,致使 B 族维生素丢失,消耗增加,应注意补充。维生素 C 可预防微血管病变,白菜、番茄、青瓜、柠檬、山楂、酸枣、杨桃都是糖尿病人良好的维生素 C 来源。铬、锰、锌有利于脂类代谢,对改善糖尿病人脂质代谢紊乱有益,三价铬是葡萄糖耐量因子的组成成分,良好的铬营养有助于改善糖尿病患者的糖耐量,增强胰岛素的敏感性;糖尿病患者易患骨质疏松,因此在糖尿病治疗时应注意补充维生素 D 和钙、磷。

(六) 养成良好的饮食习惯

糖尿病患者因内分泌系统功能受损,所以应养成良好的饮食习惯,以防病情进一步恶化,尤其应限制饮酒,最好不饮酒,食用的人工甜味剂也不宜过多;为了减轻胰岛负担,缓解胰岛素抵抗,糖尿病人每日至少应进食三餐,而且要定时定量,最好采用少食多餐的方式,使每餐主食量不超过 2 两,这样对血糖控制有利,对胰岛素治疗易出现低血糖的患者应在早、中、晚三餐之间增添 2~3 餐。

三、实训练习: 食物交换份法在糖尿病人营养餐制定中的应用

1. 实训目标

掌握给糖尿病患者编制食谱的方法。

2. 实训案例

编制一份糖尿病食谱。

案例:某男性糖尿病患者,身高 165cm,体重 70kg,从事中等体力劳动。

步骤一:准备工作。

《中国食物成分表(2009)》、计算及记录用具。

步骤二:基本信息确认。

仔细询问者的基本信息,包括年龄、身高、体重、工作及健康情况。根据数据计算该患者体重属于超重。

步骤三:能量、营养素和食物确定。

(1) 确定一日膳食总热能供应量 此患者中等体力劳动,按正常体重,每 1kg

体重应供给 146.5kJ。但他体重偏高可以略减少,例如采用 138.1kJ。根据计算得出他实际需要的热能供给,即全天热能供给量 = 138.1×60 = 8289.8kJ。

(2) 按照食物交换份法确定食物供给份数　根据热能供给量 8373.6kJ 热量,每天应供给谷薯类 14 份,蔬果类 1 份,肉蛋类 3 份,豆乳类 2 份,油脂类 2 份,总共 22 份。

(3) 每份食品所包含的品种与数量　为了便于糖尿病人选食,将常用的食物分为八类,每类都包含若干品种和每个品种 1 份的数量。例如:谷薯类 1 份,是大米、馒头、挂面、油条 25g,咸面包、生面条 35g,马铃薯 100g;肉蛋类一份是香肠 20g,鸡蛋 1 个 60g,带鱼 80g,肥瘦猪肉 25g,带骨排骨 50g。

(4) 确定每餐食物数量　为了均衡供给营养,要规定每餐摄食数量。分配办法见表 5-4。

表 5-4　　　　　　　　　糖尿病人每餐膳食分配比例

类型		早餐	上午	午餐	下午	晚餐	睡前
胰岛素依赖型	病情稳定型	2/7		2/7		2/7	1/7
	病情多变型	2/10	1/10	2/10	1/10	3/10	1/10
非胰岛素依赖型	病情稳定型	2/7		2/7		3/7	

步骤四:制定一日或一周食谱见表 5-5。

表 5-5　　　　　日需热能 8373.6kJ 糖尿病患者一日食谱举例

餐次	食物份数	食谱例一	食谱例二
早餐	谷薯类 4 蔬果类 0.3 肉蛋类 0.8 豆乳类 0.6 油脂类 0.6	麦片粥:麦片 50g 馒头:面粉 50g 煮鸡蛋:1 个 豆腐干:30g 炒菜:芹菜 150g	牛乳 150g 面包 130g 炒菜:瘦肉 20g 苦瓜 150g
午餐	谷薯类 4 蔬果类 0.3 肉蛋类 0.8 豆乳类 0.6 油脂类 0.6	米饭:大米 100g 余丸子:瘦肉 20g, 南瓜 100g 家常豆腐:北豆腐 60g	烙饼:面粉 100g 砂锅白菜:瘦肉 20g,大白菜 300g,豆腐(北)60g
晚餐	谷薯类 6 蔬果类 0.4 肉蛋类 1.4 豆乳类 0.8 油脂类 0.8	馒头:面粉 135g 苹果 80g(减粮 0.2 份) 虾仁炒油菜:对虾 112g, 油菜 200g	包子:面粉 150g 肥瘦肉 30g,韭菜 100g 汤:虾皮 5g,冬瓜 100g
全日合计	谷薯类 14 份、蔬果类 1 份、肉蛋类 3 份、豆乳类 2 份、油脂类 2 份		

步骤五：建议。

适量运动，每天坚持快走 1h，有助于增加代谢，提高胰岛素敏感性，改善血糖水平，注意食用低血糖生成指数的食物。

3. 实操训练

为一糖尿病人制定食谱。

> **思考题**
>
> 简述糖尿病的营养防治原则和要求。

任务四
骨质疏松症病人的膳食指导

知识目标

1. 了解骨质疏松症的定义、分类和症状。
2. 明确营养因素对骨质疏松症的影响。
3. 掌握骨质疏松症的营养防治原则。

能力目标

能够制定骨质疏松病人的高钙食谱。

一、基础知识

（一）基本概念

骨质疏松症（osteoporosis）可定义为以骨量减少、骨的微观结构退化为特征的，致使骨脆性增加的，易发生骨折的一种全身性骨骼疾病。

骨质疏松症是老年人，尤其是绝经后妇女最为常见的一种退行性骨代谢疾病。骨质疏松症的严重后果在于其引起的病理性骨折，容易发生骨折的部位是胸腰部、髋部和腕部，其中老年人股骨颈骨折由于多数需要手术治疗和长期卧床，极易引发多种并发症状而成为重要的死因。据统计，约 50% 的股骨颈骨折患者因并发症导致死亡，而 50% 以上的存活者遗留有残疾或躯体功能障碍，严重影响生活质量。

骨折不仅给患者本人造成极大痛苦，而且也会给家庭和社会带来沉重的负担。由于骨质疏松症的发生毫无预警，极易被人们忽视，所以被称为人类健康的"隐形杀手"。

（二）骨质疏松症的症状

1. 骨量减少

包括骨矿物质和骨基质等比例的减少，如果只有骨矿物质减少，而骨基质不减少，则是由于骨矿化障碍所致，这种情况对于儿童来说是佝偻病，而对于成年人则为软骨病。

2. 骨的微观结构退化

主要表现为皮质骨变薄，骨小梁变细、变稀，乃至断裂，这实际上是一种微骨折，可导致全身骨骼疼痛，主要是因骨吸收和骨形成失衡所致。

3. 骨强度下降、脆性增加，难以承担原有的载荷

骨质疏松症病人可悄然发生腰椎压缩性骨折，或在很小的外力作用下就发生腕部桡骨远端或股骨近端骨折。

4. 骨钙丢失及其造成的并发症

骨量减少、骨钙溶出、脊柱压缩性骨折可导致"驼背"的出现，并伴发老年性呼吸困难、骨质增生、高血压、老年痴呆、糖尿病等一系列老年性疾病。

（三）骨质疏松症的分类和分型

骨质疏松症可根据病因分为三大类，第一类为原发性骨质疏松症，是随着年龄的增长必然发生的一种生理性退行性病变；第二类为继发性骨质疏松症，是由于其他疾病或药物等一些因素（如一些内分泌疾病和骨髓疾病）所诱发的骨质疏松症；第三类骨质疏松症多见于8～14岁的青少年，常伴有遗传家族史，女性多于男性。此外，妇女妊娠期及哺乳期发生的骨质疏松症也可列入第三类骨质疏松症的范畴。

原发性骨质疏松症又可分为两型：Ⅰ型为绝经后骨质疏松症，或称为高转换型骨质疏松症，以骨吸收增加为主，小梁骨丢失大于皮质骨丢失，常见有腰椎骨折和桡骨远端骨折；Ⅱ型为老年性骨质疏松症，或称为低转换型骨质疏松症，以骨形成减少为主，小梁骨和皮质骨呈等比例减少，易发生骨折的部位为髋骨和脊椎骨，一般发生于65岁以上的老年人，国外把70岁以上老年妇女骨质疏松症也列为此型。

二、营养与骨质疏松症的关系

骨质是一种代谢活跃的组织，在人的一生中不断进行着由成骨细胞和破骨细胞参与的骨形成与骨吸收两个过程。骨质疏松症的确切病因迄今尚未完全阐明，但可以肯定的是当骨骼成熟获得骨质峰值时，此后随着年龄的增长以及生理状况

的变化，约从30岁开始，骨质开始以一定的速率减少直至终生，而女性在更年期前后10年，骨质丢失速率加快。影响骨质疏松症的因素除了遗传因素外，可能还有内分泌、年龄、性别、运动、机械负荷和营养因素等。无论何种原因引起的骨质疏松症，通过合理的营养、膳食进行防控都是必不可少的。影响骨质疏松症的营养因素包括钙、磷等矿物质，维生素D等维生素以及蛋白质、膳食纤维等，其中钙、磷、蛋白质是骨质的重要组成成分，尤其是钙在一般食物中含量较低，缺少乳类及其制品的膳食常常不能满足人体的需要。维生素D在钙、磷代谢调节过程中发挥着重要作用，在一些特定人群中也容易出现缺乏，因此这些营养素的营养状况与骨质疏松症的发生存在着密切的关系。

（一）矿物质与骨质疏松症

1. 钙与骨质疏松症

钙是人体内的重要元素，骨骼和牙齿中的钙约占人体总钙量的99%，因此钙与骨质疏松症的关系最为密切。研究表明高钙饮食对预防骨质疏松症具有重要意义，而低钙膳食地区人群的骨折发生率随年龄增长呈逐渐增高的趋势，远比高钙地区明显增高。

骨质疏松症的病理机制主要是血钙水平下降，使甲状旁腺激素分泌增多，它作用于环磷酸腺苷使其升高，造成破骨细胞活性增强，骨吸收加速，骨钙溶出，当骨吸收超过骨形成时，会发生骨质疏松。血钙水平的降低主要是由于钙吸收下降所引起的，低钙饮食、低维生素D饮食或低活性维生素D及日照不足和长期卧床、高磷饮食等因素都会造成钙吸收量降低。

我国居民普遍存在钙营养状况不良的现象，2002年第四次全国营养与健康状况调查显示，我国城乡居民钙摄入量仅为391mg/d，相当于推荐摄入量的41%，主要是由于日常膳食中钙含量低和机体钙吸收率低所造成的。

2. 磷与骨质疏松症

磷也是人体内常量元素的一种。体内80%以上的磷存在于骨骼中，它可促进骨基质合成和骨矿物质的沉积，血磷稳定是骨生长、骨矿化的必要条件之一。低磷可刺激破骨细胞，促进骨吸收，使成骨细胞合成胶原的速率下降，限制骨矿化的速度，容易引起佝偻病、软骨病等。高磷可使细胞外液的磷浓度升高，使细胞内钙浓度降低，钙磷比例下降，尤其是钙离子浓度下降可使甲状旁腺素分泌亢进，骨吸收减少，造成骨营养不良，诱发骨质疏松症，因此饮食中高磷和低磷对于骨基质合成和矿化均不利。

增加膳食中磷的摄入量可以降低钙的肠道吸收，因为血清磷在肾合成$1,25-(OH)_2-D_3$调节上起重要作用有关，当膳食磷从低于500mg/d增加到3000mg/d时，$1,25-(OH)_2-D_3$合成速度降低，使其血清浓度从高于正常值的80%降至正常范围，由于增加磷摄入的同时可减少肾对钙的排泄，因此对于健康年轻成人的钙平衡可能无影响。

3. 镁与骨质疏松症

镁是维持骨骼细胞结构和功能所必需的元素，体内的镁有60%存在于骨骼中，镁也可影响骨钙的吸收，在极度低镁的膳食条件下，人体可因甲状旁腺素功能低下而引起低钙血症；镁对骨矿物质的内稳态有重要作用，并能直接影响骨细胞功能以及羟磷灰石晶体的形成与增大。

4. 其他矿物质与骨质疏松症

微量元素锌对骨骼发育的影响明显，缺锌可发生骨骼发育异常，如长骨变短、增厚、关节肿胀，胶原形成障碍，骨矿化过程下降以及生长迟缓等。

氟由于其抗龋齿作用而被确定为人体必需的微量元素，人体内氟有95%分布于骨组织中。适量的氟摄入能促进钙、磷在骨基质中的沉积，有利于骨钙化，骨强度增加；但过量摄入反而有害，因为钙会随氟大量沉积于骨骼，造成血钙下降，PTH分泌升高，引起骨脱钙，使骨骼变得松脆，易发生骨折。

铜缺乏可使骨质变薄，骨骺软骨变宽，同时使铜依赖酶（赖氨酸氧化酶）活性降低，影响胶原和弹性蛋白的交联，造成胶原纤维生成障碍，不利于骨形成。

锰缺乏可使骨骼畸形，软骨营养不良，骨髓生长延缓，长骨变短、变粗，关节增大。

(二) **维生素D与骨质疏松症**

维生素D在体内钙、磷代谢过程中发挥重要作用，从食物中摄入的和在皮肤中合成的维生素D需在肝和肾进行二次羟化才能转变为活性维生素D。老年人户外活动减少、肾功能降低，血清维生素D，特别是$1,25-(OH)_2-D_3$的浓度常常低于年轻人。$1,25-(OH)_2-D_3$的数量和效能降低可能是导致老年人骨质疏松症发生的重要原因之一。适当补充维生素D能够延缓骨质丢失，降低骨折发生率，每日补充维生素D10μg的老年人，一年后其骨密度与对照组相比有明显改善。

(三) **蛋白质与骨质疏松症**

蛋白质作为一种独立的营养素在大量摄入时可增加尿钙排出，造成负钙平衡。尿钙排出增多与骨量减少和髋骨骨折发生率升高有关。构成蛋白质的氨基酸种类不同，对骨代谢的影响也不一样，如赖氨酸不足和缺乏，可使股骨头、骨干发生骨质疏松。

(四) **膳食纤维与骨质疏松症**

膳食纤维在肠道可与钙和其它矿物质螯合，影响它们的吸收，因此过量摄入膳食纤维可增加骨质丢失和患骨质疏松性骨折的危险性。

三、骨质疏松症营养防治原则

从营养的角度预防骨质疏松症的重点应该放在建立和保持骨质峰值,延缓绝经期妇女及老年人随年龄增加而出现的骨质丢失速率增加上。在注意平衡膳食,保证足够热量、蛋白质的基础上,提供充足的钙摄入十分重要。从长远考虑 45～50 岁以上的所有人都应该保证 1000mg/d 以上的钙摄入量,钙的最高可耐受摄入量(UL)为 2000mg/d,在这个摄入量以下对任何人来说都是安全的。

(一) 合理膳食,保证摄入充足的钙和维生素 D

乳及乳制品是钙的良好来源,维生素 D 除了膳食来源以外,机体可以自身合成,经常晒太阳有利于机体内维生素 D 的合成。此外,果蔬中富含钾、镁、锌、铜及维生素 D 等有助于骨骼健康的营养素,对于骨质疏松症的预防也有帮助。

(二) 养成经常运动的生活习惯

适量、有效地运动对于骨骼的健康和骨质疏松症的预防也有积极的作用。

(三) 纠正不良的生活习惯

改变吸烟、酗酒和大量的咖啡摄入等不良生活习惯。

(四) 定期检测

对于高危人群以及出现骨质疏松症状的个体应该定期进行骨密度检查,以了解其自身的骨骼健康状况。

四、实训练习:骨质疏松症人群的膳食指导

1. 实训目标

掌握高钙食谱的编制方法。

2. 实训案例

设计一个高钙食谱。

案例:设计高钙食谱。

步骤一:准备工作。

《中国食物成分表(2009)》、计算及记录用具,熟悉有关营养学知识和医学知识,明确膳食参考摄入量。

步骤二:基本信息确认。

仔细询问患者的基本信息,包括年龄、身高、体重、工作及健康情况。填写基本信息登记表,见表 5-6 基本信息登记表。

表 5-6　　　　　　　　　　　　　基本信息登记表

姓名			性别		年龄	
若为女性	是否怀孕					
	是否乳母					
	月经情况					
DRIs 推荐钙摄入量标准						
骨密度检测						
是否有骨折史						
相关症状描述						

步骤三：确定钙和主要营养素的需要量。

按进餐者的标准体重（即理想体重）计算每日钙、总能量及其他营养素的摄入量。

步骤四：食物选择。

根据高钙膳食要求，提出可食用的食物和慎用的食物，见表 5-7。

表 5-7　　　　　　　　　　　　　食物建议方案

食物类别	可用食物	慎用食物
谷类	各类主食（特别是发面食物）	粗纤维过多谷类
豆类	大豆及其制品	—
乳类	各种乳类及制品	奶油
肉类	各类瘦肉、鱼虾等	肥肉
蔬菜类	各种蔬菜	含草酸、植酸蔬菜（如菠菜、空心菜等），避免含纤维高蔬菜
水果类	各类干鲜水果	—
蕈藻类	各种菌类及海藻类食物	—
油脂类	植物油	动物油
其他	茶叶、矿泉水	酒、咖啡及碳酸饮料

步骤五：食物加工方法的选择。

在高钙膳食加工中，应注意消除和避免干扰钙质吸收的膳食因素。食物新鲜、清淡、少油腻、不要过咸及含较多膳食纤维；面粉、玉米粉等加工最好经过发酵后焙烤，含植酸和草酸多的蔬菜可在沸水中焯后再烹调，骨头汤去油加醋，有利于在酸性环境下钙的溶解和吸收。

步骤六：食谱设计。

根据上述要求,设计进餐者一天的食谱,如表5-8所示。

表5-8　　　　　含钙量约为1000mg/d的高钙食谱

餐次	食物名称	食物原料	质量/g	备注
早餐	荞麦面条	荞麦面粉	100	
	煮鸡蛋	鸡蛋	50	
	脱脂牛奶	脱脂牛乳	225mL	
	豆腐干	豆腐干	30	
午餐	米饭	大米	100	
	红烧肉	瘦肉	75	该食谱的含钙量约为1100mg
	家常豆腐	北豆腐	60	
	高钙酸乳	高钙酸乳	250mL	
晚餐	水饺	面粉	150	
		肥瘦肉	100	
		韭菜	100	
		番茄	30	
	虾皮冬瓜汤	虾皮	5	
		冬瓜	100	

步骤七:建议。

高钙膳食应提高含钙丰富食物的摄入,如乳及乳制品,鱼虾等,同时注意摄入含维生素D丰富的食物,促进钙吸收,适量补充钙制剂如鱼肝油等;避免摄入含草酸、咖啡因、高膳食纤维的食物,以免影响钙的吸收。

3. 实操训练

编制一高钙食谱,并分析和调整。

思考题

骨质疏松症的膳食防控措施有哪些?

任务五

痛风病人的膳食指导

知识目标

1. 了解痛风的基本概念。
2. 掌握痛风与膳食营养的关系及膳食防治原则。

能力目标

能够制定痛风病人食谱。

一、基础知识

(一) 基本概念

痛风是人体内嘌呤的物质代谢紊乱、尿酸的合成增加或排出减少，造成的高尿酸血症。当血尿酸浓度过高时，尿酸即以钠盐的形式沉积在关节、软组织、软骨或肾脏中，引起组织的异物炎性反应，有一定的遗传性。

(二) 痛风的症状

它的临床特点是血清尿酸升高，尿酸在组织中，特别是软骨软组织、骨关节及肾脏中结晶沉着，四肢远端急性关节炎发作，最常涉及足的拇指及跖指关节，其次为踝、手、腕、膝、肘关节，呈红、肿、热、痛与运动障碍，反复多系发作可形成关节畸形、僵硬。

(三) 痛风的分类

痛风的起因是血尿酸过多，按高尿酸血症形成的原因，可将痛风分为原发性和继发性两类。

1. 原发性痛风

原发性痛风是因先天性嘌呤代谢紊乱及（或）尿酸排泄减少而引起的，一部分遗传缺陷比较明确，一部分则病因不明，多见于40岁以上男性或绝经期妇女，部分有家族史，属于染色体多基因遗传。

2. 继发性痛风

继发性痛风占痛风病的5%～10%，见于核酸分解代谢增加或肾脏排泄尿酸盐获得性缺陷的疾病，可由某些肿瘤、肾脏病、血液病及药物等多种原因引起。

(四) 引起痛风的原因

1. 饮食

营养过剩、过量饮酒、紧张过度的生活是导致痛风的主要原因。营养过剩使尿酸也过剩起来,如日本的相扑士多患痛风,就是和营养过剩有关;饮酒容易引发痛风,因为酒精在肝组织代谢时,大量吸收水分,使血浓度加强,使得原来已经接近饱和的尿酸,加速进入软组织形成结晶,导致身体免疫系统过度反应(敏感)而造成炎症,因此有人也称痛风为"帝王相将病"或"富人病"。

2. 遗传

痛风有明显的家族性,存在有遗传因素,痛风病人近亲多数血清尿酸水平偏高。

3. 药物

如噻嗪类利尿药的降压药、阿司匹林、β-内酰胺类抗生素,包括青霉素类和头孢类药物,大部分由肾脏排出,可以阻碍尿酸的排泄,导致高尿酸血症,甚至痛风。

4. 其他因素

久居寒冷之地、工作过度劳累、精神紧张或压抑、创伤或手术等外来因素都可能造成血尿酸水平升高而引发痛风发作。

二、痛风营养防治原则

(一) 痛风病人的食物分类

痛风病人的食物可分成三类。

第一类食物:此类食物为含嘌呤较高的食物,估计每100g含嘌呤100~1000mg,无论是处于急性期还是缓解期的痛风病人,均应禁止这类食品。这些食物包括动物的脑、心、肾、肝及鹅肉、鹧鸪、肉末、浓肉汁、浓鸡汤、鱼汤、火锅汤、鲭鱼、沙丁鱼、鱼子、干贝、蛙、贻贝、酵母等。

第二类食物:此类食物为含中等量嘌呤的食物,每100g含嘌呤100mg,由于该类食物含中等量嘌呤,凡属缓解期的病人可从中选用一份动物性食品和一份蔬菜,但食用量不宜过多。这类食物的动物性食品有鱼、肉、禽、贝类(除第一类食物包含的种类)等,植物性食品有干豆类、扁豆、龙须菜、菠菜、蘑菇等。

第三类食品:此类食品为含少量嘌呤或不含嘌呤的食物,病人可随意选食,不必严格控制。这类食品有大麦、小麦、面包、面条、大米、玉米粉、淀粉、蛋糕、饼干、黄油小点心、水果、鸡蛋、豆浆、果酱、豆腐、黄油、干酪、冰激凌、杏仁、核桃、蜂蜜、植物油、咖啡、茶、可可、苏打水、汽水、动物胶或琼脂制作的点心及调味品。

（二）痛风营养防治原则

（1）减少含嘌呤食物的摄入　嘌呤的摄入应减至每日 150mg 以下，而正常人的每日摄入量在 600~1000mg。

（2）适当控制蛋白质　蛋白质摄入量应低于正常人，以 0.8~1.0g/kg 体重为宜。

（3）避免高脂肪饮食　脂肪过多将影响尿酸盐的排泄，不宜多食，以每日 50g 左右为宜。

（4）限制总热量　痛风患者多伴肥胖，热量摄入应低于正常人 10%~15%，一般每日每 1kg 体重能量 104.67~125.6kJ，全日 6280~8373.6kJ；碳水化合物利于尿酸的排泄，故饮食结构应以碳水化合物为主（占总热量的 55%~60%），尽量减少果糖的摄入。

（5）多食蔬菜水果。正常人的尿液一般呈酸性，而蔬菜、水果多为碱性食品，能增加尿液的 pH，利于尿酸的溶解；蔬菜、水果还富含维生素、矿物质、膳食纤维，对患者也有利。

（6）增加饮水量　多饮水可促进尿酸的溶解与排泄，防止尿道结石，病人只要肾功能正常，每日饮水总量为 2500~3000mL（包括所有水分，如果汁、矿泉水、汤等）较理想，但应少量多次，不宜一次大量狂饮，每日尿量应保持在 2000mL 以上。

（7）限盐　食盐中的钠有促使尿酸沉淀作用，尤其伴高血压、冠心病及肾病变时，每天摄入量应限制在 3g 以内。

（8）其他　避免酒、浓茶、咖啡及辛辣等刺激性食物的摄入。

三、实训练习：设计痛风病人食谱

1. 实训目标

掌握痛风病人的食谱编制。

2. 实训案例

为痛风病人编制一日食谱。

案例：一痛风患者，年龄 60 岁，身高 170cm，体重 75kg，肝肾功能正常，正处于痛风急性发作期，请为其制定一日食谱。

步骤一：准备工作。

《中国食物成分表（2009）》、计算及记录用具，熟悉有关营养学知识和医学知识，明确膳食参考摄入量。

步骤二：基本信息确认。

仔细询问患者的基本信息，包括年龄、身高、体重、工作及健康情况。

步骤三：确定能量摄入量。

标准体重：170 – 105 = 65kg。

总能量：痛风患者的全日能量较正常人应减少10%~15%。每日每千克体重能量给予104.7~125.6kJ。

$$65kg \times 104.7kJ/kg \cdot d = 6803.5kJ/d$$

步骤四：根据膳食组成，计算碳水化合物、蛋白质和脂肪每日的摄入量。

碳水化合物：占总能量的55%~60%。

$$6803.5kJ/d \times 60\% = 4082kJ/d$$

$$4082kJ/d \div 16.7kJ/g = 244g/d$$

蛋白质：蛋白质摄入量宜0.8~1.0g/（kg·d），牛乳和鸡蛋不含核蛋白，可作为主要蛋白质来源。

$$65kg \times 0.9g/kg = 58.5g$$

$$58.5g \times 16.7kJ/g = 979.7kJ$$

脂肪：脂肪摄入量应控制在每日50g左右，根据需脂肪提供的能量计算：

$$6803.5 – 4082.1 – 979.7 = 1741.7kJ$$

$$1741.7kJ \div 37.68kJ/g = 46g$$

该患者全日膳食中应供给碳水化合物约244g，蛋白质约58.5g，脂肪约46g。

步骤五：食谱制定。

根据食物的营养成分，在考虑患者饮食习惯的基础上，选用不含嘌呤或含嘌呤很少的食物，计算选用食物的克数，制定全日食谱。

步骤六：食谱举例，见表5–9。

表5–9　　　　　　　　痛风病人一日食谱举例

餐次	食物名称	食物原料	重量/g	备注
早餐	牛乳	鲜牛乳	200	全部饮水2700mL，烹饪用油18g，可提供蛋白质58g，脂肪47g，碳水化合物242g，总能量1623kcal。瘦肉煮后弃汤，再进行烹调。
早餐	面包	面粉	50	
午餐	米饭	大米	100	
午餐	黄瓜炒肉片	瘦肉	35	
午餐	黄瓜炒肉片	黄瓜	200	
午餐	煮鹌鹑蛋	鹌鹑蛋	30	
加餐	牛乳	鲜牛乳	200	
晚餐	番茄鸡蛋面	面粉	100	
晚餐	番茄鸡蛋面	番茄	200	
晚餐	番茄鸡蛋面	鸡蛋	50	

步骤七：建议。

痛风病患者应该严格控制饮酒，禁忌白酒和啤酒，红酒每周不超过一次，每次不超过50mL，禁食浓肉汤、动物内脏、酵母和海鲜等高嘌呤食物，严格限制蔗糖和果糖等精制糖的摄入。遵守"一限三低"原则,即限制嘌呤、低能量、低脂肪、低蛋白饮食。

3. 实操训练

结合上述案例设计一周食谱。

> **思考题**
> 1. 引起痛风的原因有哪些?
> 2. 简述痛风病人的饮食原则。

任务六

肿瘤病人的膳食指导

知识目标

1. 了解饮食中的致癌因素、食物中的抗癌因素及膳食结构和某些特殊饮食习惯与癌症发生的关系。
2. 掌握癌症的营养防治,预防癌症的膳食建议与营养支持治疗。

能力目标

能够编制不同肿瘤病人食谱。

一、基础知识

(一) 基本概念

肿瘤是机体在各种致癌因素作用下,局部组织的某一个细胞在基因水平上失去对其生长的正常调控,导致其克隆性异常增生而形成的新生物。一般将肿瘤分为良性和恶性两大类。所有的恶性肿瘤总称为癌症。

(二) 肿瘤的流行病学

1998年卫生部信息中心公布,恶性肿瘤已经成为中国城市的第一位死亡原因。26个省、区、市全部抽样地区恶性肿瘤的死亡率水平为108.39/10万,男性高于女性,城市略高于农村;引起人口死亡的主要恶性肿瘤为胃癌、肝癌、肺癌、食管癌、直结肠肛门癌以及白血病;肺癌和肝癌呈明显逐步上升趋势。

研究表明，在引起癌症发病的因素中，除环境因素是最重要因素外，1/3的癌症发病与膳食有关，膳食摄入物的成分、膳食习惯、营养素摄入不足、过剩或营养素间的摄入不平衡都可能与癌症发病有关。

（三）饮食中的致癌因素

1. 营养因素

高蛋白及高热量的饮食会使恶性肿瘤危险性增加，吃得越多危险性越大，多吃脂肪会促进恶性肿瘤的发生，特别是结肠癌、乳腺癌和前列腺癌，动物性脂肪的促恶性肿瘤作用比植物性脂肪更明显。

2. 污染食物的致癌物质

主要有亚硝胺、黄曲霉素、3，4－苯并芘，多是由于食品在加工、贮运、烹调过程中被污染的。如亚硝胺的污染是在腌制食品时加入甲硝酸盐类物质（防腐剂）造成的，常见食品有虾皮、虾米、咸鱼、咸肉、香肠、酸菜，可引起食管癌、胃癌、肝癌等；另一种是花生、玉米、大米、小麦发霉后黄曲霉素的污染可诱发肝癌。

3. 食物烹调方式

食物烹调方式对食物的营养及卫生都十分重要，有时食物本身没问题，如果烹调不当，既可损害营养成分，也可产生有害物质，包括一些致癌物质。

烹调时食物产生致癌物质的种类和含量与食物的种类、烹调方式、温度、时间等都有关系。中国人习惯吃油炸、炒、煎食品，这种饮食习惯十分有害。油加热到270℃冒烟时，其油烟聚集物有致癌作用，同时油炸食品还可降低原食物中的营养成分，破坏维生素E以及胡萝卜素，尤其是反复加热的油，多会含有醛、酮、氧化物和热聚集物等有害物质。

4. 饮酒

大量研究表明，饮酒可使恶性肿瘤的发病率增加，尤其是口腔、咽喉、食管、肝、结肠、直肠以及乳腺的恶性肿瘤，此外与甲状腺癌、恶性黑色素瘤的发生也有关。

5. 不良的饮食习惯

不良的饮食习惯与恶性肿瘤的发生之间有密切的关系。据调查，食管癌患者半数以上有暴饮暴食的习惯，我国华北地区食管恶性肿瘤患者中有50%～73%有好食热食物或硬食物的习惯。

目前认为单纯素食是有害的，易引起营养不良，并导致胃癌的发病率增加。单纯素食可使体内胆固醇摄入减少，其在血液中含量过低，可诱发恶性肿瘤。

6. 色素、甜味剂等食品添加剂

已被人类使用的添加剂有3000多种，并且还不断有新的添加剂被发明创造，如肉制品、饮料、糕点中的稳定剂、抗氧化剂、加味剂、保鲜剂、防腐剂等。这些都会引起多部位、多类型的肿瘤。不少食品色素有毒副作用，个别色素具有致癌性。常用色素食品和饮料包括各种糕点、糖果、肉制品、烤制食品、清凉饮料、冰激凌、冰糕及快餐食品,当色素被超量、超范围使用时,其安全性不能得到保证。

7. 残留农药

市场销售的水果及蔬菜含有农药残留,它们会进入这些农产品加工的食品中。很多农药在水果和蔬菜表皮之下,所以食用前应先浸泡、冲洗,去皮时要削得深些,以免吃进农药,已证实很多农药对人体有很大的致癌性危险。

膳食中的纤维素成分对预防恶性肿瘤有较好作用,特别是预防结肠恶性肿瘤。

(四) 食物中的抑癌物

1. 多糖

膳食纤维与膳食淀粉的摄入量与结肠癌、直肠癌的发生呈显著的负相关,可能是进入结肠的多糖通过发酵产生短链脂肪酸(醋酸、丙酸和丁酸等),从而使结肠内的酸度升高,降低二级胆酸的溶解度和毒性;丁酸有抑制 DNA 合成及刺激细胞分化的作用,从而产生某种保护效应;植物多糖如枸杞多糖、香菇多糖、木耳多糖等生理活性物质,对抑癌、抗癌有很好的功效。

2. 水果和蔬菜中的抑癌物

蔬菜和水果的有益保护作用可能是基于在体内短期和中期贮藏的多种成分,如水果蔬菜中含有大量的抗氧化剂,包括维生素 C、微生物 E、类黄酮、β-胡萝卜素等。具有较强防癌价值的蔬菜和水果是绿叶蔬菜和柑橘类水果。

3. 微量元素

目前已知在膳食防癌中有重要作用的微量元素有硒、碘、钼、锗、铁等,硒可防止一系列化学致癌物诱发肿瘤的作用,碘可预防甲状腺癌,钼可抑制食管癌的发病率,缺铁常与食道和胃部肿瘤有关。

(五) 肿瘤营养防治原则

1. 食物多样化

多吃蔬菜、水果、豆类和粗加工的富含淀粉的主食,以营养丰富的植物性食物为主。

2. 维持适宜体重

成人平均体重指数(BMI)在 18.5~24 范围内,整个成人期体重增加值不要超过 5kg。

3. 多吃蔬菜水果

全年每天吃 400~800g 蔬果,每天保持 3~5 种蔬菜,2~4 种水果,尤其应注意摄取富含维生素 A 的深色蔬菜和富含维生素 C 的水果。

4. 其他植物性食物

吃多种来源的淀粉或富含蛋白质的植物性食物,尽可能少吃加工食品,限制甜食的摄入,使其提供的能量占总能量的 10% 以下。

5. 酒精饮料

建议不要饮酒，尤其反对过度饮酒，孕妇、儿童、青少年不应饮酒；如要饮酒，应尽量减少用量，男性每天饮酒不要超过一天总摄入能量的 5%，女性不要超过 2.5%。

6. 肉食

每天红肉（指牛、羊、猪肉及其制品）摄入量在 80g 以下，所提供的能量应占总摄入能量的 10% 以下，尽可能选择禽肉、鱼肉。

7. 总脂肪和油

所提供的能量应占总能量的 15% ~ 30%，尤其要限制动物脂肪的摄入，选择植物油也要限量。

8. 食盐

成人每天吃盐不要超过 6g。

9. 食物的贮藏保存

未吃完的易腐食物应及时冷藏、冷冻保存，防止受到霉菌污染，不要吃有霉变的食物。

10. 加强食品安全监测

定期对食物中的农药及其残留物、食物添加剂、其他化学污染物的含量进行监测，不选择超标的食物。

11. 食物制备加工

烹调鱼、肉的温度不要太高，不要吃烧焦的食物，尽量少吃烤肉、腌腊食品。

12. 膳食补充剂预防肿瘤

必要时可适当应用膳食补充剂预防肿瘤。

二、肿瘤病人膳食指导

（一）肿瘤病人的饮食调理

1. 食物尽可能多样化

注意营养合理，食物尽量做到多样化，饮食要平衡，不偏食，荤素搭配。多吃高蛋白、多维生素、低动物脂肪、易消化的食物及新鲜水果、蔬菜，主食应粗细粮搭配，以保证营养平衡。每天食物品种越多越能获得各种营养素，适宜食用富含热量，易于消化吸收的蛋白质食物，以获取充足的热量和蛋白质，维持机体的氮平衡。

2. 多食新鲜蔬菜、水果

维生素是维持机体健康所必需的有机化合物。饮食中不仅存在致癌因素，而且还存在维生素 C、维生素 E、胡萝卜素、微量元素硒、锌、钼、碘等多种防癌抗癌物质，富含这些物质的食物有利于癌症的预防。各种蔬菜水果是维生素和膳食纤维的良好来源。

3. 合理进补，提高人体的免疫能力

某些滋补品如人参、白木耳、薏苡仁、红枣等有直接或间接的抑癌与强身的功效。多食香菇、银耳、黑木耳、蘑菇、黄豆等，可增加机体的免疫功能，多吃有抗癌作用的食物，忌食难以消化的油炸食品及大量肉类。

4. 多用天然与野生食物，少用人工复制与精加工的食品

天然和野生食物含有很好的营养和抗癌成分，人工复制与精加工的食品经常含有一些致癌因素。应避免食用含有化学添加剂与防腐剂的食品，从而保持机体良好的营养状态和防癌、抗癌的能力。避免某些有害因素对机体的致癌作用，达到早日康复的目的。

5. 注重口味与进餐环境

吃自己喜爱的食物，可使胃液分泌增加，能促进食欲，提高食物的吸收利用率。此外，进餐环境的优劣也可影响患者的食欲，所以应给患者创造愉快的进餐环境。

6. 必须补充营养制剂

当病人虽然还能自己进食，但每日摄入量已不能满足机体的需要，热量每日少于 3349.4kJ，同时没有其他营养补充的，就应补充均衡的营养素制品，每日 5～6 次，每次 100mL。补充的方法最好是患者自己吃，给病人补充的营养素制品都是高热量的物质，如脂肪乳等。

（二）肿瘤病人不同治疗阶段的营养疗法

1. 肿瘤病人手术前后的饮食调理

（1）肿瘤病人手术前的饮食调理　手术前应供给高蛋白和各种营养丰富的食物及充足的水分，以改善全身的营养状况，使之能耐受手术并利于促进伤口愈合，可在日常饮食的基础上增加适量的瘦肉、猪肝、鸡蛋、面条、藕粉及各种富含维生素 A、维生素 C 的食物和新鲜蔬菜水果。

（2）肿瘤病人手术后的饮食调理　宜进食肉类、禽类、蛋、豆制品、乳类、红枣等营养丰富且易消化的食物，同时注意健脾开胃，以保持胃肠道良好的消化吸收功能，如黄芪、大枣、鸡蛋、胡萝卜等，必要时要服用一些健脾和胃的食物，如山楂、山药等加以辅助治疗。

2. 肿瘤病人化疗期间的饮食调理

化疗的不良反应主要表现在全身反应、消化道反应、骨髓抑制等多方面。化疗期间的饮食调理主要针对帮助增进食欲、减少呕吐、帮助造血功能的恢复、改善肝肾功能等，化疗病人的饮食宜清淡、富有营养、易消化，可进食少渣半流质或少渣软饭食，忌油腻、难消化的食品。

3. 肿瘤病人放疗期间的饮食调理

放疗后病人最多见的是食欲缺乏、厌食、味觉迟钝，这时要耐心地鼓励患者多进食，饮食以营养丰富、清淡易消化的食品为好，应调动患者的视觉、嗅觉以增加食欲、选择病人平时喜爱的食物，饮食宜采用少食多餐的方式。

4. 肿瘤病人姑息治疗期间的饮食调理

姑息治疗是一门临床学科,通过早期识别、积极评估、控制疼痛和治疗其他痛苦症状,包括躯体、社会心理和心灵的困扰,来预防和缓解身心痛苦,改善因疾病而威胁生命的患者和他们家属的生活质量。姑息治疗期间在缓解患者疼痛的基础上,可根据病人的营养状况,制定饮食方案,补充人体日常所需的营养物质。不能进食者,可采用其他方法尽可能补充,在饮食调理的同时,应注意并发症的预防和治疗。

三、实训练习:为肿瘤病人编制一日食谱

1. 实训目标

掌握肿瘤病人膳食指导方法。

2. 实训案例

编制肿瘤病人食谱。

案例:某肿瘤病人手术后恢复期一日食谱编制。

步骤一:肿瘤病人饮食调理原则:食物多样化,多食新鲜水果蔬菜,手术后摄取营养丰富且易消化的食物,并注意健脾开胃。

步骤二:一日食谱举例,见表5-10。

表5-10　　　　　　　　肿瘤病人一日食谱举例

餐次	食物名称	食物原料	质量/g	备注
早餐	甜牛乳	鲜牛乳	250	
		白糖	10	
	煮鸡蛋	鸡蛋	60	
	馒头	面粉	50	
	拌芹菜	芹菜心	70	
		腐竹	10	
加餐	水果	香蕉	250	
午餐	米饭	大米	100	全日用油20~30g
	肉麻豆腐	瘦肉	100	
		豆腐	100	
	青椒萝卜丝	青椒	200	
		萝卜丝	50	
加餐	鲜果汁	橘汁	200	
晚餐	小米粥	小米	25	
	发糕	面粉	75	
	炒豆芽	绿豆芽	200	
	清蒸鱼	鲫鱼	100	

3. 实操训练

为肿瘤病人编制一周食谱。

> **思考题**
> 1. 饮食中的致癌因素有哪些？
> 2. 简述防癌的饮食调控原则。

项目六

食品安全卫生调查、分析、处理

食品卫生是为防止食品污染和有害因素危害人体健康而采取的综合措施,食品卫生是公共卫生的组成部分,也是食品科学的内容之一。民以食为天,食品卫生,关乎我们每一个人的日常生活,关系到人民群众的身体健康,尤其对儿童的成长发育更是至关重要,因此,加强食品卫生的监督和检验刻不容缓。目前,食品卫生还存在这样或那样的问题,人们对食品卫生的关注,已逐渐成为日常生活中的一个不可或缺的部分。

任务一
食品污染调查

知识目标

1. 了解食品污染的基本概念。
2. 明确食物污染的种类及其预防措施。

能力目标

能开展食品污染调查。

一、基础知识

（一）基本概念

食品污染是指食品被外来的、有害人体健康的物质所污染。引起食品污染的物质称为食品污染物。合格的食品不允许有毒有害物质存在，但在食品生产、加工、贮存、运输和销售的各个环节中，由于各种不同原因都有可能造成食品污染发生，食品被污染后出现感官改变，营养价值降低的现象，有毒有害物质还会影响人体健康，甚至危及生命。污染后的食品对机体的影响表现为急性短期效应和慢性长期效应的食源性疾病。

（二）食品污染分类

食品污染按照污染物的性质分为以下三类。

（1）生物性污染　食品的生物性污染是指食品被微生物、寄生虫和昆虫引起的污染。微生物污染包括细菌和细菌毒素、霉菌和霉菌毒素等，微生物污染是食品中最常见的，污染范围最广泛，危害也最大；寄生虫污染包括寄生虫和虫卵，常见的寄生虫有蛔虫、线虫、绦虫、囊虫、吸虫、旋毛虫及其这些虫的卵；昆虫污染主要是粮食中的甲虫、螨虫、鳞翅目的蛾类以及动物性食品和发酵食品中的蝇蛆等。

（2）化学性污染　食品化学性污染种类繁多，来源复杂，范围广，主要是食品受到各种有害的无机或有机化合物及人工合成物的污染，包括来自工业生产中的"三废"产生的有害金属污染，如汞、镉、铅、砷等对食品的污染；农药、兽药使用不当造成的农残和兽残污染；不合格的食品包装材料、容器、食品添加剂等造成的有毒有害物质污染，如有害塑料单体、低聚物、聚合物分解产物、多环芳烃化合物、N-亚硝基化合物等；还有食品生产中一些非法添加物造成的污染，如苏丹红、三聚氰胺等。

（3）物理性污染　除化学性污染物之外的杂物引起的食品污染，包括食品生产过程各个环节中，无意识进入到食品中的杂物及有意的掺杂和掺假，以及放射性物质通过各种途径进入到食品中的食品放射性污染等。

二、食品微生物污染

（一）食品细菌污染及预防

1. 食品污染菌的种类

食品中常见的细菌称为食品细菌，食品细菌包括致病菌、条件致病菌、非致病菌三类。食品细菌污染发生在食品生产、加工、运输、销售的各个环节，如食品生产原料污染、从业人员带菌、生产环境细菌超标、生产用具污染以及加工时的交叉污染等。被细菌污染的食品由于食品自身的特性、细菌的种类不同、周围环境差异，其结果也不尽相同。

（1）致病菌　能够引起人类疾病的细菌，食品中常见的致病菌包括沙门氏菌、志贺氏菌、致病性大肠杆菌、痢疾杆菌、副溶血性弧菌、肉毒梭菌、结核杆菌、炭疽杆菌等。致病菌对食品的污染包括动物生前感染，如蛋、乳、肉及动物内脏在畜禽宰杀前已有致病菌存在；另一种是环境污染造成的，致病菌来自周围环境，如加工器具、人员、水等被致病菌污染后再进入食品中。

（2）条件致病菌　通常情况下不致病，在一定特殊条件下才有致病能力，可引起人体食物中毒的发生，常见的条件致病菌包括葡萄球菌、链球菌、变形杆菌、蜡样芽孢杆菌、韦氏梭菌等。

（3）非致病菌　食品中的细菌只是自然界细菌中的一部分，食品中细菌大部分属于非致病菌，但是非致病菌往往和食品腐败有关，能引起食品腐败变质的细菌，被称为腐败菌，是非致病菌中最多的一种。

2. 食品细菌污染指标及卫生学意义

共存于食品中的细菌种类及其相对数量构成细菌菌相，其中数量相对较大的细菌称为优势菌种，在食品细菌污染中通常用菌落总数和大肠菌群来作为食品细菌污染的指标。

（1）菌落总数（colony amount）　是指被检测样品单位质量（g）、单位容积（mL）或单位表面积（cm^2）内，所含能在严格规定条件下（样品处理、培养基、pH、培养温度及时间、计数方法等）培养所能生长的细菌菌落总数，通常用菌落形成单位（colony forming unit，CFU）表示。

菌落总数是食品卫生标准中的重要指标，它反映了食品卫生质量的优劣以及食品卫生措施和管理情况，其卫生学的意义一方面能反应食品的清洁状态，食品中细菌总数越多则食品的清洁卫生状况就越差；另一方面它反映了食品的新鲜程度，食品中细菌在繁殖过程中可以分解食物成分，所以食品细菌总数越大，食品就越不新鲜，食品腐败变质的速度就越快。

（2）大肠菌群（coliform group）　大肠菌群的细菌主要是来自人或温血动物的肠道，需氧与兼性厌氧，不形成芽孢，包括肠杆菌科的埃希氏菌属、柠檬酸杆菌属、肠杆菌属和克雷伯菌属，其中以埃希氏菌属为主，为典型大肠杆菌。食品中大肠菌群数量用大肠菌群最近似值（maximum probable number，MPN）表示，其以每100g或100mL食品中可能的数量表示。

大肠菌群被多数国家，包括我国用作食品卫生质量的鉴定指标，其卫生学意义一方面表示食品受到人或温血动物的粪便污染，另一方面作为肠道致病菌污染食品的指示菌，表明食品可能受到与大肠菌群生活环境相同的肠道致病菌污染。

由于大肠菌群是嗜中温菌，而在5℃下难于存活，所以低温的水产品特别是冷冻食品现在用肠球菌作为食品粪便污染的指示菌。食品污染指示菌一般要求有以下特点：仅来自肠道，在肠道中数量多，容易检出，对温血动物体外环境有足够的抵抗力，食品细菌学检验敏感、方便。

3. 预防措施

（1）加强制度机构和制度建设　严格执行《食品安全法》，建立健全企业内部的卫生管理和监督机构，制定相应的卫生制度，保证食品的卫生质量。

（2）做好宣传教育工作　通过宣传教育，使食品从业人员在食品生产各个环节保持清洁状态，防止细菌对食品的污染，同时从业人员必须持健康证上岗。

（3）合理加工、贮藏方法，抑制或灭活食品中的细菌　通过严格操作，保证食品细菌的生长被抑制或彻底消灭。

（4）细菌学监测　对食品细菌监测常规化，监测食品的菌落总数、大肠菌群及致病菌的状况。

（二）霉菌和霉菌毒素污染及预防

霉菌是真菌的一部分，在自然界中分布极为广泛，种类有45000多种。霉菌在食品发酵酿造工业、医药制造工业中有重要意义，但是一些霉菌污染食物后一方面会造成食品腐败变质，另一方面霉菌在一定条件下会迅速繁殖，产生对人或动物有毒害作用的代谢物质，这种代谢物质被称为霉菌毒素。霉菌毒素的产生会受到多种因素的影响，如温度、湿度、食品本身特性等，所以不同霉菌及其毒素作用不同，引起的人畜中毒有地区性和季节性的特点。

1. 常见霉菌及毒素的危害及预防

常见的与食品卫生有关的霉菌毒素大约有200种，主要包括黄曲霉毒素、杂色曲霉毒素、赭曲霉毒素、镰刀菌属毒素、黄绿青霉素及黄变米毒素等。

（1）黄曲霉毒素　黄曲霉毒素（Aflatoxin，AF）是由黄曲霉（Aspergillus flavus）和寄生曲霉（Aspergillus parasiticus）产生的一类结构相似的化合物。1962年，这种化合物被命名为黄曲霉毒素，其具有极强的致癌性和毒性，是食品霉菌毒素中最为重要的一种。目前，黄曲霉毒素已分离鉴定出20余种，均属于二呋喃豆香素的衍生物，包括B系、G系、M系。粮油食品中以黄曲霉毒素B_1最多见，且毒性和致癌性最强，食品卫生监测中常以黄曲霉毒素B_1作为污染指标。

黄曲霉毒素具有耐热性，一般烹饪不容易被破坏，在280℃时可裂解为无毒性物质，碱性条件形成盐，溶于水，可以通过水洗去除，通常溶于氯仿、甲醇、乙醇等有机溶剂，不溶于水以及正己烷、石油醚、乙醚等，在紫外光下可产生荧光，利用这一特性可鉴别不同种类的黄曲霉毒素。

黄曲霉毒素在自然界中广泛存在，对于食品污染最严重的是花生、花生油、玉米和棉籽，对大米、小麦、面粉的污染较轻，豆类很少受污染。在我国黄曲霉毒素污染较严重的地区主要是长江流域以及长江以南的广大高温高湿地区，北方各地受污染较轻。

黄曲霉毒素的污染包括急性中毒、慢性中毒和致癌性。黄曲霉毒素属于肝脏毒，其毒性是氰化钾的10倍，对人、畜、禽、鱼都有强烈毒性。急性中毒主要抑制干细胞DNA、RNA和蛋白质的合成，造成肝实质细胞坏死、胆管上皮增生、肝脂肪浸润及肝脏出血等急性病变。中毒者临床表现以黄疸为主，并伴有发热、呕吐、厌食等症状，严重者出现腹水、下肢浮肿、肝脾肿大及肝硬化等症状，可导致死亡。慢性中毒主要是长期少量摄入含有黄曲霉毒素的食品造成的，主要为生长障碍，肝脏慢性或亚急性损伤，常见有肝细胞变性、肝纤维增生，形成结节，甚至肝硬化等。黄曲霉毒素被认为是目前最强的化学致癌物，实验表明可诱发肝癌、胃癌、肾癌、直肠癌、乳腺癌、卵巢癌等。

黄曲霉毒素污染的食品预防措施主要是防霉、去毒以及经常性的食品卫生监测。通过这些措施可保证食品中黄曲霉毒素的残留不超过国家的允许限量，其中防霉是最主要措施，我国几种食品中黄曲霉毒素允许限量见表6-1。

表6-1　　　　　　　我国几种食品黄曲霉毒素 B_1 允许量　　　　　　单位：μg/kg

品种	允许量标准	品种	允许量标准
玉米、花生仁、花生油	≤20	其他粮食、豆类、发酵食品	≤5
玉米及花生仁制品（按原料折算）	≤20	牛乳	≤0.5
大米、其他食用油	≤10	婴儿代乳食品	不得检出

（2）其他常见霉菌毒素

①杂色曲霉毒素：是由杂色曲霉、构巢曲霉和焦曲霉产生的，主要污染食品包括大米、玉米、花生和面粉。杂色曲霉毒素属于肝脏毒，毒性较黄曲霉毒素低，对肾脏也有毒害作用，且具致癌性。

②展青霉素：是由扩展青霉、荨麻青霉、棒曲霉、土曲霉等多种霉菌产生的一种毒素，溶于水和乙醇，在碱性环境不稳定，在酸性环境中稳定，主要污染食品包括霉变面包、香肠、香蕉、菠萝、葡萄等水果及果酒。可以通过防霉、制定食品限量标准等方法来预防其污染。

③单端孢霉烯族化合物：是由镰刀菌种产生的一类基本结构为倍半萜烯类的有毒代谢产物。目前常见的主要有T-2毒素（T-2 toxin）、二醋酸藨草镰刀菌烯醇（Diacetoxyscirpenol，DAS）、脱氧雪腐镰刀菌烯醇（Deoxynivalenol，DON）、雪腐镰刀菌烯醇（Nivalenol，NIV）和镰刀菌烯酮-X（Fusarenon-X，FX）等，主要污染食品中的谷物类，如玉米、小麦等。其毒副作用的特点是较强的急性毒性、细胞毒性、免疫抑制及致畸作用，有弱致癌性等，可表现为引起呕吐、局部皮肤刺激、炎症及坏死等。预防措施包括防霉去毒、加强检测及制定食品中限量标准等。

④玉米赤霉烯酮：由禾谷镰刀菌、黄色镰刀菌、木贼镰刀菌产生的一类对生殖系统有毒害作用的代谢物质，主要污染食品是玉米，其次是小麦、大麦、大米

等粮食作物。

⑤伏马菌素：是由串珠镰刀菌产生的一类具有神经毒、慢性肾脏毒及致癌性的物质，主要污染食品是玉米及玉米制品。

⑥3-硝基丙酸：由曲霉属和青霉属等少数菌种产生的有毒代谢产物，如霉变甘蔗中的节菱孢霉具有产生3-硝基丙酸的作用，该毒素主要是对神经、肝脏、肾脏及肺造成危害。霉变甘蔗中节菱孢霉引起的中毒具有发病急的特点，潜伏期最短十几分钟，较长也只有十几小时，发病初期表现为消化系统功能紊乱，然后出现神经系统症状，往往有残疾出现；预防措施是不要吃霉变甘蔗，如出现中毒除了洗胃灌肠排毒外，还要采取措施促进脑功能的恢复。

2. 霉菌污染指标及卫生学意义

霉菌污染指标包括霉菌菌相的构成及霉菌污染度。霉菌污染度是指单位重量（g）或体积（mL）食品中霉菌的个数。监测食品霉菌污染卫生学意义，一方面可以了解食品受霉菌污染后其营养价值的改变状况，另一方面可以判断食品或饲料可能因为霉菌毒素污染引起的人畜中毒程度。

三、食品化学性污染

（一）农药污染及预防

农药是指用于预防、消灭或者控制农业、林业的病、虫、草及其它有害生物，以及有目的地调节植物、昆虫生长的化学合成物，或是来源于生物、其它天然物质的一种或几种物质的混合物及其制剂。在食品表面及食品内部残留的农药及其代谢产物、降解物、衍生物等都称为农药残留，以每1kg食物中农药及其衍生物的毫克数为单位；农残留进入机体可引起急性中毒、慢性中毒以及致畸、致癌、致突变作用。

农药种类繁多，分类方法多种多样，按照化学结构常见的包括有机磷、有机氯、有机汞、有机砷、氨基甲酸酯、拟除虫菊酯等；按照用途分为杀虫剂、灭鼠剂、除草剂、杀菌剂、落叶剂、植物生长调节剂等。

1. 农药污染食品途径

（1）直接污染　农药本身残留于作物上，作物经过加工后仍然会有残留，施用不同类型的农药，残留情况不同。残留在作物上的农药，可能粘附在作物体表，也可能渗进植物表皮蜡质层或组织内部中，也可能被作物吸收、输导分布到植物各部分中去。

（2）间接污染　在田间晒药时，大部分农药会晒落在农田，有些残存在土壤里，有些被冲刷至池塘、湖泊、河流中，造成对环境的污染，在被农药污染的土壤中栽培作物，残存的农药又能被吸收而造成作物污染；池塘、湖泊、河流被污染后，鱼等水生生物吸收农药，造成水生生物的污染；另外喷洒农药后，有一小部分以极细的微粒漂浮于大气中，随雨雪降落到土壤和水域中，也能造成环境污染，继而引起食品污染。

（3）生物富集与食物链　生物富集作用是指生物体从环境中能不断吸收低剂量的农药，并逐渐在其体内积累的能力。食物链是指动物体吞食有残留农药的作物或生物后，农药与生物间转移的现象。

（4）其他　运输和贮存中与农药混放或者施用熏蒸剂也会造成食品污染。

2. 食品中常见农药残留及危害

（1）有机氯农药　有机氯农药主要有六六六和滴滴涕等，曾因广谱、高效、价廉、急性毒性小而被广泛使用，其具有高度的化学、物理和生物学的稳定性，在自然界中极难被分解。由于有机氯农药的脂溶性强，在食品加工过程中经单纯的洗涤不能去除，容易在人体内蓄积，存在慢性毒性作用，主要表现为侵害肝、肾及神经系统，动物实验证实其有致畸、致癌作用。在很多国家已相继被禁用，我国于1983年停止生产，1984年停止使用这类农药，但是20世纪90年代末仍然在一些地方土壤或水域中检出有机氯农药六六六、滴滴涕、五氯酚、多氯苯等残留物的存在。

（2）有机磷农药　有机磷农药是继有机氯农药之后被广泛使用的另一类农药。目前生产使用的至少有60余种，常见的有敌敌畏、乐果、倍硫磷、久效磷、甲胺磷、敌百虫等。有机磷农药化学性质不稳定，在自然界中极易被分解，污染食品后残留时间较短，所以慢性毒性较为少见，对人体的危害以急性毒性为主，主要是抑制血液和组织中胆碱酯酶的活性为主，引起乙酰胆碱在体内大量积聚而出现的一系列神经中毒症状，如出汗、震颤、共济失调、精神错乱、语言失常等。我国农业部和卫生部在1982年6月5日颁发农药安全使用规定，高毒农药不准用于蔬菜、茶叶、果树、烟草、中药材等作物。

（3）有机汞农药　有机汞农药多为杀菌剂，在土壤中的半衰期为10~30年。常用的有机汞杀菌剂有西力生（氯化乙基汞）、赛力散（醋酸苯汞）、富民隆（磺胺汞）和谷仁乐生（磷酸乙基汞）。有机汞农药进入土壤后逐渐被分解为无机汞，可保留很多年，还能转化为甲基汞被植物再吸收。有机汞不仅能引起急性中毒，而且可在人体内蓄积，引起慢性中毒，汞中毒主要侵犯神经系统和肝脏。在食品中的汞90%以上是以甲基汞的形式存在的。我国已于1971年规定有机汞农药不生产、不进口、不使用。

（4）氨基甲酸酯类　氨基甲酸酯易被生物降解，是一种高效，中、低毒性农药，对某些非目标生物的毒性较低，因而被认为是理想的有机氯农药取代剂之一，常用的有呋喃丹、西维因、速灭威、混灭威、叶蝉散、仲丁威、害扑威等。其毒性表现是抑制神经系统中的乙酰胆碱酯酶，中毒症状与轻度有机磷农药中毒相似，一般在24h以内恢复正常。

（5）拟除虫菊酯类　拟除虫菊酯杀虫剂是仿生合成杀虫剂，具有高效、广谱、低毒、低残留等优点。拟除虫菊酯类农药在体内易被氧化酶系统降解，无蓄积性，所以一直被认为是毒性较低、使用安全的农药，因为杀虫效果好，因此农业上广泛使用，使用的品种有溴氰菊酯、氰戊菊酯、甲氰菊酯、氯菊酯等，会因使用不当或污染食品而引起中毒。人体的中毒症状主要是胆碱能神经兴奋症状。

3. 农药残留预防措施

（1）发展新型农药　主要是发展高效、低毒、低残留农药，这些农药要求用量少、杀虫效果好、对人、畜、禽、鱼及其他无害生物无毒或毒性较低，不具"三致"作用，同时具有降解速度快，食品中残留少等特点。

（2）合理使用农药　严格按照相应的标准使用农药，包括农作物的最高使用药量、最低稀释倍数、最高使用次数及安全间隔期等。

（3）制定和严格执行食品农残限量标准　蔬菜中农残限量标准高毒有机磷如马拉硫磷、对硫磷、甲拌磷、甲胺磷不得检出；六六六、滴滴涕 $<0.1\sim0.2\text{mg/kg}$；中、低毒有机磷如乐果、倍硫磷 $<0.05\sim0.5\text{mg/kg}$；氨基甲酸酯类如甲萘威、抗蚜威等 $<1.0\sim2.0\text{mg/kg}$；拟除虫菊酯类如三氟氯氰菊酯、联苯菊酯、甲氰菊酯等 $<0.2\sim1.0\text{mg/kg}$ 等。

（4）加强农药生产经营和管理　严格按照国务院颁布的《农药管理条例》对农药生产经营和管理的规范化进行监督检查。

（二）食品中有害金属污染及预防

1. 有害金属污染食品途径

（1）自然环境本底值高　一些地区由于地球内部作用，使该地区某种或几种有害金属元素含量高于其它地区，生产的动、植物食品中有害金属元素的含量高于其它低本底值的地区。

（2）工业三废　含有金属有害元素的工业三废排入环境中，直接或间接污染了食品，污染了水体或土壤的金属有害元素，还可以通过生物富集作用使食品中的含量显著增高。

（3）食品生产过程污染　食品生产、加工、贮存、运输和销售各个环节，如果接触了含有金属污染物的设备、容器、器具等都会造成食品有害金属的污染。

（4）农药和食品添加剂污染　含有金属元素的农药如有机汞、有机砷等，或一些农药不纯，含有有害金属元素，有可能在使用中污染食品，含有金属杂质的添加剂也可能造成食品的污染。

2. 食品中常见有害金属及危害

（1）汞对食品的污染　食品中的汞主要来自含汞农药的使用，未经处理的含汞"三废"排放，可直接或间接污染食品。食品中的汞以无机汞和有机汞形式存在，其中植物性食品中的汞主要以无机汞形式存在，而水产中的汞主要以有机汞（甲基汞）形式存在，水体中的无机汞在微生物作用下可以转化为有机汞，水产中的甲基汞污染对人体伤害最大，20世纪日本发生的水俣病事件就是由其引起的。

通常无机汞多引起急性中毒，有机汞多引起慢性中毒。甲基汞进入人体后可以蓄积在肾脏和肝脏，通过血脑屏障进入脑组织，因此甲基汞主要是危害神经系统，特别是中枢神经系统，造成大脑和小脑损伤，中毒症状初期有头昏、头痛、失眠、多梦等症状，随后有情绪激动或抑郁、焦虑和胆怯以及植物神经功能紊乱的表现，如脸红、多汗、皮肤划痕症等。肌肉震颤先见于手指、眼睑和舌，以后累及手臂、下肢和头部，甚至全身，严重者出现全身瘫痪、精神错乱，甚至死亡。汞还具有致畸性。

在我国食品卫生标准中汞允许限量为鱼类和水产品≤0.5mg/kg（甲基汞），肉、蛋类≤0.05mg/kg，粮食类≤0.02mg/kg，蔬菜、水果类≤0.01mg/kg。

（2）镉对食品污染　食品中镉主要来自含镉工业废水的污染，在含镉金属容器中盛放食物时溶出的污染，通常海产品、动物性食物受污染较植物性食物严重。20世纪日本骨痛病事件就是由于含镉废水浇灌农田造成稻米中镉含量超标引起的。

镉进入人体主要是蓄积在肾脏、其次是肝脏和其他内脏器官中，损害肾脏、骨骼和消化系统，特别是损害近曲小管上皮细胞，影响了肾小管的重吸收功能。临床表现为尿中出现低分子蛋白，还可出现糖尿、高氨基酸尿和高磷酸尿。随后高分子量蛋白也可因肾小球损害而排泄增加，晚期患者的肾脏结构损害，出现慢性肾功能衰竭，即使脱离接触镉，肾功能障碍仍将持续存在；镉及其化合物还具有致畸、致癌及致突变作用。

在我国食品卫生标准中镉允许限量为大米≤0.2mg/kg，面粉≤0.1mg/kg，杂粮和蔬菜、肉、鱼≤0.1mg/kg，蛋类≤0.05mg/kg，水果≤0.03mg/kg。

（3）铅对食品污染　食品中铅主要来自工业"三废"和汽车尾气的排放。除此以外，食品加工器械、食品盛放器具中铅的溶出，含铅颜料以及含铅农药的使用也是食品铅污染的重要来源。

进入机体的铅主要是危害神经系统、肾脏和破坏机体造血功能。成年人铅中毒后会出现疲劳、情绪消沉、心脏衰竭、腹部疼痛、肾虚、高血压、关节疼痛、生殖障碍、贫血等症状；孕妇铅中毒后会出现流产、新生儿体重过轻、死婴、婴儿发育不良等严重后果；儿童出现食欲不振、胃疼、失眠、学习障碍、便秘、恶心、腹泻、疲劳、智商低下、贫血等症状。

在我国食品卫生标准中铅允许限量为谷类、畜禽肉类≤0.2mg/kg，鱼类≤0.5mg/kg，水果和蔬菜≤0.1mg/kg，蛋类≤0.2mg/kg，鲜乳≤0.05mg/kg。

（4）砷对食品污染　食品中的砷主要来自含砷农药的使用，含砷工业"三废"的污染，被砷污染容器和包装材料及含砷过高的食品添加剂等。

食品中的砷包括无机砷和有机砷，无机砷毒性大于有机砷。砷中毒分为急性中毒和慢性中毒，急性中毒表现为恶心、呕吐、腹痛、腹泻、水样大便、混有血液，可引起失水和循环衰竭；中枢神经系统症状有烦躁不安、谵妄、四肢肌肉痉挛、意识模糊以致昏迷，最后可因呼吸中枢麻痹而死亡；慢性中毒表现为神经衰弱，皮肤色素异常，皮肤过度角质化，多发性神经炎，肢体血管痉挛等；无机砷化合物具有致畸、致癌及致突变性。

在我国食品卫生标准中铅允许限量为大米≤0.15mg/kg，面粉、食用油≤0.1mg/kg，杂粮≤0.2mg/kg，酒类、蔬菜、水果、肉类、蛋类、鲜乳≤0.05mg/kg。

3. 有害金属污染的预防措施

（1）消除污染源　消除污染源是预防有害金属污染食品的主要措施，落实到具体的工作中就是控制含有金属有害物"三废"的排放，禁止使用含有有害金属污染物的农药，降低食品加工器械、容器中有害金属污染物残留量，使用无毒无害的包装材料等。

（2）制定各类食品中有害金属的最高允许限量，加强食品卫生质量监督和检测。

（3）严格管理，防止误食、误用或人为造成食品有害金属的污染。

（三）食品中有害化合物污染及预防

1. 食品中 N – 亚硝基化合物污染及预防

（1）N – 亚硝基化合物的形成　N – 亚硝基化合物按其化学结构分为亚硝胺和 N – 亚硝酰胺两大类。食品中的 N – 亚硝基化合物主要是一些前体物质经过生物或者化学途径合成的，如自然环境中的硝酸盐和亚硝酸盐、动物性制品中的硝酸盐和亚硝酸盐的添加，以及环境中的胺类物质都可以转化为 N – 亚硝基化合物。

（2）N – 亚硝基化合物的危害　N – 亚硝基化合物是一类致癌性极强的物质；N – 亚硝胺急性毒性主要引起肝小叶中心性出血坏死，还可引起肺出血及胸腔和腹腔血性渗出，对眼、皮肤及呼吸道有刺激作用；N – 亚硝酰胺的直接刺激作用强，对肝脏的损害较小，可引起肝小叶周边性损害；已发现约200种 N – 亚硝基化合物对实验动物有致癌性，以啮齿动物最敏感，亚硝胺是间接致癌物，亚硝酰胺是直接致癌物；N – 亚硝基化合物还具有致突变、致畸性。

（3）防治措施　N – 亚硝基化合物的预防主要有以下措施，防止微生物的污染，避免微生物将硝酸盐还原为亚硝酸盐，将蛋白质分解为胺类物质；在食品中使用硝酸盐或亚硝酸盐添加剂时必须严格控制使用量，按照我国食品卫生标准对残留量进行严格控制；采取措施降低亚硝胺的合成，如维生素C可以阻断 N – 亚硝基化合物形成，维生素A、维生素E、大蒜素等可以抑制亚硝胺的合成，施用钼肥可以降低硝酸盐含量等。

2. 食品中多环芳烃类化合物污染及预防

多环芳烃类化合物现在发现有数百种，其中对食品污染最严重的是苯并（a）芘。

（1）食品中苯并（a）芘来源　多环芳烃类类主要是由于有机物如木柴、汽油、煤炭等不完全燃烧形成的，食品中的苯并（a）芘污染主要是熏烤食物时形成的，另外油墨污染、沥青污染、石蜡油污染及环境中的多环芳烃类污染物都会成为食品中苯并（a）芘来源。

（2）苯并（a）芘的危害　苯并（a）芘是多环芳烃类中毒性最大的一种致癌物。动物实验已经明确证明，它被认为是高活性致癌剂，但并非直接致癌物，必须经细胞微粒体中的混合功能氧化酶激活才具有致癌性。苯并（a）芘污染广，致癌性强，在环境中广泛存在，也较稳定，而且与其它多环芳烃的含量有一定的相关性。所以，一般都把它作为大气致癌物的代表，苯并（a）芘还具有致畸性和致突变性。

（3）防治措施　苯并（a）芘预防措施包括：改进食品加工工艺，减少其对环境和食品的直接污染，如食品熏烤工艺的改进等；限制食品中苯并（a）芘含量；对于已经被污染的食品则需要采取相应的技术将苯并（a）芘含量降低到可允许范围内，如活性炭吸附法、紫外线照射法等都有较好的效果。

3. 杂环胺化合物污染及预防

（1）食品中杂环胺化合物来源　食品中杂环胺化合物主要来自食品在高温烹调加工过程。正常食品中均含有不同量的杂环胺，但在油炸、烧烤食物时温度过高，就会生成杂环胺，且加热温度越高、时间越长、水分含量越多、蛋白质含量越高，杂环胺生成就越多。

（2）杂环胺的危害　杂环胺具有致癌性、致突变性，特别是对肝脏的影响最大。实验表明，杂环胺的主要靶器官是肝脏，此外还能引起动物结肠癌和皮肤癌。Ames实验表明，杂环胺能诱导细菌基因突变，还可造成哺乳动物的DNA损害。

（3）预防措施　由于杂环胺的产生主要是烹饪方法不合理造成的，因此改变不良的烹调方式和饮食习惯，是最主要的预防措施。此外，由于膳食纤维有吸附杂环胺并降低其活性的作用，增加蔬菜、水果的摄取量能有效预防杂环胺的危害；通过次氯酸、过氧化酶的作用可以使杂环胺氧化失活；另外，还应该加强对杂环胺的监测。

4. 二噁英类化合物污染及防治

（1）食品中二噁英的来源　二噁英是指含有2个或1个氧键连结2个苯环的含氯有机化合物，食品中二噁英主要来自环境污染，大气环境中的二噁英90%来源于城市和工业垃圾焚烧，含铅汽油、煤、防腐处理过的木材以及石油产品、各种废弃物，特别是医疗废弃物在燃烧温度低于300~400℃时容易产生二噁英，聚氯乙烯塑料、纸张、氯气以及某些农药的生产、钢铁冶炼、催化剂高温氯气活化等过程都可向环境中释放二噁英，食品包装材料中也会受二噁英的污染，从而迁移到食物中。

（2）食品二噁英的危害　二噁英是一类剧毒化学物质，其毒性是氰化钾的1000倍，对机体危害表现在干扰机体的内分泌，引起雌性动物卵巢功能障碍，使雌性动物不孕、胎仔减少、流产等方面，及使雄性动物出现精细胞减少、成熟精子退化、雄性动物雌性化等方面；二噁英有明显的免疫毒性，可引起动物胸腺萎缩、细胞免疫与体液免疫功能降低等；二噁英还能引起皮肤损害，使皮肤过渡角化、色素沉着；动物实验表明二噁英有极强的致癌性，1997年国际癌症研究机构（IARC）将2，3，7，8-TCDD确定为Ⅰ类人类致癌物。

（3）预防措施　由于食品中二噁英主要来自于环境，因此应控制环境中二噁英污染是防止食品污染的根本措施，加强对二噁英的检测方法研究，并加强对二噁英的检测管理。

5. 食品容器和包装材料污染及预防

（1）食品包装材料的卫生问题　随食品工业的发展，食品包装材料种类越来越多，在与食品的接触中，某些材料的成分可能发生迁移现象，进入食品后造成食品污染，影响人体健康，不同包装材料存在不同卫生问题。传统的纸、布、木质包装材料主要卫生问题是微生物的二次污染；塑料、合成橡胶、化学纤维类现代包装材料存在卫生问题包括未聚合单体的污染，聚合不充分低聚合物的污染，添加剂的残留污染及聚合物降解的污染等；对于金属、搪瓷、陶瓷等包装材料的主要卫生问题是有害金属的溶出污染。

（2）预防措施　加强对包装材料的卫生监督管理，使用符合国家卫生标准的材料制品，如塑料包装不允许使用再生塑料，禁止使用可能游离出有害物质的产品等。

四、食品物理性污染

（一）食品杂物污染及预防

食品杂物污染是指一些非食品成分的杂物进入食品中，对食品造成的污染，食品在生产、贮存、运输、销售过程都可能受到杂物污染。

1. 食品杂物污染的来源

食品杂物污染主要来源有以下几方面。食品生产时，灰尘、烟灰、草籽、血污、毛发、粪便、金属颗粒掉落于食品原料中，食品原料贮存时会混有苍蝇、昆虫、鼠毛发等，食品原料在运输中铺垫物的污染，在加工过程中因烹饪人员不慎将头发、烟头、线头、指甲掉落在食品原料造成的意外污染，以及为了获取最大利润，故意在食品中添加沙石、水、糖、牛尿等。

2. 防治措施

加强食品卫生监督管理是防止食品杂物污染的主要措施，为保证食品安全需要在食品加工过程中通过先进的加工设备和检验设备清除杂物污染，制定食品卫生标准，严格遵守《食品安全法》，坚决打击掺杂掺假行为。

（二）食品放射性污染及预防

食品的放射性污染是指食品吸附或吸收外来的（人为的）放射性核素，使其放射性高于自然放射性本底时称为食品放射性污染。食品中常见的放射性核素有 ^{90}Sr、^{131}I、^{137}Cs 等。

1. 食品放射性物质来源

食品放射性物质主要来自核爆炸试验产生的发射性尘埃降落后的污染；核工业中的废物排放不当引起的污染；意外事故核泄漏造成的污染等，如 2011 年 3 月 11 日在日本发生大地震并引发海啸，造成福岛第一核电站核泄漏造成的污染，其对周边地区放射性污染将在很长一段时间内难于消除。

2. 食品放射性污染的危害

食品放射性污染对人体的危害主要是由于摄入污染食品后，放射性物质对人体内各种组织、器官和细胞产生的低剂量长期内照射效应，表现为对免疫系统、生殖系统的损伤和致癌、致畸、致突变作用。

3. 食品放射性污染预防措施

加强对污染源的卫生防护和食品卫生监督，同时严格执行国家食品卫生标准对放射性物质的限制浓度，妥善保管好食品，防止食品受到反射性物质的污染。

五、实训练习：对某一家庭进行食品安全调查和指导

1. 实训目标

掌握食品污染的调查处理方法。

2. 实训案例

对某食品加工场所食品生产的安全指导。

案例：模拟某家庭的厨房，按照公共营养师的能力要求，对其进行食品安全指导。

步骤一：工作准备。

了解食品污染，特别是家庭食品污染的来源及预防的相关知识及标准等；了解食品原料学知识及烹饪加工的方法特点；注意掌握与他人沟通的技巧和语言的表达方式。

步骤二：家庭情况的了解。

了解该家庭的人口状况、饮食习惯、食物原料的来源。

步骤三：食物原料来源指导。

建议在购买食物时应该注意食物的新鲜程度，仔细询问和阅读食物包装说明书，通过正规的渠道购买合格的食品原料；杜绝过期、变质、伪劣、假冒食品进入家庭。

步骤四：对食品原料处理及烹饪加工方法指导。

对食品原料应该做到认真清洗，生熟食品应该分别贮存，避免交叉污染，防

止食品污染物进入人体；加工器具如刀、案板要洗净、晒干，洗碗网、布等要常加热消毒，并在太阳下晾晒，起到灭菌作用；加工过程应该注意适当的烹调方法，不要过量食用油炸制品、盐腌制品；按照中国居民膳食指南要求做到平衡膳食。

步骤五：家庭食品容器和包装材料应用的指导。

介绍不同包装材料可能存在的卫生问题及防治方法；不要使用非食品包装材料包装食品，比如报纸、非食品用塑料袋等；对于瓷器，尽量不要用釉上彩的瓷器盛放酸性食品等。

3. 实操训练

对学校餐厅进行食品安全调查，并进行食品安全指导。

> **思考题**
>
> 1. 名称解释：食品污染、大肠菌群最近似值、霉菌污染度、农药残留、食品放射性污染。
> 2. 食品污染的类型有哪些？
> 3. 食品细菌污染的指标及卫生学意义是什么？
> 4. 食品霉菌污染的指标及卫生学意义是什么？
> 5. 农药污染食品的途径有哪些？如何预防农药污染食品？
> 6. 食品容器和包装材料存在的主要卫生问题有哪些？如何防治？

任务二

食品腐败变质鉴别和食品保藏

知识目标

1. 了解食品腐败的基本概念。
2. 明确食物腐败原因及鉴定指标。
3. 掌握食品保藏的基本方法。

能力目标

1. 能够对食品腐败进行鉴别。
2. 能够开展食品安全保藏指导。

一、基础知识

食品腐败变质是指食品在一定环境因素影响下,由微生物作用引起的食品成分和感官性状的改变,并失去食用价值的一种变化。

(一) 食品腐败变质的原因

食品腐败变质是由食品本身的、环境因素和微生物作用三个方面相互作用、相互影响、互为条件下的结果。

1. 食品本身的组成和性质

食品本身的组成和性质是食品发生腐败变质的内因,许多食品来源于动植物组织,当动物宰杀或植物收获后,动植物组织中的各种酶仍保持活性,在适宜的湿度条件下酶的活性增强,可加速组织成分的分解,如新鲜的鱼、肉类的后熟,粮食、蔬菜、水果的呼吸作用等;同时,食品自身的水分含量、营养成分的组成不同,对微生物的菌相组成和优势菌种都有影响,这就使得食品分解的速度和腐败的进程以及腐败的特征表现不同,含蛋白质丰富的食物鱼、肉、禽、蛋等,主要以蛋白质腐败变质为基本特征,以脂肪为主的油脂食品,则表现为酸败发生,以碳水化合物为主的水果、蔬菜在细菌和酵母菌的作用下,以产酸发酵为基本特征;食品的pH在4.5以下时,可制约微生物的繁殖,因此其高低是影响食品腐败变质的重要因素。

2. 环境因素

温度、湿度、氧气和紫外线等环境因素在食品的腐败变质中起重要作用。微生物的繁殖生长温度在37℃±2℃时最适宜,合适的温度有利于微生物的生长繁殖,也可加速食品内部的化学反应过程,食品更容易腐败变质,温度过低时微生物生长可延缓甚至停滞,温度过高则微生物不能存活。当环境湿度在80%以上时,微生物大量繁殖,食品容易腐败变质。氧气对大部分需氧或兼性需氧性微生物来说是不可缺少的,而紫外线对于油脂的酸败影响极大。

3. 微生物的作用

在食品发生腐败变质的过程中,起重要作用的是微生物,如果某一食品经过彻底灭菌或过滤除菌,则食品长期贮藏也不会发生腐败,反之,如果某一食品污染了微生物,一旦条件适宜,就会引起该食品腐败变质。能引起食品发生腐败变质的微生物种类很多,主要有细菌、酵母和霉菌。一般情况下细菌常比酵母菌占优势,在这些微生物中有病原菌和非病原菌,有芽孢菌和非芽孢菌,有嗜热性菌、嗜温性菌和嗜冷性菌,有好气菌或厌气菌,有分解蛋白质、糖类、脂肪能力强的菌。优势微生物产生分解食品特殊成分的酶,使食品发生具有特征性的腐败变质,微生物的酶包括细胞外酶和细胞内酶,前者将食品中的多糖、蛋白质水解为简单物质,后者能在细胞内分解吸收简单物质,产生代谢产物使食品具有不良的气味和味道。

(二) 食品腐败变质的鉴定指标

食品腐败变质随食品种类、微生物种类、数量不同及其他条件改变而表现不同的特征。

1. 食品蛋白质腐败变质及鉴定指标

肉、鱼、禽、蛋和豆制品等富含蛋白质的食品,主要是以蛋白质分解为其腐败变质的特征。蛋白质在动植物组织酶以及微生物分泌的蛋白酶(protease)和肽链内切酶(endopetidase)等的作用下,首先水解成多肽,进而裂解形成氨基酸,氨基酸通过脱羧基、脱氨基、脱硫等作用进一步分解成相应的氨、胺类、有机酸类和各种碳氢化合物,食品即表现出腐败特征,如甘氨酸产生甲胺,鸟氨酸产生腐胺,精氨酸产生色胺等,再进而分解成吲哚,含硫氨基酸分解产生硫化氢和氨、乙硫醇等,都是蛋白质腐败产生的主要臭味物质。在细菌脱氨基酶作用下脱下的氨基与甲基构成一甲胺、二甲胺、三甲胺等均具有挥发性和碱性,称为挥发性碱基总氮(total volatile basic nitrogen, TVBN),也即肉、鱼类样品的水浸液在弱碱下能与水蒸气一起蒸馏出来的总氮量。

蛋白质腐败的鉴定指标主要是感官指标、物理指标、化学指标和微生物指标。

(1) 感官指标 是当前最为敏感可靠的指标,特别是通过嗅觉可以判断食品是否有极为轻微的腐败变质,人的嗅觉就能敏感地觉察到是否有不正常的气味产生,如氨、三甲胺、乙酸、硫化氢、乙硫醇、粪臭素等具有腐败臭味,这些物质在空气中浓度在 $8\sim11\text{mol/m}^3$ 时,便能察觉。

(2) 化学指标 化学指标常用以下三项。

①挥发性盐基总氮(TVBN):该指标现已列入我国食品卫生标准,一般在低温有氧条件下,鱼类挥发性盐基氮的量达到 30mg/100g 时,即认为是变质的标志。

②三甲胺:在挥发性盐基总氮构成的胺类中,主要的是三甲胺,用于水产品鱼虾的鉴定,新鲜鱼虾等水产品中没有三甲胺,初期腐败时,其量可达 4mg~6mg/100g。

③K 值(Kvalue):K 值是指 ATP 分解的肌苷(HxR)和次黄嘌呤(Hx)低级产物占 ATP 系列分解产物 ATP + ADP + AMP + IMP + HxP + Hx 的百分比,K 值主要适用于鉴定鱼类早期腐败,若 $K \leq 20\%$,说明鱼体绝对新鲜;$K \geq 40\%$ 时,鱼体开始有腐败迹象。

(3) 微生物指标 主要是细菌总数和大肠菌群值。对食品进行微生物菌数测定时,可以反映食品被微生物污染的程度及是否发生变质,同时它是判定食品生产一般卫生状况以及食品卫生质量的一项重要依据,在国家卫生标准中常用细菌总菌落数和大肠菌群的近似值来评定食品卫生质量,一般食品中的活菌数达到 108cfu/g 时,则可认为食品处于初期腐败阶段。

(4) 物理指标 主要是根据蛋白质分解时低分子物质增多这一现象。研究食品浸出物量、浸出液电导度、折光率、冰点下降、粘度上升等指标。其中肉浸液的粘度测定尤为敏感，能反映腐败变质的程度。

2. 食品中脂肪的酸败

食用油脂和食品脂肪的酸败受到脂肪酸饱和程度、外界环境中紫外线、氧、水分、天然抗氧化物及食品中微生物的解酯酶等多种因素影响。脂肪发生变质的特征是产生酸和刺激的"哈喇"气味。虽然脂肪发生变质主要是由于化学作用所引起的，但是它与微生物也有着密切的关系。食品中油脂酸败的化学反应，主要是油脂自身氧化过程，其次是加水水解，使食物中的中性脂肪分解成甘油和脂肪酸等，脂肪酸进而断链形成具有不愉快味道的酮类或酮酸；不饱和脂肪酸的不饱和键可形成过氧化物。脂肪酸也可再氧化分解成具有特臭的醛类和醛酸，产生"哈喇"气味。

脂肪自身氧化及加水分解所产生的复杂分解产物，使食用油脂或食品中脂肪带有若干明显特征：首先是过氧化值上升，这是脂肪酸败最早期的指标；其次是酸度上升，羰基（醛酮）反应阳性。在脂肪酸败过程中，由于脂肪酸的分解，其固有的碘价（值）、凝固点（熔点）、比重、折光指数、皂化价等也必然发生变化，产生脂肪酸败所特有的"哈喇"味，这些变化常常被作为油脂酸败鉴定中较为实用的指标。

3. 食品中碳水化合物的分解

食品中的碳水化合物包括纤维素、半纤维素、淀粉、糖原、双糖、单糖等，含这些成分较多的食品主要是粮食、蔬菜、水果和糖类及其制品。在微生物及动植物组织中的各种酶及其它因素作用下，这些食品组成成分被分解成单糖、醇、醛、酮、羧酸、二氧化碳和水等低级产物，碳水化合物含量高的食品变质的主要特征为酸度升高、产气和稍带有甜味、醇类气味等。

（三）食品腐败变质的卫生学意义

1. 食品腐败变质的卫生学意义

（1）腐败变质使食品感官性状发生改变。食品常带有人们难以接受的感官性状，如刺激气味、异常颜色、酸臭味道和组织溃烂，黏液污秽感等。

（2）腐败变质使食品营养成分分解，营养价值严重降低。

（3）腐败变质食品一般由于微生物污染严重，菌相复杂和菌量增多等原因，增加了致病菌和产毒霉菌等的存在机会。菌量增多，可以使某些致病性微弱的细菌，同样引起人体的不良反应，甚至中毒。致病菌引起的食物中毒，几乎都有菌量异常增大这个必要条件；至于腐败变质分解产物对人体的直接毒害机理，至今研究仍不够明确。然而，这方面的报告与中毒事件却越来越多，如某些鱼类腐败产生的组胺使人体中毒，脂肪酸败产物引起人的不良反应及中毒，以及腐败产生的亚硝胺类、有机胺类和硫化氢等都具有一定毒性。

2. 食品腐败变质的处理原则

对食品的腐败变质要及时准确鉴定，并严加控制，但这类食品的处理还必须充分考虑具体情况。如轻度腐败的肉类、鱼类，可通过煮沸消除异常气味，部分腐烂的水果蔬菜可拣选分类处理，单纯感官性状发生变化的食品可以加工复制等。然而，人体虽有足够的解毒功能，但在短时间内摄入量不可过大，应强调指出，一切处理的前提，都必须以确保人体健康为原则。

二、食品腐败变质的控制措施

食品保藏是从生产到消费过程的重要环节，如果保藏不当就会导致食品腐败变质，造成重大的经济损失，还会危及消费者的健康和生命安全。食品保藏的原理就是围绕着防止微生物污染、杀灭或抑制微生物生长繁殖以及延缓食品自身组织酶的分解作用，采用物理学、化学和生物学方法，使食品在尽可能长时间内保持其原有的营养价值、色、香、味及良好的感官性状。

（一）低温保藏

在低温下食品本身酶活性及化学反应得到延缓，食品中残存微生物的生长繁殖速度大大降低或完全被抑制，因此食品的低温保藏可以防止或减缓食品的变质速度，在一定的期限内，可较好地保持食品的品质。

低温保藏一般可分为冷藏和冷冻两种方式，食品的冷藏是指在不冻结状态下的低温贮藏，冷藏的温度一般设定在 $-1\sim10℃$ 范围内，冷藏只能是食品贮藏的短期行为（一般为数天或数周）。食品的冷冻保藏是指在 $-18℃$ 以下冷冻贮藏，当食品中的微生物处于冰冻时，细胞内游离水形成冰晶体，失去了可利用的水分，水分活性 A_w 值降低，渗透压提高，细胞内细胞质因浓缩而增大黏性，引起 pH 和胶体状态的改变，从而使微生物的活动受到抑制，甚至死亡；微生物细胞内的水结为冰晶，冰晶体对细胞也有机械性损伤作用，也直接导致部分微生物的裂解死亡；食品在冻结过程中，不仅损伤微生物细胞，鲜肉类、果蔬等生鲜食品的细胞也同样受到损伤，致使其品质下降，因此生鲜食品应采用深冷速冻，缓慢溶解方法。

（二）气调保藏

气调保藏是指用阻气性材料将食品密封于一个改变了气体成分的环境中，从而抑制腐败微生物的生长繁殖及生化活性，达到延长食品货架期的目的。气调保藏可以降低果蔬的呼吸强度，降低果蔬对乙烯作用的敏感性，延长叶绿素的寿命，减慢果胶的变化，减轻果蔬组织在冷害温度下积累乙醛、醇等有毒物质，从而减轻冷害程度，抑制食品微生物的活动，防止虫害，抑制或延缓其它不良变化。气调保藏特别适合于鲜肉、果蔬的保鲜，还可用于谷物、鸡蛋、肉类、鱼产品等的保鲜或保藏。

(三) 加热杀菌保藏

食品的腐败常常是由于微生物和酶所致,通过加热杀菌和使酶失活,食品可久贮不坏,但必须不重复染菌,因此要在装罐、装瓶密封以后灭菌,或者灭菌后在无菌条件下充填装罐。食品加热杀菌的方法很多,主要有常压杀菌(巴氏消毒法)、加压杀菌、超高温瞬时杀菌、微波杀菌、远红外线加热杀菌和欧姆杀菌等。

(四) 干燥和脱水保藏

食品的干燥脱水保藏,是一种传统的保藏方法。其原理是降低食品的含水量(水活性),使微生物得不到充足的水而不能生长,如控制细菌水分应该在10%以下,霉菌在13%以下,酵母菌在20%以下。新鲜食品如乳、肉、鱼、蛋、水果、蔬菜等都有较高水分,适合多种微生物的生长,因此防霉干制食品的水分一般在3%~25%,如水果干为15%~25%,蔬菜干为4%以下,肉类干制品为5%~10%,喷雾干燥乳粉为2.5%~3%,喷雾干燥蛋粉在5%以下。

食品干燥、脱水方法主要有日晒、阴干、喷雾干燥、减压蒸发和冷冻干燥等。生鲜食品干燥和脱水保藏前,一般需破坏其酶的活性,最常用的方法是热烫(亦称杀青、漂烫)、硫磺熏蒸(主要用于水果)、添加抗坏血酸(0.05%~0.1%)及食盐(0.1%~1.0%)。肉类、鱼类、蛋类中因含0.5%~2.0%肝糖,干燥时常发生褐变,可添加酵母或葡萄糖氧化酶处理或除去肝糖再干燥。

(五) 提高渗透压

提高渗透压法包括盐腌法和糖渍法。前者是通过食盐提高渗透压的,使微生物在高渗透状态的介质中,菌体原生质脱水收缩并与细胞膜分离而死亡。食盐浓度一般在8%~10%时,大部分微生物可停止繁殖,但不能杀灭微生物,灭菌的食盐浓度应该达到15%~20%。糖渍是指将高渗透的糖液作为高渗溶液来抑制微生物的繁殖,一般要求糖浓度在60%~65%以上,并且食品应该在密封盒防潮环境中保存,否则吸水后会降低防腐作用,糖渍食品常见的有果脯、蜜饯等。

(六) 提高氢离子浓度

根据大部分细菌在pH为4.5以下不能正常繁殖的特点,可提高氢离子浓度来对食品进行防腐保藏,常用的方法有酸渍和酸发酵等。前者是向食品中加食用醋,后者是利用乳酸菌和醋酸菌等发酵产酸来防止食品腐败的。

(七) 添加防腐剂

食品防腐剂可以抑制或灭杀食品中引起腐败变质的微生物,防腐剂按照其来源分为天然防腐剂和化学防腐剂,前者对人体危害很小或没有,而后者对人体的危害较大,我国允许的化学防腐剂主要有苯甲酸及其钠盐、山梨酸及其钠盐、亚硫酸及其盐类、对羟基苯甲酸脂类等几种,但都有明确适用范围和使用剂量。现在提倡使用天然防腐剂,但受到生产技术影响,其价格往往较高。

(八) 辐照杀菌

食品的辐照保藏是指用放射线辐照食品,借以延长食品保藏期的技术。辐射线主要包括紫外线、X 射线和 γ 射线等，通过对食品辐照，进行灭菌、杀虫以及抑制植物发芽，达到对食品保鲜，延长保存期限的目的。

三、实训练习：食品腐败变质鉴别和食品保藏宣传教育

1. 实训目标

掌握食品腐败变质的鉴别和保藏方法。

2. 实训案例

食品腐败变质及食品保藏教育活动。

案例：组织一次食品腐败变质鉴别及食品保藏教育活动。

步骤一：工作准备。

了解食品腐败变质的原因，腐败变质的鉴别方法及食品保藏方法及相关标准；注意掌握语言的表达方式。

步骤二：开场。

说明本次活动的意义、目的。

步骤三：问题提出。

问题一：动物性食物夏天放置一段时间出现什么现象？

问题二：油炸食品长时间放置后出现什么味道？

问题三：水果蔬菜放置过久出现什么味道？

问题四：上述现象发生的原因是什么？

问题五：如何鉴别不同食物的腐败变质？

步骤四：问题解答。

根据上述问题，结合所学知识，教材内容介绍食品腐败变质出现的原因，重点介绍食品腐败变质的鉴别，特别是在日常生活中如何通过感官鉴别食品是否发生了腐败变质。

（1）富含蛋白质食品通常是通过气味的改变和发臭作为鉴别腐败变质的最敏感指标，另外食品本身的硬度和弹性下降，组织失去原有的坚韧性，食品外形和颜色发生变化或出现异常等，都是鉴别富含蛋白质食品腐败变质的依据。

（2）富含油脂的食品鉴别，主要是通过脂肪酸败所特有的刺激性"哈喇"味，脂肪颜色变黄等鉴定脂肪酸败。

（3）富含碳水化合物食品鉴别。发酵、变酸、长斑点、产气等是鉴别其腐败变质的可靠指标。

步骤五：贮存食品安全指导。

（1）冷藏。

（2）加热。

（3）盐腌和干燥。

（4）酸渍和酸发酵。

步骤六：讨论。

步骤七：活动结束。

总结、致谢等。

3. 实操训练

组织一次食品腐败对人体健康影响专题教育活动。

▶ 思考题

1. 名称解释：食品腐败变质。
2. 食品腐败变质的原因是什么？
3. 食品腐败变质的鉴定指标有哪些？
4. 食品腐败变质的卫生学意义有哪些？
5. 如何预防食品腐败变质？

任务三

食物中毒案例分析

知识目标

1. 了解食物中毒的基本概念。
2. 明确食物中毒的分类及特点。
3. 掌握常见细菌性食物中毒的症状及预防措施。
4. 掌握常见非细菌性食物中毒症状及预防措施。

能力目标

能够进行食物中毒的调查和处理。

一、基础知识

（一）基本概念

食物中毒是指食用了被有毒有害物质污染的食品或者食用了含有毒有害物质的食品后出现的急性、亚急性疾病。

食物中毒属于食源性疾病，但不包括暴饮暴食引起的急性胃肠炎，以及肠道传染病和寄生虫病，或一次大量摄入有毒有害物质或长期少量摄入某些有害物质引起的以慢性毒害为主要特征的疾病。

（二）食物中毒的分类

食物中毒按照发病原因可以分为细菌性食物中毒和非细菌性食物中毒。

1. 细菌性食物中毒

（1）细菌性食物中毒　细菌性食物中毒是指摄入了被病原菌及其毒素污染的食物引起的急性或亚急性疾病。细菌性食物中毒是最常见的一类食物中毒，具有发病率高、死亡率低，明显的季节性等特点。以活菌引起的食物中毒称为感染型，而由菌体产生的毒素引起的食物中毒称为毒素型。

（2）细菌性食物中毒常见种类　沙门氏菌食物中毒、变形杆菌食物中毒、副溶血性弧菌食物中毒、葡萄球菌肠毒素食物中毒、肉毒梭菌毒素食物中毒。

（3）细菌性食物中毒发病的条件　细菌性食物中毒发生通常是在以下情况，食品在生产、加工、贮存、运输、销售过程中被致病菌污染，被细菌污染的食物在适宜的温度、水分、pH及营养条件下急剧大量繁殖或产毒，被污染的食物没有在进食前被彻底灭菌或破坏毒素。

2. 非细菌性食物中毒

（1）非细菌性食物中毒　由致病菌以外的因素引起的食物中毒称为非细菌性食物中毒。同细菌性食物中毒相比具有潜伏期短，胃肠道症状不如细菌性食物中毒明显，但神经系统症状常见，发病率较高，致死率因原因而不同。

（2）非细菌性食物中毒常见种类　按病原可以分为有毒动植物中毒、化学性食物中毒、真菌毒素中毒和霉变食物中毒。

3. 食物中毒的特点

（1）食物中毒发病与食物有关　造成食物中毒的病人在同一时期内摄入了同一类食物，没有食用该类食物人群不发病，停止摄入该类食物后很快中毒现象停止。

（2）中毒症状相似　同一次食物中毒病人临床具有相似症状，不同原因症状各异，但往往有腹痛、腹泻、呕吐、恶心等消化道症状表现。

（3）发病多呈爆发性　一般情况下，食物中毒发病潜伏期短，发病急促，短时间内有多人发病。

（4）食物中毒不具传染性　食物中毒在患者和正常人之间不具传染性。

（5）食物中毒具有明显的季节性和地区性　食物中毒多发生在夏、秋季，即每年的二、三季度发病率较高；有些地区某些食物中毒发生率高于其他地区，如肉毒梭菌毒素中毒主要发生在新疆、青海，而副溶血性弧菌食物中毒多发生在沿海地区等。

二、常见细菌性食物中毒

(一) 沙门氏菌食物中毒

1. 发病原因

沙门氏菌属食物中毒是一种常见的细菌性食物中毒，由寄生于人或动物肠道中的革兰氏阴性杆菌组成，对人和动物都能导致疾病，其中以鼠伤寒沙门菌、肠炎沙门菌和猪霍乱杆菌最常见。沙门氏菌食物中毒发病机理主要是由于大量活的沙门氏菌会随食物进入消化道，并在肠道内繁殖，以后经肠系膜淋巴组织进入血循环，出现菌血症，引起全身感染，即感染型中毒。当细菌被肠系膜、淋巴结和网状内皮细胞破坏时，沙门氏菌体就释放出内毒素，导致人体中毒，并随之出现临床症状，为毒素型中毒。

2. 发病症状

沙门氏菌食物中毒临床表现有五种类型，即胃肠炎型、类霍乱型、类伤寒型、类感冒型和败血症型，以胃肠型最为常见。沙门氏菌食物中毒的潜伏期最短2h，长者可达72h，平均为12~24h。前驱症状有寒战、头痛、头晕、恶心与痉挛性腹痛，继之出现呕吐、腹泻、全身酸痛或发热。每天腹泻可达7~8次。体温在38~40℃，病程约3~5d，一般2~3d腹泻停止，体温恢复正常，一般情况好转。严重者，特别是儿童、老年人和体弱者常因脱水、酸中毒、无尿、心力衰竭等，急救不及时而危及生命。

3. 食物中的来源

沙门氏菌食物中毒发生的原因主要是食品被沙门氏菌污染、繁殖，再加上处理不当，未能杀死沙门氏菌，中毒食品主要以动物性食物（肉类）为常见，如病死牲畜肉、冷荤、熟肉等，也可以由鱼、禽、蛋、乳类等食品引起。通常在加工被污染的猪肉及内脏时，常因加热不够或切块太大，食品中心部分仍有存活的细菌，食后可致中毒；或在患病的牛乳中，加热不彻底也可导致中毒；生、熟肉食在加工及贮存过程中，刀具、菜板、贮存容器被感染。虽然本病全年均可发生，但大多数发生在5~10月间，其中7~8月份最多，通过苍蝇、鼠类等污染食品、水源也可造成中毒。

4. 预防措施

（1）防止食物被沙门氏菌污染　通过严格的管理措施防止病死牲畜进入市场，食品加工中严格按照要求进行操作，防止食物生熟交叉污染，同时防止从业人员带菌操作。

（2）食物彻底灭菌　在食物加工中做到彻底消灭活菌和破坏毒素，通常加工中肉块不能大于1kg，肉中间温度达到80℃，并持续12min，蛋类煮沸8~10min。

（3）控制细菌繁殖　低温贮存食物是控制沙门氏菌繁殖的重要措施，在5℃以下,且避光、隔氧效果良好。

(二) 变形杆菌食物中毒

1. 发病原因

变形杆菌食物中毒属条件致病菌引起食物中毒,包括感染型和毒素型,是由于摄入大量变形杆菌污染的食物所致,变形杆菌是革兰氏阴性杆菌,属肠杆菌科的革兰阴性杆菌,呈多形性,有周身鞭毛,无芽孢,无荚膜,运动活泼兼性厌氧,营养要求不高,在营养琼脂和血琼脂上均可生长,适宜生长温度为 $10 \sim 43℃$,据生化反应不同可分普通变形杆菌、奇异变形杆菌、黏液变形杆菌和潘氏变形杆菌。大量变形杆菌在人体内生长繁殖,并产生肠毒素,引致食物中毒。

2. 发病症状

变形杆菌食物中毒临床主要表现为胃肠型及过敏型,以前者多见,由于食品中所含菌型的不同、数量的多少、代谢产物的不同,而出现不同的症状。胃肠炎型潜伏期为 $3 \sim 20h$,起病急骤、恶心、呕吐、腹痛、腹泻,腹泻为水样、带黏液恶臭、无脓血,一天数次至十余次。有 $1/3 \sim 1/2$ 患者在出现胃肠道症状之后,发热伴有畏寒,持续数小时后下降;严重者有脱水或休克,可有发热,约38℃左右,这些症状均发生于胃肠道症状之后,多于 $1 \sim 2d$ 自行恢复。过敏型潜伏期为 $1/2 \sim 2h$,表现为全身充血、颜面潮红、酒醉貌、周身痒感,胃肠症状轻,少数患者可出现荨麻疹。

3. 引起中毒的食物来源

引起中毒的食品主要是动物性食物,特别是熟肉及内脏制品,另外凉拌菜、剩饭、水产品也可引起。变形杆菌在自然界广泛存在,可寄生在人或动物肠道中,通常在食物中的染菌率为 $3.8\% \sim 100\%$,其中以鱼、蟹和肉类染菌率较高,生熟食物的交叉污染也是一个重要原因;食品感菌率高低与食品新鲜程度、运送时卫生状况密切相关;夏秋季节发病率较高。

4. 预防措施

(1) 严格食品企业卫生管理 建立健全卫生制度、搞好个人和环境卫生工作。

(2) 防止食物污染 防止带菌者污染食物,以及生熟食物的交叉污染。

(三) 葡萄球菌食物中毒

1. 发病原因

葡萄球菌属细球菌科,为球形或椭圆形,革兰氏阳性细菌,直径为 $0.5 \sim 1.2\mu m$,典型的排列呈葡萄串状,无鞭毛,无芽孢。引起食物中毒仅限于产生肠毒素的金黄色葡萄球菌,其在一定条件下产生肠毒素,故食物中毒为毒素型。肠毒素是一种分子量为 $27500 \sim 30000$,对热稳定的单纯蛋白质,100℃、30min 仅能杀灭金黄色葡萄球菌,而不能破坏肠毒素。肠毒素对各种消化酶有抵抗力,pH 为 2 时可被胃蛋白酶所破坏;该毒素有多种类型(A、B、C、D、E),但以 A 型、D 型肠毒素引起食物中毒最多见,B 型、C 型次之,肠毒素对人的中毒剂量一般认为是

20~25μg。当葡萄球菌污染食物后，在氧气不充足的条件下，在20~30℃经4~5h繁殖，即产生大量的肠毒素，人进食被肠毒素污染的食物，即可发生食物中毒。本病病程短暂，其胃肠道功能的变化是肠毒素对胃肠黏膜直接作用的结果，与葡萄球菌本身无关。

2. 发病症状

潜伏期2~5h，极少超过6h，起病急骤，有恶心、呕吐、中上腹部痉挛性疼痛，继以腹泻，其中呕吐最为突出，呕吐物可带胆汁黏液和血丝，腹泻呈水样便或稀便，每天数次至数十次不等，重症可因剧烈吐泻引起脱水、虚脱和肌肉痉挛，甚至休克，患者体温大多正常或略高，绝大多数患者经数小时或1~2d内恢复。

3. 食物中的来源

引起葡萄球菌食物中毒的常见食品主要有牛乳及乳制品、鱼肉、蛋类等，其次为淀粉类（如剩饭、粥、米面等），被污染的食物在室温20~30℃搁置5h以上时，病菌大量繁殖并产生肠毒素。该病以夏秋二季多见，各年龄组均可发病。

4. 预防措施

（1）加强卫生管理，防止污染　对带菌人群或牲畜进行严格管理，防止食品污染是最重要的措施，如隔离患乳腺炎的病牛，有皮肤化脓灶的炊事员或从事饮食业者应暂调离其工作岗位等。

（2）防止肠毒素的形成　通过低温、通风等措施抑制葡萄球菌的生长繁殖，同时食物在摄入前要彻底加热等。

（四）副溶血性弧菌食物中毒

1. 发病原因

副溶血弧菌是革兰氏阴性多形态杆菌或稍弯曲弧菌。副溶血性弧菌广泛存在于海水中，在含食盐浓度3%~3.5%的培养基中生长良好，故又称致病性嗜盐菌，在无盐培养基上不能生长，3%~6%食盐水繁殖迅速，每8~9min为1周期，在低于0.5%或高于8%盐水中停止生长。在食醋中1~3min即死亡，56℃加热5~10min灭活，在1%盐酸中5min死亡。各种弧菌对人和动物均有较强的毒性，主要引起感染型中毒，原因是细菌在肠道内大量繁殖，引起组织病变，同时产生耐热溶血毒素对肠道的共同作用。耐热溶血毒素是分子量42000的致热性溶血素（TDH）和分子量48000的TDH类似溶血毒（TRH），具有溶血活性、肠毒性和致死作用。

2. 发病症状

一般在进食带有副溶血性弧菌的食物后，引起腹痛、腹泻、头痛、发热，潜伏期自1h至4d不等，多数为10h左右，腹泻每日3~20余次不等，大便性状多样，多数为黄水样或黄糊便，约2%~16%呈典型的血水或洗肉水样便，部分病人的粪便可为脓血样或黏液血样；由于吐泻，患者常有失水现象，重度失水者可伴声哑和肌痉挛，个别病人血压下降、面色苍白或发绀，导致意识不清、全身痉挛等休克症状而危及生命。本病病程为 1~6d 不等，可自行恢复，一般恢复较快。

3. 食物中的来源

副溶血性弧菌中毒是食物中毒中较为常见的一种，生活当中常常由于餐饮加工人员卫生意识差，食物生熟不分，致使海水产品被副溶血性弧菌污染而引起。本菌食物中毒的传染媒介主要为海蜇、黄鱼、带鱼等海产品，以及鲫鱼、鲤鱼等淡水鱼，其次是肉、咸蛋类等。

4. 预防措施

（1）不生食海鲜。对海鲜产品一定要彻底加热，蒸熟煮透，吃海鲜时要佐以食醋、姜末和生蒜。

（2）动物性食品应煮熟煮透再吃。如有异味或发现半生不熟的情况，切忌食用。

（3）剩菜食前应充分加热。

（4）防止生熟食物加工时交叉污染。

（五）肉毒梭菌毒素食物中毒

1. 发病原因

肉毒杆菌在自然界分布广泛，土壤中常可检出，偶亦存在于动物粪便中。食物中毒属毒素型，根据所产生毒素的抗原不同，将肉毒杆菌分为 A、B、C_α、C_β、D、E、F、G 等 8 型，能引起人类疾病的有 A、B、E、F 型，其中以 A、B 型最为常见。肉毒杆菌属厌氧菌，在厌氧环境中能分泌强烈的肉毒毒素，引起特殊的神经中毒症状，其致残率、病死率极高；肉毒杆菌芽孢抵抗力很强，干热180℃加热 5~15min，湿热100℃加热 5h，高压蒸气121℃加热 30min，才能杀死芽孢。肉毒毒素对酸的抵抗力特别强，胃酸溶液 24h 内不能将其破坏，故可被胃肠道吸收，损害机体身心健康。肉毒毒素是一种神经毒素，为已知最剧烈的毒物，毒性比氰化钾强一万倍，纯化结晶的肉毒毒素 1mg 能杀死 2 亿只小鼠，人的致死剂量约 10^{-9}mg/kg，毒素能透过机体各部的黏膜。肉毒毒素由胃肠道吸收后，经淋巴和血行扩散，作用于颅脑神经核和外周神经肌肉接头以及植物神经末梢，阻碍乙酰胆碱的释放，影响神经冲动的传递，导致肌肉松弛性麻痹。

2. 发病症状

潜伏期数小时至数天，一般为 12~48h，最短 6h，长者达 8~10d，中毒时表现为运动麻痹症状，如头晕、无力、视物模糊、眼睑下垂、复视、咀嚼无力、走路不稳、张口困难、伸舌困难、咽喉阻塞感、吞咽困难、呼吸困难、头颈无力、垂头等，不同病人症状的轻重程度有所不同，病死率较高。

3. 食物中的来源

自制的家庭发酵食品，如发酵的豆类、谷类制品，其次是肉类和罐头食品等，四季均可发生，但以冬、春季节多发。

4. 预防措施

（1）不吃生酱及可疑含毒的食品。

（2）防止毒素产生，食用时灭活毒素。加工后的食品应避免再次受到污染和在较高温度或缺氧环境中存放，食用前不再加热处理食品应注意低温保藏，避免毒素的产生，由于肉毒毒素不耐高温，食用前最好加热灭活毒素。

（3）加强宣传教育。在高发病地区，建议改变肉类贮存方式和吃生肉的习惯。

（六）O_{157}：H_7大肠杆菌食物中毒

1. 发病原因

O_{157}：H_7大肠杆菌是埃希氏菌属的代表菌种，是最常见的血清型肠出血性大肠杆菌，可寄生在牛、羊、猪、鸡等禽畜的肠道内，侵入人体肠道后，产生类贺样毒素和肠溶血毒素，导致人发生出血性结肠炎和溶血性尿毒综合征。O_{157}：H_7大肠杆菌属革兰氏染色阴性，无芽孢，有鞭毛，最适生长温度为33～42℃，37℃繁殖迅速，44～45℃生长不良，45.5℃停止生长；具有较强的耐酸性，pH为2.5～3.0，37℃可耐受5小时；耐低温，能在冰箱内长期生存；在自然界的水中可存活数周至数月；不耐热，75℃加热1min即被灭活；其毒性极强，很少量的病菌进入人体就可致病，主要是侵犯小肠远端和结肠，引起肠黏膜水肿出血，同时可引发肾脏、脾脏和大脑的病变。

2. 发病症状

O_{157}：H_7大肠杆菌的感染剂量极低，潜伏期为3～10d，最快5h，病程为2～9d，通常是突然发生剧烈腹痛和水样腹泻，数天后出现出血性腹泻，腹泻次数有时可达每天10余次，可发热或不发热，许多病人同时有呼吸道症状，严重者可出现溶血性尿毒综合征、血栓性血小板减少紫癜、脑神经障碍等多器官损害，危及生命，严重者可导致死亡。中毒多发生在夏、秋两季，6～9月多见。

3. 食物中的来源

O_{157}：H_7大肠杆菌是重要的导致食物中毒的病菌，通过各类熟肉制品、冷荤、牛肉、生牛乳、乳酪及蔬菜、水果、饮料等传染给人，随着人们西式餐饮方式的增加，本菌引起的食物中毒在全世界越来越多。

4. 预防措施

（1）不吃生的或没有加热灭菌的动物性食物及可疑食物。如牛乳、肉等动物性食物需要彻底加热。

（2）不吃可疑食品。对可能含有致病菌的食品避免摄入。

（3）加强管理。食品加工企业及餐饮企业应该严格保证食品生产、加工、运输、销售过程的安全性，避免受到污染。

三、常见非细菌性食物中毒

(一) 有毒动植物食物中毒

1. 河豚鱼中毒

(1) 发病原因　河豚鱼是一种海洋鱼类,全球共有一百多种,我国约有四十种,其中常引起食物中毒的有星点东方豚、豹纹东方豚等。河豚鱼的毒性是由其体内的河豚毒素引起的,河豚毒素为剧毒物质,其卵巢和肝脏含毒素量最多,毒性也最大,其次是肾脏、血液、眼、鳃和鱼皮等处,鱼死后贮藏一段时间,鱼肉可染有毒素。春季为雌鱼的卵巢发育期,卵巢毒性最强,再加上肝脏毒性也在春季最强,所以春季最易发生食用河豚中毒事件。河豚毒素是一种非蛋白质、高活性的神经毒素,微溶于水,易溶于酸,pH > 7 时易被破坏,对光和热极稳定,100℃时 6h 不能将其完全破坏;河豚毒素进入人体后主要作用于神经系统,可抑制神经细胞膜对 Na^+ 的通透性,从而阻断神经冲动的传导,使神经麻痹,同时引起外周血管扩张,使血压急剧下降,严重时出现呼吸中枢和血管运动中枢麻痹。

(2) 发病症状　潜伏期一般为 0.5~3h,主要中毒症状初期为面部潮红、头痛、剧烈恶心、呕吐、腹痛、腹泻,继而感觉神经麻痹,如嘴唇、舌体、手指麻木、刺痛,然后出现运动神经症状,如手、臂、腿等处肌肉无力、运动艰难、身体摇摆、舌头麻木、语言不清等,甚至因全身麻木而瘫痪;严重者可出现血压下降、心动过缓、呼吸困难,甚至因呼吸衰竭而死亡。

(3) 预防措施

①做好宣传教育工作。认识到河豚鱼有毒,并能识别其形状,捕捞时将其剔除,以防误食中毒。

②严格加强管理部门的工作,禁止零售河豚鱼,加工制作河豚鱼必须按规定程序操作。

③基于河豚鱼的剧毒性,水产部门应严格执行《水产品卫生管理办法》,禁止出售鲜河豚鱼。

2. 鱼类引起组胺中毒

(1) 发病原因　鱼类组胺中毒是由于食用含有一定数量组胺的鱼引起的,主要是海产鱼中的青皮红肉鱼,如金枪鱼、沙丁鱼、鲐鱼等,此类鱼含有较高量的组氨酸,当鱼体不新鲜或腐败时,污染于鱼体的细菌会产生脱羧酶,使组氨酸脱羧生成组胺,组胺可引起毛细血管扩张和支气管收缩,导致一系列的临床症状;另外在腌制咸鱼时,如原料不新鲜或腌的不透彻,使鱼含组胺较多,食用后也可引起中毒。

(2) 发病症状　组胺中毒的特点是发病快、症状轻、恢复快。潜伏期一般为 0.5~1h,短者只有 5min,长者 4h,表现为脸红、头晕、头痛、心跳加快、脉快、胸闷、呼吸促迫、血压下降等，部分病人出现眼结膜充血、瞳孔扩散、视物模糊、脸发胀、唇水肿、口和舌及四肢发麻、恶心、呕吐、腹痛等，个别患者出现哮喘，偶有死亡病例报道。

（3）预防措施

①主要是防止鱼类腐败变质，特别是青皮红肉的鱼类。

②食用鲜、咸的青皮红肉类鱼时，烹调前应去内脏、洗净，切段后用水浸泡几小时，然后红烧或清蒸，酥闷，不宜油煎或油炸，可适量放些雪里蕻或红果，烹调时放醋，可以使组胺含量下降。

③有过敏性体质者慎食这类鱼。

3. 麻痹性贝类中毒

（1）发病原因　麻痹性贝类中毒（PSP）是由食用某些贝类引起的食物中毒，这些贝类有贻贝、蛤类、螺类、牡蛎等，贝类本身没有毒性，但由于贝类食用了含有毒素的藻类经蓄积后则会引起中毒。该毒素主要是石房蛤毒素，还有膝沟藻毒素，来源于海水中的有毒性藻类（如膝沟藻科），食用这些藻类的贝类将藻类中有毒物质聚集在体内，毒物对贝类本身没有危害，但人食用了这些贝类后，毒素从贝肉中释放出来，危害人体健康。麻痹性贝类毒素为神经毒素，可以阻塞 Na^+ 在神经及肌肉细胞膜内电压依赖性钠通道中的运动，造成神经传导障碍，大部分的贝类毒素都是溶于水的，在热与酸的环境中稳定，且在一般煮食方法下不能除去，产生这种毒素的藻类还是形成赤潮的元凶。

（2）发病症状　麻痹性贝类毒素在被摄入后的 10～30min，人体会出现反胃、呕吐、腹泻、腹痛、麻痹及嘴唇、牙肉、舌头、面部、颈部、手臂、脚及脚趾发热等症状，最后出现气促、口干、窒息、呼吸困难等症状，膈肌对其的敏感性极强，重症患者 12h 内可因呼吸肌麻痹导致死亡，病死率为 5%～18%。

（3）预防措施

①加强宣传教育。通过宣传使人们有正确的食用贝类方法，尽可能将毒素聚集较多的内脏部分剔除。

②建立疫情报告制度。对生产贝类的水域进行定期检查，发现有毒藻类增多时应及时检测贝类体内的毒素含量是否超标。

③规定贝类食物毒素含量的限量标准，毒素含量超标的贝类一律不许上市销售。

4. 毒蕈中毒

（1）发病原因　蕈类又称蘑菇，属于真菌。毒蕈是指食用后可引起中毒的蕈类。毒蕈在中国有 100 多种，对人体生命有威胁的有 20 多种，其中含有剧毒可致死的不到 10 种，各种毒蕈所含的毒素不同，中毒的临床表现也各异，因此根据其所含毒素和中毒症状，可将其分为胃肠炎型、神经精神型、溶血型、脏器损害型及日光性皮炎型五种类型。毒蕈中毒的发生多是由于个人采集野生鲜菇误食而引起的。

（2）发病症状

①胃肠炎型。由误食毒红菇属、乳菇属、牛肝菌属及黑伞蕈属中的一些毒蕈所引起，潜伏期约0.5~6h，多在食用后2h发病，表现为剧烈腹泻、腹痛等，以上腹部和脐部为主，水样便每日可达10余次，不发热，经过适当的对症处理，中毒者即可迅速康复，死亡率甚低。

②神经精神型。由误食毒蝇伞、豹斑毒伞等毒蕈所引起。其毒素包括多种如毒蝇碱、蜡子树酸及其衍生物、光盖伞素以及幻觉原等引起神经精神症状的毒素。潜伏期约0.5~4h，最短为10min，发病时临床表现除肠胃炎的症状外，尚有副交感神经兴奋症状，如多汗、流涎、流泪、脉搏缓慢、瞳孔缩小等，少数病情严重者可有狂笑、幻觉、手舞足蹈、行动不稳、共济失调、形似醉汉等症状，可出现"小人国幻觉症"，闭眼时幻觉更明显，也有迫害妄想，类似精神分裂症等表现。个别病例可因此而死亡，此病病程较短，即使不治疗，1~2d亦可康复，死亡率甚低。

③溶血型。因误食鹿花蕈、褐鹿花蕈等引起，其毒素为鹿花蕈素，潜伏期6~12h，最长可达2d。发病时除肠胃炎症状外，并有溶血表现，可引起贫血、肝脾肿大等体征；此型中毒对中枢神经系统亦常有影响，可有头痛等症状，少数病人可出现血红蛋白尿，严重时出现心律不齐、抽搐或昏迷，也可引起急性肾功能衰竭，导致愈后不良，病程一般2~6d，死亡率不高。

④脏器损害型。因误食毒伞、白毒伞、鳞柄毒伞等所引起。其所含毒素包括毒伞毒素及鬼笔毒素，其中鬼笔毒素作用快，主要作用于肝脏，毒伞毒素作用较迟缓，但毒性较鬼笔毒素大20倍，能直接作用于细胞核，可能抑制RNA聚合酶，并能显著减少肝糖元而导致肝细胞迅速坏死，此型中毒病情凶险，如无积极治疗死亡率甚高。此型病程较复杂，中毒症状最为严重，依病情发展可分为潜伏期、胃肠炎期、假愈期、内脏损害期、恢复期等几个阶段。出现多脏器损伤，以肝、肾为主，肝肿大、转氨酶升高，直至出现肝坏死，肾损害出现少尿、无尿、血尿、尿毒症、肾功能衰竭，直至死亡。

⑤日光性皮炎型。由食用胶陀螺（猪嘴蘑）引起的中毒，中毒时身体的露出部分如颜面等出现肿胀、疼痛，少有胃肠症状。

（3）预防措施

①做好宣传教育。通过宣传使群众能具有鉴别毒蕈的能力，不盲目食用未食用过的野蘑菇。

②研究新的区分毒蕈和可食蕈的方法，切勿采摘自己不认识的蘑菇食用。

③明确规定条件可食蕈的加工处理方法。

5. 含氰苷类植物中毒

（1）发病原因　氰苷类化合物存在于多种植物中，特别是木薯的块根、苦杏仁、苦桃仁等，果仁中含量比较高。氰苷在酶或酸性条件下可水解，释放出氢氰酸，氢氰酸可迅速被吸入血液，毒性极大，且作用时间很短，口服最小致死剂量为 $0.5 \sim 3.5 mg/kg \cdot bw$，氰离子能抑制体内多种酶活性，其中对细胞色素氧化酶最敏感，通过对该酶的抑制，造成电子传递障碍，细胞呼吸受阻，氧不能被组织细胞利用，导致组织窒息，引起死亡。

（2）发病症状　潜伏期 $1 \sim 2h$，最短为 $0.5h$，前期主要症状为口内苦涩、头晕、头疼、恶心、呕吐、心慌、四肢无力，然后出现不同程度的呼吸困难、皮肤青紫、胸闷、呼吸困难、呼气中有苦杏仁味，严重者意识不清、呼吸微弱、四肢冰冷、昏迷、常发出尖叫，继而意识丧失、瞳孔扩大、对光反射消失，牙关紧闭，全身阵发性痉挛，最后呼吸麻痹、心跳停止而死亡。

（3）预防措施　预防中毒措施主要是加强宣传教育，不生吃各种苦味果仁和木薯，也不能食用炒过的苦杏仁等，若食用上述果仁，必须用清水充分浸泡，再敞锅蒸煮，使氢氰酸挥发掉；食用木薯前必须将木薯去皮，加水浸泡 3d 天以上，敞锅蒸煮熟后再食用，同时推广含氰苷低的木薯品种。

（二）有毒化学性食物中毒

1. 亚硝酸盐食物中毒

（1）发病原因　亚硝酸盐食物中毒指食用了含硝酸盐及亚硝酸盐的蔬菜，或误食亚硝酸盐后引起的一种高铁血红蛋白血症，也称肠源性青紫症。常见的亚硝酸盐有亚硝酸钠和亚硝酸钾，蔬菜中常含有较多的硝酸盐，特别是当大量施用含硝酸盐的化肥或土壤中缺钼时，可增加植物中的硝酸盐；新鲜的叶菜类含有硝酸盐，但一般摄入量并无碍，如大量摄入后在肠道内由于硝酸盐还原菌的作用也可转化为亚硝酸盐，因此新鲜蔬菜煮熟后若存置过久，或不新鲜蔬菜中，亚硝酸盐的含量会明显增高；刚腌制不久的蔬菜含有大量亚硝酸盐，尤其第 $7 \sim 8d$ 达高峰，一般于腌后 20d 降至最低；苦井水含较多的硝酸盐；腌肉制品中会加入过量硝酸盐或亚硝酸盐；当误将亚硝酸盐当作食盐应用以及食用含亚硝酸盐的食物过多时，都可以使大量亚硝酸盐进入血液引起中毒。

（2）发病症状　误食纯亚硝酸盐引起的中毒，潜伏期一般为 $10 \sim 15min$，大量食入蔬菜或未腌透蔬菜者，潜伏期一般为 $1 \sim 3h$，个别长达 20h 后发病，出现头痛、头晕、无力、胸闷、气短、嗜睡、心悸、恶心、呕吐、腹痛、腹泻，口唇、指甲及全身皮肤、黏膜发绀等，严重者可有心率减慢、心律不齐、昏迷和惊厥等症状，常因呼吸循环衰竭而死亡。

（3）预防措施

①保持蔬菜新鲜，禁食腐烂变质的蔬菜。短时间不要进食大量含硝酸盐较多的蔬菜；勿食大量刚腌制的蔬菜，腌菜时盐应稍多，至少腌制 15d 以上再食用。

②肉制品中硝酸盐和亚硝酸盐的用量应严格按国家卫生标准的规定。

③不喝苦井水，不用苦井水煮饭、煮粥，尤其勿存放过夜。

④妥善保管好亚硝酸盐，防止错把其当成食盐或碱误食。

2. 砷食物中毒

(1) 发病原因 元素砷不溶于水,无毒性,但其化合物一般都有毒,最常见的为三氧化二砷,俗称砒霜,亦称白砒,不纯的三氧化二砷含有少量硫化砷,俗称红砒。三氧化二砷和一些砷的化合物广泛应用于农业杀虫,由于误食,水果蔬菜残留量过高,用盛放过砷化物的容器装食品造成污染,食品工业用原料或添加剂中含砷量过高都可造成食物中毒;砷化物进入人体后对消化道具直接的腐蚀作用。砷是细胞原浆毒物,与细胞酶蛋白的巯基结合,使酶失去活性,破坏细胞的正常代谢,使中枢神经发生功能紊乱;砷化物可麻痹血管运动中枢并直接作用于毛细血管,使胃肠黏膜及各个脏器淤血及出血,甚至可引发全身性出血,引起实质性脏器的损害。

(2) 发病症状 潜伏期短,仅十数分钟至数小时。开始口腔有金属味,口咽部及食道有灼烧感,继而恶心、剧烈呕吐、腹痛、腹泻,可出现严重脱水和电解质失衡、排肠肌痉挛、体温下降、四肢发冷、血压下降,甚至休克;重症患者可出现神经系统症状,有剧烈头痛、头昏、烦躁不安、惊厥、昏迷等。当肾脏受到损害时,可出现尿闭、蛋白尿、血尿、尿中毒等症,还可造成肝脏、心肌损害,砷化物中毒还可严重地引起皮肤黏膜的损伤。

(3) 预防措施

①严格保管农药,实行专人专管、领用登记,砷化物农药必须染成易识别的颜色。包装上标明"有害"字样,禁止与食物一起存放。

②使用含砷农药拌种的容器、用具必须专用并作明显标记。砷中毒的家畜禽,应深埋销毁,严禁食用。

③含砷农药用于水果、蔬菜时,应遵守安全间隔期。

④食品工业所用含砷原料,含砷量不得超过国家标准。

(三) 真菌性食物中毒

1. 赤霉病麦中毒

(1) 发病原因 麦类赤霉病在我国流行很广,除新疆外,全国各地均有流行,几乎每年都有发生,一般每3~4年有一次大流行,每流行一次,就发生一批人畜食物中毒。中毒多发生于麦收季节,因吃了受病害的新麦而中毒,也有因误食库存病麦或霉麦引起中毒的。目前,已知引起中毒的主要物质是镰刀菌的菌种,如禾谷镰刀菌产生的代谢产物——脱氧雪腐镰刀菌烯醇(又称呕吐毒素)。

(2) 发病症状 发病急,潜伏期一般在 0.5~1h,快的十几分钟内即可出现症状,慢的可延至 2~4h,主要症状有恶心、呕吐、腹痛、腹泻、头晕、头痛、嗜睡、流涎、乏力,少数病人有发热、畏寒等。病人一般 1d 左右,慢的 1 周症状可自行消失,预后良好,未见死亡病例报告。

(3) 预防措施

①粮食部门必须严格按收购标准收购小麦,赤霉病麦必须在 4% 以下方可

收购。

②粮食和食品加工厂可用打麦机、鼓风机或振动筛去除霉粒，或用碾米机或轧辊机碾皮 1~2 次，可减少赤霉病麦中的部分毒素。

③一旦发生中毒，应立即封存病麦或霉麦。

2. 霉变甘蔗中毒

（1）发病原因　霉变甘蔗中毒是指食用了保存不当而霉变的甘蔗引起的急性食物中毒。常发于我国北方地区的初春季节。霉变甘蔗质软，瓤部比正常甘蔗色深，呈浅棕色，闻之有轻度霉味，从霉变甘蔗中可分离出真菌，称为甘蔗节菱孢霉，其代谢产生的毒素为 3-硝基丙酸，是一种神经毒，主要损害中枢神经系统，发病者多为儿童，且病情常较为严重，甚至危及生命。

（2）发病症状　潜伏期短，最短仅十几分钟，中毒症状最初为一时性消化道功能紊乱，如恶心、呕吐、腹疼、腹泻、黑便等，随后出现神经系统症状，如头昏、头疼、眼黑和复视等，重者可出现阵发性抽搐，抽搐时四肢强直，屈曲内旋，手呈鸡爪状，眼球向上偏向凝视，瞳孔散大，继而进入昏迷，患者可死于呼吸衰竭，幸存者则留下严重的神经系统后遗症，导致终生残疾。目前尚无特殊治疗，在发生中毒后应尽快洗胃、灌肠以排除毒物，并对症治疗。

（3）预防措施

①甘蔗必须成熟后收割，因不成熟的甘蔗容易霉变。

②甘蔗应随割随卖，不要存放。

③甘蔗在贮存过程中应防止霉变，存放时间不要过长，并定期对甘蔗进行感官检查，已霉变的甘蔗禁止出售。

④加强预防甘蔗霉变中毒的教育工作，教育群众不买不吃霉变甘蔗。

3. 麦角中毒

（1）发病原因　麦角中毒早在 17 世纪中叶，人们就认识到食用含有麦角的谷物可引起中毒，麦角是麦角菌（*Clauiceps prupurea*）侵入谷壳内形成的黑色和轻微弯曲的菌核（*Sclerotium*），菌核是麦角菌的休眠体，在收获季节如碰到潮湿和温暖的天气，谷物很容易受到麦角菌的侵染。麦角中毒可分为两类，即坏疽性麦角中毒和痉挛性麦角中毒。坏疽性麦角中毒的原因是麦角毒素具有强烈收缩动脉血管的作用，从而导致肢体坏死；麦角毒素的活性成分主要是以麦角酸为基本结构的一系列生物碱衍生物，如麦角胺、麦角新碱和麦角毒碱。

（2）发病症状　坏疽性麦角中毒的症状包括剧烈疼痛、肢端感染和肢体出现灼焦和发黑等坏疽症状，严重时可出现断肢；痉挛性麦角中毒的症状是神经失调、出现麻木、失明、瘫痪和痉挛等症状。

（3）预防措施

①及时清除粮谷中的麦角。

②限制食物中麦角含量不得超标。

四、实训练习：食物中毒案例分析

1. 实训目标

掌握食物中毒的调查处理方法。

2. 实训案例

食物中毒的分析处理。

案例：2015年6月17日，某地卫生监督机构接到当地中心医院报告，该医院陆续接收了某单位集体就餐后出现的一批症状相同的病人，疑似食物中毒，请派人前去调查。

步骤一：确定食物中毒调查的目的。

了解食物中毒发生的情况，确定是否属于食物中毒，如果属于食物中毒则确定引起食物中毒的原因，并采取有效的措施防止中毒蔓延，通过调查积累食物中毒的资料，制定相应的措施，减少或控制类似事件发生，并规范食品生产经营活动。

步骤二：工作准备。

收集相关的食物中毒和食源性疾病参考书及食品中毒相关标准，由食品卫生专业人员、检验人员携带采样器械、法律文书、取证工具等到现场进行调查。

步骤三：中毒患者症状调查。

患者都是在单位食堂食用了早餐后出现相同症状，发病初期有头晕、头疼、恶心和寒颤等症状，随后出现呕吐、腹痛、腹泻，腹泻为水样，伴有发烧且体温较高。

步骤四：中毒患者食物史调查。

患者早餐均食用了食堂的稀饭、馒头、茶叶蛋、咸菜等。

步骤五：可疑中毒食物调查。

在该单位食堂调查中发现，该单位食堂卫生管理不规范，食品加工过程，生熟食品混放，食堂也无餐具消毒设施，且盛放生鸡蛋的工具在不经过消毒后，又盛放了用于销售的茶蛋，且茶蛋放置多时后没有再进行加热处理。此次食物中毒事件可能是由生熟食品混放造成了生熟食品交叉污染引起的。

对餐厅早餐食品采集样品，对加工器具进行涂抹采样处理并送检，在茶蛋中检测出沙门氏菌，在容器涂抹采样中也检测出沙门杆菌，且茶蛋菌落总数严重超过食品卫生标准。

步骤六：患者物品采样。

对患者呕吐物、大便、血、尿等采样送检，在病人呕吐物和粪便中也分离出沙门氏菌。

步骤七：食物中毒类型的认定。

通过调查笔录、中毒症状调查、采样检验表明，中毒事件均与该天在食堂进食早餐有关，病人有同一进餐史，中毒症状极为相似，现场调查发现该食堂卫生误施落后，管理不严，生熟混放，结合实验提供数据，确定食物中毒是进食了含有沙门氏菌的茶蛋引起的细菌性食物中毒。

步骤八：处理。

（1）现场处理　对食堂可疑中毒食物及其原料、半成品以及被污染的加工器具进行封存。调查结束后责令对加工器具进行清洗消毒。

（2）行政处罚　按照《中华人民共和国食品安全法》销毁导致中毒的食物，停产进行整顿，没收违法所得，并按规定进行罚款。

3. 实操训练

案例分析。

2009年8月7日，某乡镇小学和幼儿园，有473人在课间饮用了某牛乳公司生产的同一批号的消毒乳。于当天发现有88人发病，年龄最小的4岁，最大的11岁，潜伏期最短的2h，最长的11.5h，平均3.5h。停止饮用该牛乳后，发病很快终止，中毒患者以恶心、呕吐为主要症状，呕吐一般为3~4次，最多者达数十次。部分病人有腹痛，仅有两人有轻度腹泻，患者不发烧或有低热，经对症治疗，病情迅速得到好转，所有病人于2d内痊愈无死亡病例。

> **思考题**
>
> 1. 名称解释：食物中毒、细菌性食物中毒、非细菌性食物中毒。
> 2. 食物中毒分几类？有什么特点？
> 3. 常见细菌性食物中毒的发病原因、发病症状、食物来源及预防措施有哪些？
> 4. 常见非细菌性食物中毒的发病原因、发病症状及预防措施有哪些？

任务四

食品添加剂、消毒剂、洗涤剂及食品包装卫生检查

知识目标

1. 明确食品添加剂的作用及卫生问题。
2. 明确消毒剂、洗涤剂的作用及卫生问题。
3. 明确常用食品包装材料的卫生问题。

> 能力目标

能够进行食品包装材料卫生分析。

一、 食品添加剂的作用及安全性

(一) 基本概念

食品添加剂是指为改善食品品质和色、香、味以及为防腐、保鲜和加工工艺的需要而加入食品中的人工合成或者天然物质,包括营养强化剂。

(二) 食品添加剂的分类

1. 食品添加剂按来源分类

食品添加剂按照来源可分为天然食品添加剂与合成食品添加剂。天然食品添加剂主要来自动、植物组织或微生物的代谢产物,但天然食品添加剂的品种较少,价格较高。人工合成食品添加剂是通过化学方法合成的添加剂,这类添加剂品种比较齐全,价格低,使用量较小,其毒性后者大于前者,特别是当合成食品添加剂质量不纯,混有有害杂质或用量过大时,容易造成对机体的危害,当前食品添加剂偏重于向天然食品添加剂的方向发展。

2. 食品添加剂按其用途分类

我国国家技术监督局批准的食品添加剂按照用途可以分为防腐剂、抗氧化剂、发色剂、漂白剂、酸味剂、凝固剂、疏松剂、增稠剂、消泡剂、甜味剂、着色剂、乳化剂、品质改良剂、抗结剂、增味剂、酶制剂、被膜剂、发泡剂、保鲜剂、香料、营养强化剂、加工助剂以及其他添加剂共 23 类。

(三) 食品添加剂的作用

1. 利于保存,防止变质

防腐剂可以防止由微生物引起的食品腐败变质,延长食品的保存期,同时还具有防止由微生物污染引起的食物中毒作用;而抗氧化剂则可阻止或推迟食品的氧化变质,以提供食品的稳定性和耐藏性,同时也可防止可能有害的油脂自动氧化物质的形成,此外,还可用来防止食品,特别是水果、蔬菜的酶促褐变与非酶褐变,这些对食品的保藏都具有一定意义的。

2. 改善食品的感官性状

食品的色、香、味、形态和质地等是衡量食品质量的重要指标。适当使用着色剂、护色剂、漂白剂、食用香料以及乳化剂、增稠剂等食品添加剂,可明显提高食品的感官质量,满足人们的不同需要。

3. 保持或提高食品的营养价值

在食品加工时,适当地添加某些属于天然营养范围的食品营养强化剂,可以大大提高食品的营养价值,这对防止营养不良和营养缺乏,促进营养平衡,提高人们健康水平具有重要意义。

4. 增加食品的品种和方便性

市场上销售的食品,但在生产工程中,大都不同程度地添加了着色、增香、调味乃至其它食品添加剂。正是这些众多的食品,尤其是方便食品的供应,给人们的生活和工作带来极大的方便。

5. 有利食品加工,适应生产机械化和自动化

在食品加工中使用消泡剂、助滤剂、稳定和凝固剂等,可有利于食品的加工操作。

6. 满足其它特殊需要

食品应尽可能地满足人们的不同需求,如糖尿病人不能吃糖,则可用无营养甜味剂或低热能甜味剂来代替,可用天门冬酰苯丙氨酸甲酯制成无糖食品供应。

(四) 食品添加剂的使用原则

由于食品添加剂毕竟不是食物的天然成分,少量长期摄入也有可能存在对机体的潜在危害。随着食品毒理学方法的发展,原来认为无害的食品添加剂近年来发现可能存在慢性毒性和致畸、致突变、致癌性的危害,为了确保食品添加剂的食用安全,使用食品添加剂应该遵循以下原则:

(1) 经过规定的食品毒理学安全评价程序的评价,证明在使用限量内长期使用对人体安全无害。

(2) 不影响食品感官性质和原味,对食品营养成分不应有破坏作用。

(3) 食品添加剂应有严格的质量标准,其有害杂质不得超过允许限量。

(4) 不得由于使用食品添加剂而降低良好的加工措施和卫生要求。

(5) 不得使用食品添加剂掩盖食品的缺陷或作为伪造的手段。

(6) 未经卫生部允许,婴儿及儿童食品不得加入食品添加剂。

(五) 常见食品添加剂及安全性

1. 抗氧化剂

食品中抗氧化剂可以防止各种食品成分的氧化反应,食品氧化可以导致不良褐变和味道改变。食品中常用的抗氧化剂包括丁基羟基茴香醚(BHA)、二丁基羟基甲苯(BHT)、没食子酸丙酯(PG)等,但这类氧化剂潜在危害较大,长期食用会对人体造成危害。BHT 与其它抗氧化剂相比,稳定性较高,耐热性好,在普通烹调温度下影响不大,抗氧化效果也好,用于长期保存的食品与焙烤食品很有效,是目前国际上特别是在水产加工方面广泛应用的廉价抗氧化剂,一般与 BHA 并用,并以柠檬酸或其他有机酸作为增效剂。相对 BHA 来说,BHT 的毒性稍高一些,该物质毒理学实验证明其具有致癌性,能够引发肝脏肥大、出生率低下、染色体异变等病变。

2. 着色剂

着色剂又称色素，是使食品着色后提高其感官性状的一类物质。食用色素按其性质和来源，可分为天然色素和合成色素两大类。

（1）食用合成色素　属于人工合成色素，具有色彩鲜艳、性质稳定、着色力强、牢固度大、可取得任意色彩，以及成本低廉、使用方便的特点，但合成色素大多数对人体健康有影响，其毒性有包括化学物质本身对人体的直接毒性，或是在代谢过程中产生有害物质，以及在生产过程还可能被砷、铅或其它有害化合物污染。在我国目前允许使用的合成色素有苋菜红、胭脂红、赤鲜红（樱桃红）、新红、诱惑红、柠檬黄、日落黄、亮蓝、靛蓝等，以及合成的 β - 胡萝卜素、叶绿素铜钠。合成食用色素同其它食品添加剂一样，为达到安全使用的目的，需进行严格的毒理学评价。

（2）食用天然色素　主要由动植物组织中提取的色素，一般认为其毒副作用相对较低，但其成分较为复杂，特别是经过纯化后的天然色素，其作用有可能和原物质有所不同，而且在精制的过程中，其化学结构也可能发生变化，此外加工过程还有被污染的可能，故不能认为天然色素就一定是纯净无害的。

3. 护色剂

护色剂又称发色剂，在食品的加工过程中，为了改善或保护食品的色泽，除了使用色素直接对食品进行着色外，有时还需要添加适量的发色剂，使制品呈现良好的色泽，常用的护色剂有硝酸盐（钠或钾）或亚硝酸盐。硝酸盐在细菌硝酸盐还原酶的作用下，还原成亚硝酸盐，亚硝酸盐在酸性条件下会生成亚硝酸，也可分解产生亚硝基。生成的亚硝基会很快地与肌红蛋白反应生成稳定的、鲜艳的、亮红色的亚硝化肌红蛋白，使肉可保持稳定的色泽；此外亚硝酸盐在肉制品中，对抑制微生物的增殖有一定的作用。但是亚硝酸盐是添加剂中急性毒性较强的物质之一，可使正常的血红蛋白变成高铁血红蛋白，失去携带氧的能力，导致组织缺氧；其次亚硝酸盐为致癌物亚硝胺的前体物，因此硝酸盐和亚硝酸盐的添加量在保证发色的情况下，应限制在最低水平。

4. 防腐剂

防腐剂是指能抑制食品中微生物的繁殖，防止食品腐败变质，延长食品保存期的物质。常用防腐剂包括人工合成的化学防腐剂和从天然动植物中提取的天然防腐剂。

（1）化学防腐剂　常用的有苯甲酸、山梨酸和丙酸（及其盐类）。苯甲酸又名安息香酸，由于其在水中溶解度低，故多使用其钠盐，且其成本低廉。苯甲酸进入机体后，大部分在 9～15h 内与甘氨酸化合成马尿酸而从尿中排出，剩余部分与葡萄糖醛酸结合而解毒，但由于苯甲酸钠有一定的毒性，目前已逐步被山梨酸钠替代。山梨酸又名花楸酸，在水中的溶解度有限，故常使用其钾盐，山梨酸是一种不饱和脂肪酸，可参与机体的正常代谢过程，并被同化产生二氧化碳和水，故山梨酸可看成是食品的成分。按照目前的资料可以认为对人体是无害的，但是如果食品中添加的山梨酸超标严重，且消费者长期食用，在一定程度上会抑制骨骼生长，危害肾、肝的健康。

（2）天然防腐剂　天然防腐剂包括果胶分解物、香辛料提取物、琼脂低聚糖、乳酸链球菌素、丙酸、壳聚糖、溶菌酶、鱼精蛋白等，通常认为对人体无害，可根据食品需要进行添加。如乳酸链球菌素是乳酸链球菌属微生物的代谢产物，可用乳酸链球菌发酵提取而得，其优点是在人体的消化道内可被蛋白水解酶所降解，是一种比较安全的防腐剂，不会像抗生素那样改变肠道正常菌群，也不会因为经常使用而产生像抗生素一样的耐药性，更不会与其它抗生素出现交叉抗性。

5. 甜味剂

是指赋予食品甜味的食品添加剂，按来源可分为：

（1）天然甜味剂　分为糖醇类和非糖类。糖醇类包括木糖醇、山梨糖醇、甘露糖醇、乳糖醇、麦芽糖醇、异麦芽糖醇、赤鲜糖醇等，非糖类包括甜菊糖苷、甘草等。

糖醇类甜味剂甜味与蔗糖近似，多系低热能的甜味剂，品种很多，有的存在于天然食品中，多数是将相应的糖氢化所得，其前体物来自天然食品。由于糖醇类甜味剂升糖指数低，也不产酸，故多用做糖尿病、肥胖病患者食品的甜味剂，同时具有防止龋齿的作用；该类物质多数具有一定的吸水性，对改善脱水食品的复水性、控制结晶、降低水分活性均有一定的作用；由于糖醇的吸收率较低，尤其是木糖醇，在大量食用时有导致腹泻作用。

（2）人工合成甜味剂　有糖精、环己基氨基磺酸钠（甜蜜素）、乙酰磺胺酸钾、天门冬酰苯丙酸甲酯（又阿斯巴甜）等。

糖精化学名邻甲苯磺酰胺，其钠盐被称为糖精钠或溶性糖精，是糖精的主要成分，作为一种人工合成甜味剂，其价格低廉，甜度大，甜度相当于蔗糖的300～500倍，少量无毒，量大时呈现苦味。一般认为糖精在体内不被分解，不被利用，大部分随尿排出而不损害肾功能，但糖精中的杂质会不同程度地影响人体健康，研究表明，大量食用糖精有导致癌症的可能性。

环己基胺基磺酸钠（甜蜜素），它属于非营养型合成甜味剂，其甜度是蔗糖的30～40倍，可用于清凉饮料、果汁、冰淇淋、糕点食品及蜜饯等中。经常食用甜蜜素含量超标的饮料或其它食品，会因摄入过量对人体的肝脏和神经系统造成危害，特别对于代谢能力较弱的老人、孕妇、小孩危害更明显。

L-天冬氨酰-L-苯丙氨酸甲酯（阿斯巴甜）其甜度是蔗糖的100～200倍，味感接近于蔗糖，是一种二肽衍生物，食用后可在体内分解成相应的氨基酸。我国规定可用于罐头食品外的其它食品，其用量按生产需要而适量使用。阿斯巴甜中含有苯丙氨酸，故患有苯丙酮尿症的患者不适用，会造成苯丙氨酸无法代谢，导致智能受损危险，怀孕女性最好也不要食用；另外有报告指出有些人可能患有阿斯巴甜不耐症，在食用阿斯巴甜制品后会出现头痛、抽搐、恶心或是过敏反应的症状出现，患有阿斯巴甜不耐症的人，最好避免食用。

二、食品洗涤剂、消毒剂的作用及安全性

食品洗涤剂、消毒剂指直接用于洗涤或者消毒食品、餐饮具以及直接接触食品的工具、设备或者食品包装材料和容器的物质。

(一) 食品洗涤剂

食品企业常用的洗涤剂多为混合洗涤剂，是将多种成分混合后得到的具有一定特性和多种清洗功能的产品，主要包括碱性洗涤剂、酸性洗涤剂和中性洗涤剂三类。

1. 碱性洗涤剂

碱性洗涤剂包括强碱性洗涤剂、重垢型碱性洗涤剂和中等碱性洗涤剂。强碱性洗涤剂具有较强的去除脂类物质的能力，经济实用，毒性较弱，对人体健康危害不大，广泛应用在食品加工设备、机器等方面的洗涤，如肉制品加工器械的洗涤，但是该洗涤剂对去除矿物质没有效果，使用强碱性洗涤剂时应该注意它的腐蚀性对人体和加工设备的影响。

2. 酸性洗涤剂

酸性洗涤剂主要包括强酸性洗涤剂、中等酸性洗涤剂等，主要用于去除表面结垢的物质和溶解矿物质沉积物，常用于在使用碱性洗涤剂或其他洗涤剂而形成的矿物质沉积物的清洗，中等酸性洗涤剂还可以用于水的软化剂上，但是应注意强酸性洗涤剂的腐蚀作用。

3. 溶剂性洗涤剂

溶剂性洗涤剂包括活性氯洗涤剂和表面活性洗涤剂，通常用于机械设备的维修中，以除去石油类污物和工业润滑油，但是应该严格控制使用剂量。

表面活性剂的种类很多，包括阴离子表面活性洗涤剂、非离子表面活性洗涤剂、两性离子表面活性洗涤剂和阳离子活性洗涤剂。

阴离子表面活性剂常用的有磺酸盐类，如直链烷基苯磺酸钠和 α-烯基磺酸钠。前者具有稳定性好、去污力好、价格低廉的特点，但刺激性大，后者稳定性好，水溶性好，配伍性好，刺激性小，微生物降解也非常理想，但价格在阴离子表面活性剂中是较贵的；阴离子表面活性剂中硫酸盐类，常见的有脂肪醇聚氧乙烯醚硫酸钠和十二烷基硫酸钠，前者具有刺激性小，水溶性好，配伍性好的特点，但在酸性介质中的稳定性稍差，必须控制 pH>4，去污力不如前几种，后者耐酸稳定性略差，刺激性也相对是较大，在常见阴离子表面活性剂中价格最高。

非离子表面活性剂，主要品种有烷基醇酰胺、脂肪醇聚氧乙烯醚、烷基酚聚氧乙烯醚，该类洗涤剂具有良好的增溶、洗涤、抗静电、刺激性小、钙皂分散等

性能，可应用 pH 范围比一般离子型表面活性剂更宽广，除去污力和起泡性外，其它性能往往优于一般阴离子表面活性剂。

两性离子表面活性剂指兼有阴离子和阳离子性亲水基的表面活性剂，这种表面活性剂在酸性溶液中呈阳离子性，在碱性溶液中呈阴离子性，而在中性溶液中有类似非离子的性质。两性离子表面活性剂易溶于水，溶于较浓的酸、碱溶液，甚至在无机盐的浓溶液中也能溶解，耐硬水性好，对皮肤刺激性小，抗静电性好，有良好的杀菌作用，与各种表面活性剂的相容性好，两性离子表面活性剂的价格高于非离子表面活性剂，重要的两性表面活性剂品种有十二烷基二甲基甜菜碱、羧酸盐型咪唑啉等。

阳离子表面活性剂，常见阳离子表面活性剂品种有十六烷基二甲基氯化铵、十八烷基三甲基氯化铵、阳离子瓜尔胶、阳离子泛醇、阳离子硅油等。阳离子表面活性剂不同于其它表面活性剂，去污力和起泡性差，往往有一定的刺激性、毒性（低）。阳离子表面活性剂在液体洗涤剂中是作为辅助表面活性剂使用；与各种类型表面活性剂相比，阳离子表面活性剂的调整作用最突出，杀菌作用最强，可作为调理剂组分或杀菌剂来使用。

（二）食品消毒剂

食品生产过程中常用的消毒剂包括氯化物、碘化合物、溴化物、季铵化合物、酸杀菌剂、阴离子酸杀菌剂、酸－季铵杀菌剂、过氧化氢、臭氧、戊二醛等几类。

1. 氯化物

氯化物主要包括液态氯、次氯酸盐、无机氯胺、有机氯胺、二氧化氯，但它们的抗菌活性有所不同。次氯酸是氯化物中活力最强的，它通过对在碳水化合物代谢中起重要作用的酶分子中的巯氢基团进行氯氧化作用，以抑制葡萄糖氧化反应的发生，从而杀死微生物细胞。次氯酸盐是活力最大、也是使用最广泛的氯化合物，次氯酸钙和次氯酸钠是两种重要的次氯酸盐化合物，这些杀菌剂能有效地使悬浮于水中的微生物细胞失活，需要大约 1.5~100s 的接触时间，次氯酸钙、次氯酸钠以及一系列氯化磷酸三钠都可作为清洗后的杀菌剂使用，次氯酸盐也可以加到清洁剂溶液中，以形成清洁－杀菌混合溶剂。

氯化合物消毒剂具有优于其它杀菌剂的方面，对细菌、真菌、病毒有效，是一类能快速作用的化合物，价格低廉。如果使用浓度≤200ppm 时，那么设备可不必清洗，氯化合物能以液体或颗粒形式存在，不受水质的影响，高浓度氯能软化垫圈，并从设备的橡胶部分带走碳、腐蚀性小等；但也存在不稳定性，加热或受有机物污染时流失非常快，溶液 pH 升高时效力降低，对不锈钢或其它金属的腐蚀性非常大等缺点。另外贮存时见光或温度超过 60℃会变质，在低 pH 溶液中生成有毒性和腐蚀性的氯气。

2. 碘化物

二价碘是主要的抗微生物剂，它可以抑制细胞蛋白质的合成。用于杀菌的碘化合物是碘伏、碘酒以及水溶性碘溶液，这些溶液通常用于皮肤杀菌；碘伏可作为设备表面的清洗剂、杀菌剂或皮肤防腐剂，同时碘伏还可用于水处理过程，碘伏复合物释放出中间三价离子，在有酸存在的情况下，这种三价离子可以迅速转化为次碘酸和二价碘，而次碘酸和二价碘都是碘杀菌剂中最具活性的抗微生物物质，当介质中存在有机物时，碘伏杀菌剂比氯化物更加稳定。由于碘混合物在非常低的 pH 下仍保持稳定，因此可在 6ppm 这样低的浓度下使用，常用浓度为 12.5~25ppm；对于病毒，碘杀菌剂比其它杀菌剂更加有效，它可以有效灭活细菌细胞体、许多芽孢以及病毒。碘化物消毒剂通常要比氯化物价格高，在某些产品中会产生异味，在 50℃ 左右发生气化，对细菌芽孢和噬菌体的杀菌效果不及氯化物。碘化合物消毒剂在低温时杀菌效果差，对 pH 变化敏感。但碘杀菌剂对手部消毒很有效，而且不刺激皮肤，因此被推荐应用于食品工厂中手的浸泡消毒，食品加工设备的消毒过程中。

3. 溴化物

溴一般单独使用或与其它化合物混合使用，常用于水处理，很少作为加工设备和工具的杀菌剂，在弱酸性至中性 pH 环境下，有机氯化物破坏芽孢（如蜡状芽孢杆菌）的效果优于溴化物，但是氯与溴的混合物在 pH≥7.5 环境下受影响较小，因此，将溴添加到氯化物溶液中可以协同提高溴和氯的杀菌效果。

4. 季铵化合物

季铵化合物常用于地板、墙壁、家具和设备的消毒，它们具有很好的穿透力，所以可用于多孔表面的消毒。季铵化合物是天然湿润剂，可作为阳离子去垢剂使用，其去垢能力较弱，但杀菌能力出色，既能有效杀死李斯特单胞菌又能有效抑制霉菌生长；季铵化合物无色无臭，与有机物反应稳定，抗金属腐蚀，对温度的波动稳定，对皮肤无刺激性，高 pH 下有效，无毒，具有优良的表面活性等优点；但是季铵化合物对大多数革兰氏阴性菌无效（沙门氏菌和大肠杆菌除外），与阴性合成去垢剂不匹配，且易在食品操作和加工设备上成膜。

5. 酸杀菌剂

酸杀菌剂在毒理学方面认为是安全，而且具有生物活性，因此常用于漂洗和杀菌过程中。酸杀菌剂中乙酸、过氧乙酸、乳酸、丙酸、甲酸等有机酸使用最广泛，酸可以中和清洁剂残留下来的碱，防止形成碱性沉积物并起杀菌作用。酸杀菌剂是通过穿透并破裂细胞膜，离解分子，然后酸化细胞内容物，最后达到破坏微生物；但是酸杀菌剂成本高，有气味，具刺激性，能够腐蚀铁和其它金属，存在有机物时杀菌效果将会减弱，对酵母和霉菌的杀灭效果不如其它杀菌剂。

(三) 消毒剂、洗涤剂的卫生要求

(1) 通常洗涤剂或消毒剂应该易于冲洗，不能残留到食品设备或食品中，影响食品的感官风味，降低食品的营养特性，对食品造成二次污染。

(2) 限制各类洗涤剂和消毒剂中的有害杂质，防止有害物质对食品的污染。

（3）安全使用洗涤剂和消毒剂，严格按照说明书使用，不能过度使用或超范围使用。

（4）生产洗涤剂和消毒剂的厂家必须具备卫生部门发放的卫生许可批件，符合国家卫生标准。

（5）洗涤剂和消毒剂在使用时必须注意使用浓度，并妥善保存，避免造成人身伤害。

三、食品包装材料作用及安全性

食品包装材料和容器是指包装、盛放食品或者食品添加剂用的纸、竹、木、金属、搪瓷、陶瓷、塑料、橡胶、天然纤维、化学纤维、玻璃等制品和直接接触食品或者食品添加剂的涂料。

（一）常见食品包装材料及卫生问题

1. 塑料包装材料

塑料是一种以高分子聚合物树脂为基本成分，加入各种用来改善其性能的添加剂制成的高分子材料。塑料包装材料具有成本低廉、性能优良、质轻美观的特点，但在使用过程中发现存在安全问题，主要表现为材料中残留的有毒有害物质迁移、溶出而导致食品污染，这些物质包括未参与聚合的游离单体，聚合不充分的低聚合度化合物，添加剂的残留，低分子物质的降解产物等。塑料原材料的树脂本身具有一定的毒性；树脂中未聚合的游离单体、裂解物（氯乙烯、苯乙烯、酚类、丁腈胶、甲醛）、降解物及老化产生的有毒物质对食品安全均有影响。聚氯乙烯中游离单体氯乙烯具有麻醉作用，可引起人体四肢血管的收缩而产生痛感，同时具有致癌、致畸作用，它在肝脏中形成氧化氯乙烯，具有强烈的烷化作用，可与DNA结合引发肿瘤；聚苯乙烯中残留物质苯乙烯、乙苯、甲苯和异丙苯等对食品安全构成危害，苯乙烯可抑制大鼠生育，使肝、肾重量减轻；低分子量聚乙烯可溶于油脂产生腊味，影响产品质量；制作奶瓶用的聚碳酸酯树脂原料产生苯酚，有一定毒性，产生异味。这些有害物质对食品安全的影响程度取决于材料中这些物质的浓度、结合的紧密性、与材料接触食物的性质、时间、温度及在食品中的溶解性等；塑料制品在制造过程中添加的稳定剂、增塑剂、着色剂等助剂也有一定的毒副作用；使用非法回收塑料中的大量添加剂、重金属、色素、病毒等也会对食品造成的污染；塑料包装材料在印刷过程中的颜料、树脂、助剂和溶剂有些也会对食品造成污染，如在塑料食品包装袋上印刷的油墨，因为存在苯等一些有毒物不易挥发，对食品安全的影响极大。

2. 纸包装材料

纸和纸板在包装材料中占有相当重要的地位。在发达国家纸包装材料占总包装材料总量的40%~50%，在我国占40%左右。国家标准对食品包装原纸的卫生指标、理化指标及微生物指标有规定，但在使用中也存在一些卫生问题，主要是微生物的二次污染及添加物的污染。通常造纸原料本身就有一定的污染物，如原材料木浆、草浆等的农药残留，回收废纸制品中的有害微生物，以及印刷材料中的有害物质铅、镉、多氯联苯等都会污染食品；造纸过程中的添加物，如防渗剂、施胶剂、填料、漂白剂、染色剂等，会在使用中溶出进入食品中，里面含有多种金属，而这些金属即使在 mg/kg 级以下亦能致病，另外纸制品中还存在荧光染料或荧光增白剂，它是一种致癌物。

3. 金属、搪瓷、陶瓷等包装材料

这类包装材料属于传统包装材料，具有质地坚硬、表面光洁、不渗水等特点，主要卫生问题是有害金属向食品中的溶出，造成食品污染。

金属包装材料是以金属薄板或箔材为原料加工成的各种形式的容器，用于包装食品，具有高阻隔性、耐高低温性、废弃物易回收等优点，但是其化学稳定性差，不耐酸碱性，特别是包装高酸性食品时易被腐蚀，金属离子易析出，影响食品风味。如铁制容器的铅，铝制材料中的铝、铅等元素，长期摄入会造成慢性蓄积中毒；不锈钢制品中加入了大量镍元素，受高温作用时，使容器表面呈黑色，同时其传热快，容易使食物中不稳定物质发生糊化、变性，还可能产生致癌物，不锈钢不能与乙醇接触，乙醇可将镍溶解，导致人体慢性中毒。金属包装材料内壁涂料多为有机涂层，可防止内容物与金属直接接触，避免电化学腐蚀，提高食品货架期，但涂层中的化学污染物也会在罐头的加工和贮藏过程中向内容物迁移，如双酚 A 是一种环境激素，通过罐头食品进入体内，造成内分泌失衡及遗传基因变异。

玻璃是由硅酸盐、金属氧化物等的熔融物，是一种惰性材料，无毒无害，具有高阻隔、光亮透明、化学稳定性好、易成型的特点。其存在的安全卫生问题主要是其内部有害物质的迁出和二次使用时的污染，熔炼不好的玻璃制品可能发生来自玻璃原料的有毒物质溶出问题，高档玻璃器皿中往往添加铅化合物，铅可随使用发生迁移，有些玻璃包装材料中加入了着色剂，这些成分主要是金属盐类，也能从玻璃中溶出，长期使用有可能危害健康。另外，玻璃容器回收利用时清洗、消毒不彻底，有可能造成二次污染。

陶瓷是以黏土为原料，加入长石、石英，内外层涂以釉彩烧制而成的，陶瓷容器能较好地保持食品的风味。陶瓷包装材料用于食品包装的卫生安全问题，主要是上釉陶瓷表面釉层中重金属元素铅或镉的溶出问题，陶瓷的釉料主要由铅、锌、镉、锑、钡、铜、铬、钴等多种金属氧化物及其盐类组成，多为有害物质，在盛装酸性食品（如醋、果汁）和酒时，这些物质容易溶出而迁入食品，引起安全问题。

4. 橡胶

天然橡胶是以异戊二烯为主要成分的天然长链高分子化合物，本身不分解也不被人体吸收，但在加工橡胶过程中需要加入添加剂，包括交联剂、防老化剂、硫化促进剂及填充料等，这些调剂多具有毒性。硫化促进剂中除了少量使用氧化锌、氧化镁、氧化钙外，大多为有机化合物，具有一定毒性，如二硫化氨基甲酸盐促进剂有致畸性，醛胺类、胍类、硫脲类等大部分有毒；防老剂中的萘胺类化合物具有致癌性；而填充剂中的炭黑，因其使用时由于炭燃烧过程中发生脱氧和聚合反应，所产生的苯并芘是强致癌物，具有致突变性。

合成橡胶是由单体聚合而成，包括有丁橡胶、丁二烯橡胶、氯丁二烯橡胶、苯乙烯丁二烯橡胶、丁腈等，其中丁腈毒性较大，能引起全身出血，具有致畸性。

（二）食品包装材料的卫生要求

（1）包装材料必须是无毒无害的。

（2）制定严格的卫生标准，并定期进行检查。

（3）严格限定包装材料中各种添加剂的使用范围和使用量，禁止超范围使用。

（4）通过溶出实验确定各种产品的卫生质量。我国推荐的溶出实验的浸泡条件和检测项目如下：

①浸泡条件：

水：60℃，浸泡2h。

4%乙酸：60℃，浸泡2h。

65%乙醇：室温，浸泡2h。

正己烷：室温，浸泡2h。

要求浸泡液按接触面积每$1cm^2$加2mL，在容器中则加入浸泡液至2/3~4/5容积为准。浸泡溶剂的选择以食品容器、包装材料接触的食品种类而定，中性食品时选用水作溶剂；酸性食品时选用4%乙酸作溶剂；碱性食品时用碳酸氢钠作溶剂；油脂食品时选用正己烷作溶剂；含酒精食品用乙醇作溶剂。

②浸泡液的检测项目及方法：

有机物含量测定（高锰酸钾消耗量）。试样浸泡液用高锰酸钾滴定，其消耗量表示可溶出有机物的含量。

残渣含量测定。将试样用四种不同浸泡液模拟接触水、酸、酒、油等不同性质食品后，将浸泡液进行蒸发，所得残渣量即表示在不同浸泡液中的各物质的溶出量。

重金属含量。浸泡液中的重金属（以铅计）与硫化钠作用，在酸性溶液中形成黄棕色硫化铅，与标准比较不得更深，则表示重金属含量符合标准。

脱色试验。取洗净待测食具，用沾有冷餐油、65%乙醇的棉花，在接触食品的部位小面积内，用力擦拭100次，棉花不得染有颜色。四种浸泡液亦不得染有颜色。

四、实训练习：评价食品添加剂

1. 实训目标

明确食品添加剂的作用。

2. 实训案例

对不同食品中添加剂的作用分析。

案例一：不同食品中添加剂的评价

步骤一：准备工作。

准备 5 份不同食品的标签，准备《GB 2760—2014 食品添加剂使用标准》。

步骤二：根据食品标签内容填写下表（表 6-2）。

表 6-2　　　　　　　　不同食品中的添加剂种类分析评价

食物名称	添加剂种类	作用	使用用范围	使用限量

步骤三：食品添加剂分析评价。

按照标签成分的标示，查找《GB 2760—2014 食品添加剂使用标准》，分析不同添加剂的作用、使用范围、使用限量，并分析评价该添加剂是否符合卫生标准。

案例二：实验比较添加剂的使用和功能。

步骤一：准备工作。

（1）准备不同的 3 种水果，每种 3 个，洗净置于洁净的器皿中。

（2）准备压汁机、洁净透明的玻璃杯、滴管等器具。

（3）不同种类的食品添加剂，了解其价格及使用范围和使用限量。

步骤二：实验比较不同添加剂作用。

（1）取某种水果洗净，去皮、去核，置于榨汁机中，加一倍左右清水后榨汁，将匀浆液过滤后置于不同玻璃杯中，具体数量根据食品添加剂种类确定，依次编号。

（2）将 1 号玻璃杯不进行任何处理暴露于空气中。

（3）将其余玻璃杯分别按《GB 2760—2014 食品添加剂使用标准》中规定，加入适量添加剂，混匀后暴露于空气中。

（4）2h 后将上述玻璃杯进行观察比较，分析其色、味、浑浊度等指标，以 1

号为对照,分别描述其余杯中果汁的差异,并分析引起差异的原因,指出添加剂的使用功能和效果。

(5) 根据添加剂的使用量及添加剂的价格,确定产品中成本增加量。

步骤三:根据实验填写下表(表6-3)。

表6-3　　　　　　　食品添加剂功能比较分析表

编号	添加剂名称	感官检验	添加剂作用分析	成本增加计算

3. 实操训练

比较不同食品企业生产的同类产品的食品添加剂使用状况并分析评价。

思考题

1. 名称解释:食品添加剂、食品清洗剂和消毒剂、食品包装材料。
2. 食品添加剂的分类、作用及使用原则是什么?
3. 常用食品添加剂的卫生问题有哪些?
4. 常用食品清洗剂有哪些?其卫生问题主要是什么?
5. 常用食品消毒剂的卫生问题是什么?
6. 常用食品包装材料的卫生问题是什么?

项目七

社区营养管理

营养教育成为各个国家和地区政府及营养学家作为改善人们营养状况的有效途径之一，通过营养教育帮助人们改变不合理的生活和卫生习惯，消除和减轻影响健康膳食营养的危险因素，改善营养状况，预防营养性疾病的发生，促进人们健康水平和生活质量的提高。

任务一
营养教育方案编制

知识目标

1. 了解营养教育的概念。
2. 明确营养教育的目的。
3. 明确营养教育的内容。
4. 掌握营养教育的方法和步骤。

能力目标

能够进行营养教育。

一、基础知识

（一）基本概念

营养教育是公共营养的重要组成部分，是一门包括哲学、医学、社会学、心理学、教育学和传播学等多学科理论和实践的学科。

营养教育是以改善人民营养状况为目标，通过营养科学的信息交流，帮助个体和群体获得食物与营养知识、形成科学合理饮食习惯的教育活动和过程，是健康教育的重要组成部分。世界卫生组织把营养教育定义为："营养教育是通过改变人们的饮食行为而达到改善营养状况目的的一种有计划的活动"。美国饮食协会把营养教育定义为："营养教育是依个体的需要及食物的来源，使人们通过认识、态度、环境作用以及对食物的理解过程，形成科学的、合理的饮食习惯，从而达到改善人民营养状况的目的"。营养教育具有途径多、成本低、覆盖面广、收效大的特点，已被各国、各地区的政府和营养界视为改善人民营养状况的重要手段。

（二）营养教育的目的

营养教育的目的是在于提高各类人群对营养与健康的认识，消除或减少不利于健康的膳食营养因素，改善营养状况，预防与膳食相关的营养性疾病的发生，促进人们的健康水平并提高人们的生活质量。按照现代健康教育的观点，营养教育并非仅仅传播营养知识，还应为个体或者群体改变膳食行为提供营养指导及营养干预，通过营养信息交流和行为干预，帮助个人和群体掌握食物与营养知识，形成健康的生活方式，改善营养状况，以有计划、有组织、有系统的干预活动，提供给人们改变不良膳食行为所必需的知识、技能和社会服务，向广大群众普及营养与食品卫生知识，使其养成良好的膳食行为与生活方式，以便在面临营养与食品安全等方面的问题时，有能力做出有益于健康的选择。国外发达国家的各级政府高度重视营养教育，营养教育已成为一种自觉的政府行为。他们采用专业人员与非专业人员合作，鼓励服务对象参与并逐渐使其成为健康营养教育工作者的做法，是值得我们借鉴和学习的。在我国，不仅是经济落后地区和文化程度低的人群营养知识匮乏，由于在受教育的过程中没有同步进行营养知识的教育，即使是在城市甚至是受过高等教育的人群，往往也缺乏这方面的知识，因此结合我国的具体情况，广泛、长期、深入地开展营养教育，对于我国居民应对营养不良和营养过剩的双重挑战，提高国民健康素质具有重要意义。

常见的营养教育方式包括咨询服务、专题研讨会、普及培训班、大众传媒交流。

（三）营养教育的对象

（1）个体　如一位高血压病人、一位孕妇、一位小学生的母亲等。

(2) 各类组织机构　包括学校、部队、餐馆、食品店或企业等。
(3) 社区　包括街道、居委会、养老院、干休所等。
(4) 政府部门　包括政府部门的有关领导和工作人员。

(四) 营养教育工作者的知识和能力要求
(1) 掌握基础营养、食品营养、人群营养、食品安全等营养学知识和预防医学、卫生经济学等方面的专业知识。
(2) 了解政治、经济、宗教以及文化因素对膳食营养状况的影响。
(3) 具有社会心理学、认知、教育以及行为科学的基础。
(4) 具有传播知识和一定的文字及语言表达能力。
(5) 具有一定的组织策划和现场协调能力。

(五) 营养教育主要工作内容
(1) 对餐饮业、农业、商业、食品工业、医疗卫生、疾病控制、计划等部门的有关人员进行系统的营养知识培训。
(2) 将营养知识纳入中小学的教学内容，在教学中安排一定课时的营养教育课程，使学生逐渐懂得平衡膳食的原则，从幼年开始培养良好的生活行为和饮食习惯。
(3) 将营养工作内容纳入到初级卫生保健服务体系中，提高初级卫生保健人员的营养知识水平，并通过他们指导居民因地制宜、合理利用地方食物资源改善各地区居民的营养状况。
(4) 利用各种媒体和宣传手段，广泛开展群众性的营养宣传活动，倡导合理的膳食模式和健康的生活方式，纠正不良饮食习惯等，达到提高全体国民的身体素质和生活质量的目标。

二、营养教育的方法和步骤

(一) 营养教育的模式
交流是营养教育的重要形式，交流的模式主要有四种，按其重要性和实用性，从高到低依次为：
(1) 大众交流　通过报纸、杂志、广播、电视、网络等途径，其特点是多向性；
(2) 参与式交流　以座谈会、营养知识比赛等形式开展，所有的参与者都有同等的机会表达各自的意见、感受及经验；
(3) 双向交流　以咨询、问卷调查等形式，包括信息的反馈；
(4) 单向交流　将营养知识的信息直接传达给受者。

(二) 营养教育活动的步骤和程序
完善的营养教育项目应当包括下述六个方面。

1. 了解教育对象

首先应当对目标人群进行调查和评估，分析其主要营养健康问题，从知识、态度、行为等方面分析问题的深层原因，同时对营养有关的人力、财力、物力资源，以及政策和信息资源进行了解和分析，搞清人群在膳食营养方面的哪些行为可以改变，哪些行为不能改变或很难改变，以便充分掌握教育对象特别需要的营养健康信息，为制订客观、科学的营养教育计划提供可靠依据。

2. 制定营养教育计划

为确保营养教育活动有依据、有针对性、有目标地进行，必须设计营养教育活动的计划。

（1）首先根据与知信行关系的密切程度、行为可改变性、外部条件、问题的危害程度以及受累人群数量等情况，确定教育项目和营养干预目标；

（2）制订教育策略以及实施计划，包括确定与分析目标人群、实施机构、执行人员、教育内容、活动日程以及出现意外时的应急处理措施等；

（3）对教育活动的结果进行评价，包括评价方法、评价指标、实施评价的机构和人员、实施评价的时间以及结果的使用等；

（4）经费预算。

3. 确定营养教育方式

在调查研究的基础上，明确教育目标和教育对象，选择适宜的交流途径和制作有效的教育材料。

（1）确认是否有现成的、可选用的营养教育材料，能收集到相关的营养宣传材料可直接选用；如果收集不到，可以自行设计制作，如小册子、挂图、传单、幻灯片等；

（2）确定对教育对象进行营养教育的最佳途径，包括个体传播、面对面交流、讲课、大众传播等；

（3）确定营养教育最适合的宣传方式，包括发放小册子，播放幻灯片、视频、讲课和营养知识比赛等。

4. 教育前期准备

首先根据要求编写相关的营养教育材料，要求内容科学、通俗易懂、图文并茂。为了宣传材料内容准确、合适，在各种准备完成后，可先对宣传材料和活动内容进行试验性调研，以便得到教育对象的反馈意见，进行修改完善。这时需要进行下列工作：

（1）确定内容　要使营养教育达到较高的效率和效果，就必须注重内容的选择，围绕社会热点，贴近群众需要。资料（书籍）的收集、选择，内容的取舍，宣教材料的创作与编写，务必内容准确、科学、适合对象的文化水平，并且为对象所易于接受的；内容要清楚明白、前后一致、重点突出、正确可信，营养观点应是普遍公认的、绝不能信口开河，要防止以讹传讹，误导被教育者。

（2）了解接受情况　了解教育对象能否接受这些信息，能否记住宣传的要点，是否认可这种宣传方式，一般可采用专题讨论或问卷调查等方式了解有关情况。

（3）了解被教育者的意见　了解教育对象对这些资料、宣教形式和内容等有何评价及意见。

（4）对资料和活动内容进行修改　根据教育对象的反映，确定对资料和活动形式做哪些修改。

（5）准备好资料和器材　资料、宣传教育小册子及其他现场所需器材，包括多媒体、黑板或白板、话筒等，都应事先做好充分准备，实地检查。

（6）部署活动的宣传和通知　策划和布置信息的推广、材料分发等各环节衔接等教育活动启动前的各项事物。

5. 实施营养教育计划

实施营养教育计划，包括确定宣传材料和活动时间表，让每个工作者都明白自己的任务，并通过所确定的传播途径把计划中要宣传的营养内容传播给教育对象。在教育传播的过程中，要观察教育对象对宣传材料有何反映，他们愿意接受还是反对这些新知识，如果反对，原因是什么。要按每一步骤查找原因，以便及时进行纠正。

6. 教育效果评价

通过近期、中期和远期的效果评价说明营养教育的效果。近期效果即目标人群的知识、态度、信息、服务的变化。中期效果主要指行为和相关危险因素的变化。远期效果指人们营养健康状况（身高、体重变化等）和生活质量（劳动生产力、智力、寿命、精神面貌的改善以及保健、医疗费用的降低等）的变化。

根据上述几个方面内容，以目标人群营养知识、态度和行为的变化为重点，写出营养教育的评价报告。通过上述评价，将取得的经验总结归纳，以便进一步推广。

（三）营养教育方法

1. 讲授与演示法

（1）讲授的内容要精心选择、认真准备，要贴近大众的生活，符合被教育者的文化水准。讲授中尽量避免晦涩难懂的专业术语，而采用形象的比喻将专业术语做通俗易懂的解释。

（2）要注意讲授时的目光、表情、手势以及发音的语速、音量、吐字，使用被教育者容易接受的语言，同时要注意不要过多地使用方言、俚语，这样既可使听众感到亲近，又保持了讲授的正规性。

（3）适当运用非语言形式（肢体、表情）表达，常常会有意想不到的效果，应注意提高非语言形式的沟通技巧，使讲授形式更加丰富，效果更好。

（4）使用教具也是一个加强讲授效果的好途径，应用心选择，适当运用。采用教具演示法时应使所有的受教育者都能感受（看、听、嗅、摸）到演示过程，要提示听众哪些内容需要着重注意，以加深印象。辅以恰当的教具演示可与讲授和谈话配合使用。演示过程中要突出重点，尽量简化方法和步骤，并且注意尽量使所有的听众都参与进来。

2. 咨询与谈话法

（1）谈话前要了解谈话对象的基本情况，包括身体状况、精神状况、社会背景、文化程度、性格特点等，以便做好相关准备。

（2）谈话要按照拟定的提纲有计划地进行，主题突出，表达适当，把握时间进度。注意提问和回答技巧：先使用封闭式提问，再使用开放式提问，有针对性地回答提出的各种问题；在谈话中多采用启发式的谈话方式，使咨询对象积极地参与到谈话中，并准确地表达自己的想法和状况；进行咨询时要有针对性地、恰当地回答问题，避免答非所问或长篇大论，抓不着中心，要在充分了解咨询者具体情况的前提下，多提供具体的指导性意见。应注意运用语言技巧，交谈时态度真诚、回答准确，对不确定的问题，可以说明答复的时间或者给出可能获得准确答案的途径。

（3）应恰当地结束谈话，为下一次的谈话留有余地。

3. 读书指导法

根据宣传教育对象的阅读和理解能力，有针对性地选择相关的营养科普书籍。注意选择书籍内容的科学性，指导人们正确的读书方法。可先介绍该书的特点、阅读时应注意的问题，并及时解答疑问。

在营养教育传播过程中，还应观察了解教育对象的反映，如营养宣传教育中的新知识、采用的营养教育方式是否愿意接受？为什么愿意或不愿意？实施过程中可能存在的问题。要找出原因以便纠正。

（四）营养教育的讲授技巧

讲授是最常用的营养教育方法，交流离不开谈话，要用生动的大众语言、深入浅出，把自己置身于群众之中。

1. 讲演前的准备

（1）了解听众的背景及需要演讲的主题。可根据营养教育的总体安排来设定，最好结合"社会热点问题"，将目前需要了解的某一方面的知识传达给广大听众，但无论如何要对演讲的内容能否引起听众的兴趣、是否符合听众的需要等方面进行充分的了解，做到胸有成竹。

（2）讲演内容的准备。讲演主题确定之后，根据讲演内容开始准备工作，要掌握尽量多的资料，收集参考书籍以及学术论文的信息，熟知讲演内容可能会延伸出的相关内容等。

（3）可以采用多媒体技术，但应当把握用度，否则使人眼花缭乱，反而难以收到好的效果。

（4）准备问题和回答问题。讲演前要对听众可能提出的问题有个预测，事先列出预计到的问题以及答案，收集更多的信息支持演讲中的观点，做好有针对性的准备。

（5）熟悉讲演场地。讲演前要了解讲演场地的布置，如会场的大小，听众桌椅的布置是否合适，视察照明、空调、电源接头等环节是否正常，演讲所需的设备、用品是否齐备，如屏幕、投影仪、计算机多媒体、讲台、白板笔、胶袋、废纸篓、话筒、电视、VCD、DVD、照相机、挂图和白纸等。

2. 讲演过程问题的处理

（1）要充满自信　讲演前心情放松、充满自信、精力集中，对演讲的发挥关系密切。

（2）语言表达技巧　讲演的核心在于交流，讲演者的言谈随时会被听众当成判断自己的依据，因此讲演者一定要注意自己在讲台上的表现。讲演中最重要的是避免夸夸其谈、言之无物、哗众取宠，更不能信口开河、随意捏造。要实事求是，准确地、科学地讲清道理。

（3）运用好非语言传播　非语言传播是指除语言外，还可以通过视、听、触等感官，借助于手势、姿势、音容等非语言符号实现信息传播的形式。非语言传播技巧是人类社会交往中不可缺少的重要手段，在信息传播当中，通过视觉获得的知识最为重要，约占83%。在讲演过程中，语音语调占38%，肢体语言占55%。肢体语言包括：目光接触、面部表情以及肢体表达。因此，讲演过程中非语言的动作十分重要。非语言传播可以加强和扩大语言信息，也可以起到否定语言信息的作用。

（4）听话的技巧　希望被重视是人类的一种基本欲望，没有哪一个人会愿意自己讲话时没有人注意，这里所指的"听"是接收到信息时所做的一种积极能动的心理反应，是认真、有效地"听取"对方的信息传达。应通过主动参与、避免造成中断、注意观察和总结要点等技巧，有意识地听清和了解对方所说的每句话，观察非语言信号所表达的内容，来了解和领会对方语言内容的真正含义。

（5）回答提问的技巧　注意自己提问的技巧，保证所有人都理解；要对所有听众回答问题，而不是仅针对提问者。对于问题的解答可以通过正面鼓励听众参与，也可自问自答，对于听众的回答应该以鼓励、肯定为主，保证会场气氛和谐性。

（6）控制讲演的时间　讲演前必须预先估计讲演所需的总时间，以及每个主题和相关内容所需的时间。

（五）辅助工具的利用

可以利用投影仪、活动图架或挂图，提高营养教育的效果。

（六）讲演的结束

结束语是演讲过程中十分重要的部分，精彩的结束语会使一场演讲有一个圆满的终结。有关演讲的结束，应根据不同的内容和听众结构来决定演讲结束的形式，比如引用名人名言，激励听众继续探讨演讲所涉列的课题，表示愿意继续与大家就此类问题深入探讨和分享等；总结和回顾讲演开始或过程中听众的问题是否都已回答，对演讲的内容作出总结，得出结论；了解演讲内容是否符合听众需要以及有什么建议等。

三、实训练习：编写一份营养教育方案

1. 实训目标
掌握营养教育方案的编制方法。
2. 实训案例
学校营养教育方案。

某学校营养教育方案

一、指导思想

学生的营养状况直接影响他们体能和智力的发展，乃至他们的身心健康。因此，学生合理饮食结构和习惯的建立不容忽视，学生的营养教育应作为学校健康教育的延伸。学校本着"实事求是，一切为学生健康着想"的思路，把营养教育提到学校工作日程中。

二、活动主题

"均衡营养、适量运动"和"营养、健康、和谐同行"。

三、在校学生饮食营养现状

据调查发现，现在学生的偏食率在70%以上，这些偏食学生喜食巧克力、油炸食品、膨化食品、甜食、饮料等零食的比例较高，不喜欢的食物主要为绿叶蔬菜（青菜、菠菜等）、胡萝卜、鱼、蘑菇等，而坚持喝牛乳、吃水果和每餐吃蔬菜的学生比例很小。

四、活动具体措施

1. 提高学生对营养教育的认知，并建立正确的营养观念

初中生普遍缺乏营养知识，营养知识的缺乏导致在食物选择、膳食行为上存在着不少误区，这对学生的营养状况与身体健康产生着不良影响。因此我们要求做到：

（1）学校营造良好的氛围　团委通过广播站、电视台宣传有关饮食方面的知识。宣传组出相应知识的宣传板。

（2）班级营造良好的舆论　班主任在班会节、课余时间开展有关营养教育主题活动，让学生自己更了解自身的饮食是否对自己的健康造成影响。

（3）课堂渗透营养教育的知识　科任教师在课堂上，传授知识涉及到营养方面时，要渗透营养教育，让学生意识到饮食营养对自己身心发展息息相关。

2. 协助学生养成良好的饮食卫生习惯，促进身体健康

让学生注意饮食卫生，养成良好的饮食卫生习惯。要求学生在学校统一规定的用餐时间内用餐，学生不能自带食品，不吃或少吃零食，不喝生水，每天都到饭堂就餐，保证自身营养，促进身体的健康。

3. 加强锻炼，注意营养，提高身体素质

加强锻炼，注意营养，坚持每天运动。吃东西不要挑食，注意营养的合理搭配。促使学生有充足的营养，精力充沛，精神状态良好，提高学生身体素质，也使整个校园充满青春的活力。

4. 加强饭堂管理

加强饭堂管理，及时发现问题，及时反馈，及时整改，增加饭堂的饭菜品种，提高饭堂工友的服务态度，使学生乐于到饭堂就餐，促使学生饮食营养达到预期的效果。

五、表彰先进，树立典型

以点带面，树立榜样，使本活动具有持续性，期末时对活动有重大贡献的班级应给予表彰。

加分标准：一等为95%以上，加30分；二等为90%~95%，加25分；三等为85%~90%，加20分；四等80%~85%，加15分；80%以下不参评。（以周平均数来算）

营养教育是学校提到日程上的一个新的课题，我们将不断地探索，寻求更好的办法，促进学生的身心健康发展，为太中的教育事业增添光彩。

某学校
2016年10月20日

3. 实操训练

根据营养教育方案组织并完成营养教育活动。

思考题

1. 营养教育的概念是什么？
2. 对营养教育工作者有哪些知识和能力的要求？
3. 营养教育的主要内容有哪些？
4. 营养教育项目应当包括哪些内容？

任务二
社区营养干预

知识目标
1. 了解社区营养和营养干预的概念。
2. 明确社区营养和营养干预的内容和项目。
3. 明确个人健康档案的主要内容和社区营养工作需要收集居民健康资料。

能力目标
能完成社区居民健康档案的收集、建立和管理。

一、基础知识

社区营养是从社会角度研究居民营养理论、实践和方法,从宏观上研究社会某一限定区域内各种人群的营养与膳食。通过开展营养调查、营养监测、营养干预、营养教育等各项措施,可达到提高社区人群的营养知识水平,改善膳食结构,增进健康,进一步提高社区人群的生活质量的目的。研究的内容是在社区范围内,运用营养学理论和技术,以及采取社会性措施,来解决社区人群营养问题,包括食物的生产和供给、膳食结构、饮食行为、社会经济、营养政策、营养教育及营养性疾病预防等方面的内容。

二、社区营养

(一) 社区营养工作及要求
1. 社区营养工作的内容

社区营养管理工作涉及所有的人群,其中孕妇、乳母、婴幼儿、学龄前儿童、青少年、老年人等人群为主要工作对象。

由于经济发展不平衡,城市区域的主要营养问题,如膳食结构不合理,营养过剩导致的高血压、冠心病、糖尿病等慢性病的发病率一般高于农村;农村区域人口相对分散,在经济不发达地区,营养摄入不足导致的缺铁性贫血、维生素A缺乏、佝偻病等营养缺乏病的发病率高于城市区域。社区营养管理的主要工作内容有三个方面:

(1) 营养和健康状况的调查　开展社区人群营养和健康调查是社区营养工作

的重要内容，目的是为了全面了解该社区群的食物消费水平、营养素摄入量的情况、膳食结构是否合理等；了解与营养相关的疾病，如缺铁性贫血、夜盲症、糖尿病、肥胖、肿瘤、骨质疏松等常见慢性疾病的发生情况；要应用营养流行病学调查和统计学方法，了解各种因素，如年龄、职业、教育程度、食物生产、家庭收入、饮食行为、生活习惯、社会心理、生态环境等，对社区人群营养状况以及疾病发生率的影响，为有针对性地采取防治对策提供科学依据。

（2）社区营养监测、干预和评价 通过对有关营养状况指标的定期监测、分析和评价，掌握人群营养状况的动态变化趋势，及时发现人群中存在的营养问题及其产生的原因，认识营养与疾病的联系，对营养状况变化的可能性做出预警，以便尽早采取营养干预措施，改善和解决营养及有关健康问题。营养与健康档案的建立和管理是社区营养监测和干预工作中非常必要的实质性内容。

（3）社区营养改善 改善社区居民的营养与健康状况，需要采取多种措施，如普及营养知识，改善卫生条件，推行食品强化，防治营养缺乏病，推广家庭养殖业，调整膳食结构预防慢性疾病等。开展营养教育和咨询服务是一项主要而经常性的工作，通过长期地宣传营养知识及国家的相关政策，使社区群众提高营养知识水平，达到科学饮食、合理营养、增强体质、促进健康的目标。

2. 社区营养工作者的素质要求

（1）社区营养工作需要面向不同社会阶层、不同文化层次解决不同的营养问题，因此，社区营养工作者应具备医学、营养学、经济学、社会学、统计学等方面的知识。

（2）还应具有较强的组织协调和现场工作能力，要善于交流、沟通，争取各部门领导的支持，做到与各部门的良好合作及争取广大群众的配合，以确保各项任务的顺利完成。

（3）社区营养工作范围广，工作量大，艰苦细致，因此，社区营养工作者需要具备吃苦耐劳的敬业精神和奉献精神。

（二）社区动员

社区动员是将满足社区居民营养需要和增进健康的目标转化成为社区居民广泛参与的社会行动的过程。只有营养工作人员和社区的领导及居民在社区营养管理工作中相互理解、支持、配合，才能圆满地完成改善社区居民营养健康状况的艰巨任务。因此，社区动员对实现营养问题这一工作目标将起到关键性的作用。社区动员的目的在于发动社区居民、有关政府部门及社会团体积极参与社区营养工作，争取社会各界在人力、财力、物力（如社区卫生服务人员、经费、宣传材料、物品、知识技能等）等方面的支持，保障顺利解决社区的营养问题。社区动员主要涉及以下 5 个方面的工作。

1. 动员各级领导部门积极参与

社区是开展社区营养工作的基本场所，社区的基层组织（居委会或村委会）

是社区动员的主要对象。领导部门是否积极参与，直接影响到社区营养工作的开展效果。要通过各种方式和途径向有关领导宣传社区营养工作的目的、意义、预期效果及其对社区人群的贡献等，使各级政府领导、部门领导及时了解有关营养工作的计划方案和执行效果，争取他们对社区营养工作的支持。各级政府部门同时负责很多重要的职能，如社区保健、计划生育、预防接种、社区营养等，每项工作都要分配人力、物力和财力。因此，社区营养工作也面临竞争，必须争取各级政府领导将社区营养与改善人民生活质量及促进社会经济发展联系起来，将社区营养工作列入政府部门的议事日程，制定相关的政策、统筹规划、增加投入、协调配合、保证社区营养工作的顺利开展。

2. 调动社区卫生人员的积极性

基层社区卫生人员是社区营养工作计划、实施和评价的技术力量，也是社区营养方案的具体执行者。因此，社区卫生专业人员的积极参与，对保证社区营养工作的顺利开展发挥着关键作用。首先应对社区卫生专业人员进行经常性的专业培训，使他们不仅能够认识社区营养工作的意义、职责和权利，而且不断提高社区营养工作的专业水平和实践技能。

3. 发动全体居民热情参与

家庭是组成社区的基本细胞，利用家庭内的血缘关系和家庭与家庭间的邻里关系，使社区内更多的个人和家庭有意识地关注营养问题，主动参与讨论计划、项目实施及效果评价等过程中来，也使社区营养工作真正落到实处。推动家庭参与是社区营养工作的社会基础。在这个工作中，要强调那些在社区内重要的关键人物的参与对整体社区营养工作的影响，如成功人士、公众人物、任职领导等有"名人效应"的人，他们的参与对其他个体会起到积极的促进作用。

4. 联合非政府组织共同参与

非政府组织主要包括各类社会团体，如营养学会、食品协会、学生营养与健康促进会、保健协会、老年协会、妇联、青联等。随着我国市场经济的深入，这些非政府组织在社会发展中所发挥的作用日趋重要。联合这些社会团体共同参与，可在营养工作计划的制订、实施和营养的宣传教育以及信息服务或财力等方面获得一定的支持。在开展社区营养工作中，应及时向他们通报信息，提高这些组织中关键人物对社区营养工作的认识，鼓励他们提出意见，邀请他们积极参与社区营养工作的决策，促进社区营养工作的全面开展。

5. 加强部门之间的沟通、协调及合作

社区营养工作不是一个部门的独立的工作，需要卫生、教育、工商、新闻媒介等各类部门协同配合。要加强上述各种机构、各类人员之间的协调管理，建立起具有良好执行力的行政管理体系和专业技术体系，使各个部门和所有人员目标明确、资源配置合理、发挥各自的专长、工作有条不紊，共同完成好社区营养管理这一重要使命。

总之，应通过社区动员，将社区营养工作融入社区整体工作中去，促进社区营养工作的健康发展，改善社区人群的营养知识水平和营养状况，提高社区居民的生活质量。

(三) 社区居民营养与健康资料的收集

在社区开展营养工作，首先要尽可能周密细致地收集与社区居民营养健康有关的各种资料，以便分析现状，确定存在的营养问题，研究造成这些营养问题的可能原因及影响因素，明确需要优先解决的营养问题和进行干预的重点人群。

1. 需要收集的资料

(1) 人口自然情况　了解该社区的人口组成，如居民的年龄、性别、职业等，有助于估计当地的食物需要量和营养不良的发生状况。

(2) 膳食营养状况　了解该社区居民的食物摄入种类和数量，通过体检了解人体营养状况。对农村居民还需要了解当地不同季节的食物生产、储存和食用情况。这些资料是衡量营养状况的重要指标。

(3) 健康状况　包括不同年龄人群的身高、体重和其他体格测量资料，与营养有关的疾病发生率、死亡率及死亡原因等资料，以便研究营养与生长发育或疾病之间的关系。

(4) 经济状况　通过人们的职业、收入情况，辅助了解当地居民是否有足够的购买力。

(5) 文化教育程度　为制定有针对性的、适合群众水平的宣传教育材料提供依据。

(6) 宗教信仰　了解不同宗教信仰人群所消耗的食物品种及差别。

(7) 生活方式　包括个人卫生状况、饮食行为、吸烟、饮酒及个人嗜好等。

(8) 供水情况　有助于鉴别可能传播疾病的水源或有无清洁卫生饮用水供给，是否有足够的水源供农作物的生长等情况。

(9) 食物生产和储存　了解当地有哪些可供食用的食物，以及这些食物在不同季节的供应及储藏情况。该资料可反映当地粮食及其他食物的购销情况。

(10) 可能的资金来源　帮助估计营养计划的经费预算。

2. 获得资料的途径

(1) 收集、利用现有的资料　可从政府行政机构（如卫生、财政、统计、环境、交通等部门）、卫生服务机构（如医院、疾病控制中心、健康教育所、妇幼保健院）、科研学术部门（如院校、研究所等部门）现有的统计报表、体检资料、学术研究报告或调查数据中获得所需的信息。需要注意的是，在利用这些资料时应对资料进行质量评价，核实发表的时间是否符合客观实际，在确定资料可靠后再进一步分析数据。同时要注明各项资料的来源，尊重原著作者或调查者的知识产权。

(2) 专题讨论　专题讨论是调查对象在一定时间内围绕主题进行讨论的活动

形式。参加专题讨论的人员可以是本社区的居民代表、社区领导和卫生人员。会议之前应通知与会者会议的内容，以便大家做好发言准备。会议主持人应具备营养专业基础和主持会议的经验，会前要了解当地的基本情况，以便在讨论中鼓励和启发大家积极发表意见，调整和控制讨论的内容与进度。此种方法通过比较充分的信息交流，可以得到相互启发的沟通效果，从而获得丰富的信息资料。

（3）访谈　是收集社区人群健康资料的一个重要途径，做好访谈也是营养师应当具备的基本能力。访谈前要制定访谈内容和采访提纲，被访的对象包括领导者、社区居民、医务人员及专家等。访谈的优点是获得信息的准确性高，收集资料快捷。缺点是比较费时、费力和费经费。

（4）问卷调查　问卷式调查通常采用现场调查、信函调查、电话调查等方法，是调查研究中广泛应用的一种资料收集方法。问卷填写方法有调查者面对面访谈后填写和被调查者自填式两种方式。面对面调查形式比较灵活，对调查对象文化程度要求不高，问卷回收率较高，准确性也比较高。自填式调查比较节省时间、人力、物力，涉及个人隐私的调查可选用此方式，但自填式问卷回收率较低，准确性也比较差。信函调查覆盖面较广，但同样存在回收率较低的问题。

3. 调查表的编制

（1）调查表编制的基本原则

①相关性。表格中所有的问题都应与调查研究的主题有关，以免产生大量无效信息，干扰对调查结果的分析。

②客观性。所有的问题都不允许带有调查者的主观倾向和暗示，使被调查者做出自己真实的回答。

③适宜性。表格中的问题、用语要通俗易懂，能为被调查者理解和接受，避免使用专业术语。

④全面性。所有需要在调查中了解的信息都要在调查表中反映出来。

⑤合理性。表格中一个问题转到另一个问题时，应注意逻辑关系。询问的问题应从一般到个别、从容易到困难。

⑥可比性。如果想将本调查与其他调查结果相比较，应该考虑其他调查中提出的问题是否与表格中的问题相呼应。

⑦保密性。有的调查表还应用一些保密方法，如在调查表上使用被调查者的一个号码（如身份证号）来代替姓名，再将应答者的姓名与号码记录在另一特定纸上，并保存在一个安全的地方。

（2）调查表的内容　一般调查表均应包括如下几部分，调查表名称、封面信、指导语、被调查者基本情况、主体问题、答案、编码、作业证明记载（作业证明记载是指最后注明调查者姓名、访问日期、电话等内容）等。

（四）营养与健康档案的建立与管理

营养与健康档案（以下简称健康档案）是记录个体和群体营养健康状况的系

统化文件，与一般健康记录不同的是健康档案具有综合性、持续性、全面性的特征。健康档案可分为个人健康档案、家庭健康档案和社区健康档案，其中个人健康档案是建立健康档案最基础的工作，建立科学、完整、系统的个人健康档案，可为居民享受到高质量的卫生保健服务提供重要的依据，建立健全社区居民健康档案，科学地管理和有效地使用健康档案，是社区营养与健康工作的一项重要内容。

1. 个人健康档案的主要内容

个人健康档案的内容主要包括两部分内容。一是有关健康问题的"个人健康问题记录"，包括基本资料、问题目录、问题描述、病情流程表等；二是用以观察和预防疾病的"周期性健康检查记录"，该部分对居民个人所进行的周期性健康检查结果做全面、系统的记录。

（1）个人健康问题记录

①基本资料。基本资料一般包括以下方面。

a. 个人一般情况　包括姓名、性别、出生日期、籍贯、民族、文化程度、职业、婚姻状况、家庭关系、社会经济状况、宗教信仰、身份证号码及家庭住址等。

b. 生活习惯及健康行为情况　包括饮食、运动锻炼、睡眠、吸烟、酗酒、滥用药物等内容。

c. 人体生物学资料　指身高、体重、血压、血型、各种检查结果等指标。

d. 既往健康状况　包括现病史、过去史、家族史、药物过敏史、手术史、月经史、生育史等。

e. 心理健康状况　包括对健康和疾病的认知程度、平日的性格、患病期间的情绪变化等。

f. 生活事件　比如失业、车祸、离异、家庭成员死亡等对生活产生严重影响的事件。

②问题目录。所谓问题是指过去影响过、现在正在影响或将来还可能影响病人健康的异常情况，包括症状、体征、实验室检查结果、疾病诊断，也包括不明确的诊断或者无法解释的症状，以及社会、经济、心理和行为问题。问题目录常以表格的形式记录，将确认后的问题按发生的时间顺序逐一编号记入表中，为了便于查询，可以把问题分成主要健康问题和暂时性健康问题两大类，前者多指长期的、慢性的健康问题，问题目录常置于健康档案之首，便于对其情况一目了然。

③问题描述及问题进展记录。问题描述即将问题目录表中的每一问题依序号顺序逐一进行描述。

a. 基本情况　如病人的主诉、症状、病史等。

b. 客观资料　如病人的体征、实验室检查结果以及病人的态度、行为等。

c. 问题评估　根据各种数据和检查结果综合分析，对病人的情况作出全面的评价，包括诊断、鉴别诊断、与其他问题的关系、问题的轻重程度以及预后等。

d. 治疗计划　针对每一问题提出相应的治疗和康复计划，包括诊断计划、治疗计划、健康教育、营养指导和康复治疗等。

问题进展记录是根据上述问题顺序，对问题目录中的各种问题依照进展情况加以记录。若某一问题有更进一步的诊断名称时，则以新的名称替换旧的名称，如在跟踪中发现新的问题，则在进展记录中添加新的问题目录及编号。在进行问题进展记录的过程中，应始终贯穿生物、心理、社会、家庭这一主线，这样才能比较全面地获取资料，做出完整的评价和正确的处理方案。

④病情流程表。对于主要健康问题，尤其是需要长期监测的慢性疾病，应对其病情变化及治疗情况做连续性地记录。在社区营养和健康管理中，多采用病情流程表的方式描述病情或其他问题在一段时间内的变化情况，包括症状、体征、检验、用药、行为等的动态观察，其目的是为了对主要健康问题实施动态地监测和连续性的管理。

（2）周期性健康检查记录　周期性健康检查是针对个人健康危险因素制定的综合性健康检查方案，其记录提供的信息不但可以起到早期发现疾病的作用，还可以为制定健康促进方案提供系统、全面的客观依据。

周期性健康检查首先需要为服务对象设计好健康检查计划，其内容应当包括两个方面：一是针对致病因素采取预防措施中的计划免疫、生长发育评估、健康教育等；二为了预防疾病和早期发现疾病而设置的定期体检项目。

而周期性健康检查记录是将检查的项目、时间、各项检查结果及所采取的应对措施等信息详细填入健康档案中，以便系统、全面地观察和分析问题。

2. 个人健康档案的建立方法

（1）健康数据的收集　个人健康档案建立的原则是：数据真实可靠、不断更新、发现问题及时处理。档案形式应完整、统一，内容应简明、实用。其健康数据的收集可通过以下几种方式。

①利用现存资料　各个部门和系统都有常规性的报表，像保健卡、体检表之类，从中可以得到大量信息。

②经常性工作记录　比如医院的病例记录、卫生监测记录等，定期对这些资料进行分析，可以获得一些规律性的信息。

③社区调查　通过社区调查，可了解该社区人群的健康状况及社会因素、自然条件、遗传因素对人群健康的影响，大规模的人群调查可以得到较为全面和可靠的信息。

④健康筛查　通过体检确定受检者有无疾病和健康问题以及轻重程度。健康筛查涉及内科、外科、妇科、骨科、皮肤科、口腔科、眼科、耳鼻喉科、实验室等多项内容，可以充分利用这些资料丰富个人健康档案的内容。

（2）资料的核查和录入　原始数据是数据汇总、分析的基础。首先要对其内容进行复查，其次对数据的完整性和准确性进行复核，检查有无漏项和编码错误等，核查后方可保存文本档案或将数据录入计算机。数据录入要建立文档，按栏目输入，可采用两人同时录入，然后比较两人的录入结果来保持准确性，必要时要进行核对。

3. 个人健康档案的管理

（1）资料的管理

①统一编号、排列有序。健康档案应采取科学的管理方法，统一编号、脉络清楚、库藏有数、排架合理，便于核对检查和提供使用。对于数据档案，可按照社区分类，或者按疾病分类；卷内文案应按顺序排列，并将所有档案袋按顺序存放在档案柜内，档案在柜架上的排列次序，应先左后右、先上后下；起始卷号的档案在左上角，终止卷号的档案在右下角；在每一排柜架靠近主通道的一端，于适当高度位置统一贴上字体工整的醒目标签，写明该排柜架所存档案的名称和案卷起始号码。

②专人负责健康档案。要有专人负责，个人每次就诊时要凭就诊卡从档案室换取个人健康档案，就诊结束后及时将档案归还，换回就诊卡。

③数据资料应有备份。

（2）档案的保存

①保持适宜的温度和湿度。档案在存放过程中应注意对室内温湿度的调节，高温、高湿会加快纸张水解和字迹褪变的速度，增大有害气体和灰尘的吸附能力，招致害虫的滋生和霉菌的蔓延，这都会给档案造成严重的危害。档案室一般温度控制在 14~24℃，相对湿度为 45%~60%。为了掌握房间的温度和湿度，一般用仪表进行测量。采用自然通风的方法调节室内空气的温度和湿度，简便易行，比较经济。吸潮是调节房间湿度的重要方法，一般使用吸潮剂或机械设备来除去室内空气中的部分水蒸气。

②防范害虫。害虫可将档案蛀蚀成洞或毁为碎片，使其失去利用价值。要做好消灭档案害虫的防范措施，可采用杀虫剂涂刷法或者熏蒸法除治害虫。

三、社区营养干预

（一）社区营养干预措施的选择

营养干预即针对不同的营养问题而采取的营养改善措施。例如改善婴儿喂养、食品强化、普及周期性健康体检、改善环境卫生条件等。在选择干预措施，由于受人力、物力、资金等诸多条件的限制，措施不宜选得过多，只需选用主要的干预措施，力争做到事半功倍。要做到这一点必须有一个评判标准，以便比较并筛选出切合实际的干预措施。

1. 选择营养干预措施应综合考虑如下几项基本原则

（1）问题重　要优先解决重要的营养问题。

（2）作用大　采取的干预措施应能在解决营养不良问题中发挥最佳的作用。

（3）有可操作性　应对干预措施在实施上的难易程度进行评估，选择具有操作性和参与性的方案。

（4）资金允许　要考虑成本和效益，使干预措施具有可行性。

2. 选择营养干预步骤

（1）确定营养不良的高危人群，目标人群可根据以下特征确定。

①根据年龄分组，比如学龄儿童、哺乳妇女、更年期女性、60岁以上的老年人等，不同的年龄阶段由于生理特点不同，营养问题各有特点。

②根据职业分组，比如脑力劳动、开车一族、农民、商务人员、进城务工人员等，由于职业不同，生活习惯和营养问题差别也很大。

③社会经济水平，比如低保人员和高收入人员将会有不同的营养问题。

④受教育程度，不同的文化程度生活习惯不同，对营养教育的接受态度和程度有所不同。

⑤民族、信仰等，不同的民族和信仰有不同的生活习惯，对健康的影响各有特点。

（2）选择营养干预的问题应主要考虑以下几个方面：

①特定目标人群营养不良程度、性质原因，如哪些人易患营养不良，其年龄、职业、经济水平、民族等情况；存在何种营养不良或营养性疾病；营养不良的程度；营养不良的可能原因是什么。

②干预项目涉及的范围、已经拥有的资源、社区和社会参与的程度等因素。

③干预措施的意义、干预的有效性、实施的可行性、成本效益。

④确定最有意义的干预手段。

（3）对已选定的干预方法深入研究　将已选定的干预方法在纳入项目前，按标准要求仔细分析项目的可行性，同时参考有关文献，向有关专家、社区营养师和居民代表咨询，最终确定营养干预措施。

（二）社区营养干预项目举例：社区人群高血压干预项目

1. 现状调查分析

（1）项目意义　高血压是常见、最具普遍性和代表性的慢性疾病，大量研究证明，高血压是引起心脑血管疾病最重要的危险因素，其并发症有脑卒中、冠心病、心力衰竭、肾衰竭等。这些疾患具有高度的致死率和致残率，高血压引起的心脑血管疾病在我国的疾病负担和死因顺位中均占首位，根据2002年全国营养与健康调查结果显示，我国人群高血压患病率为8.8%，比1991年增加了31%，患者增加了近7000多万，全国达到1.6亿。随着人口的老龄化以及生活水平和膳食结构的改变，我国高血压将呈现持续上升趋势，由此带来的医疗卫生负担和经济负担将越来越重，因此高血压防治是当前我国慢性病、尤其是心脑血管疾病综合防治的重要课题和中心环节。国内外大规模的流行病学研究证明，高血压是在遗传背景轻度异常的基础上，加上不健康生活习惯而诱发致病的，诱发高血压的危险因素与不合理的膳食结构、高盐饮食、缺乏运动等生活习惯关系密切；高血压的病因，遗传因素的比重占30%~40%，生活习惯的比重占60%~70%，其中生活习惯是主要原因。由于高血压是一种生活行为为主要诱发因素的疾病，因此在很大程度上是一种可以预防的疾病。通过营养教育与健康促进，使民众建立起健康的生活习惯，可明显降低高血压患病率、控制或延缓其并发症。目前一般民众对高血压预防的重要性认识不足，我国居民中存在着明显的高血压知晓率、服药率和控制率低的状况。因此，在我国经济尚不发达、卫生资源极度紧张的情况下，针对我国目前存在的高血压流行现状，我们应借鉴发达国家的先进经验，开展以营养教育、健康管理为主的社区综合防治策略，提高人们预防高血压的意识和技能，改变人们不健康的饮食行为和生活方式，做到早发现、早诊断、早治疗，将高血压的危害降到最低限度。在社区营养工作中，应将在人群中开展高血压的营养干预应作为防治慢性病的优先项目。

（2）社区的营养问题　经调查发现某地某社区40岁以上人群高血压患病率为25%，人群中90%的人摄入高盐饮食，70%的人摄入高脂饮食；多数居民不清楚高盐和高脂饮食与高血压的直接关系，甚至有人认为盐吃少了没有力气，吃肉、喝酒可以御寒，不知道要定期了解自己的血压和血脂情况，不知道什么是正常血压，不知道血压与脑卒中有关，没有定期的健康体检和测试血压的制度。

2. 制定项目目标

（1）总目标　三年内将该社区40岁以上人群高血压患病率从25%下降到15%。

（2）分目标

①对高盐、高脂饮食与心脑血管疾病的关系知晓率从35%提高到95%。

②高盐、高脂饮食摄入率分别从90%和70%下降到15%。

③人群中正常血压知晓率从45%提高到95%；85%的医生掌握促进健康的有关知识；80%的医生在临床诊断时对病人给予健康促进的有关咨询；医院设立首诊病人量血压的制度。

④35岁以上人群每年测血脂率从40%提高到60%；35岁以上人群每年测血压从50%提高到90%；高血压患者按时服药及治疗从30%增加到70%。

3. 干预措施

（1）开展社区营养教育活动　通过举办培训班和散发营养教育材料等方法，使社区人群能做到以下内容。

①了解《中国居民膳食指南》的10项原则和"平衡膳食宝塔"中各类食物的用量，了解如何调节膳食结构，做到科学饮食、合理搭配。

②了解高血压的危险性，知道高盐、高脂饮食与高血压和心脑血管疾病的关系，知道各类人群每天食盐、食用油的摄入量和控制食用的办法。

③了解吸烟、大量饮酒、缺乏运动等不健康生活习惯与高血压的相关性，知道如何纠正不良的饮食习惯，熟练掌握改正不科学习惯的有效措施。

④了解血压的正常值，知道定期测量血压以及了解如何控制血压。

（2）高危人群的健康管理　对高危人群的营养干预应主要包括如下内容。

①建立健康档案。高血压治疗的最终目标是预防脑卒中和冠心病，对于已经发生过脑卒中和冠心病的病人来说，血压的管理必须非常谨慎严格，同时运动指导也应该十分慎重。对已经服药接受治疗者，应该将健康管理和治疗结合起来，并建立个人健康档案。

②组建高血压监控网络，定期监测社区 40 岁以上人群的血压，做到早发现、早治疗。

③对高血压病人定期随访，每月至少测血压一次。

④开展周期性的营养教育，纠正高危人群的不良饮食行为和生活方式。

⑤强化高血压规范管理及个体化指导，包括药物和非药物治疗。

⑥指导高血压病人学会如何自己测量血压，如何科学服药。

（3）健康人群的健康监测

①进行家族史的调查。遗传因素及家族生活习惯特点的考虑对于高血压疾病风险的评估意义重要，父母双方均为高血压患者的家庭，其子女高血压发生率也在 50% 左右，以前认为这主要是遗传因素所致，但近年来的研究表明，这一现象除了与遗传因素有一定的关系以外，一半以上是由于家庭共有的生活习惯所致。

②开展营养讲座、调查问卷和营养知识比赛等形式多样的健康促进活动，每年至少 2 次。

③培养血压测量志愿者，为每个居民楼购买血压表，并建立高血压监测信箱。

④针对医师、护士和社区卫生人员的高血压规范管理的培训，每年至少 4 次。

⑤建立高血压管理信息系统。

⑥对社区 40 岁以上人群每年测定血脂和血压一次。

4. 评价效果

（1）社区高血压计划活动是否按计划进度执行。

（2）营养教育的效果（预防高血压的态度、不良生活行为的改变等）。

（3）根据血脂、血压的变化评价高血压管理制度的执行效果。

（4）脑卒中死亡率的变化。

（5）高血压患病率的变化。

（6）项目的经费开支是否合理。

（7）高血压患者生活质量的提高。

四、实训练习：编制社区居民个人健康档案

1. 实训目标

掌握编制个人健康档案方法。

2. 实训案例

个人健康档案示范。

个人健康档案

档案袋外部填写：

姓名：　　　　　　　编号：

地址：　　　　　　　电话：

档案内文部分：见表7-1。

表7-1　　　　　　　　　个人档案登记表

姓名		性别		出生年月	
籍贯				民族	
信仰		血型		文化程度	
职业		收入		婚姻状况	
工作单位				联系电话	
住址				住宅电话	
医疗费用负担情况		公费			
		社会医疗保险			
		商业医疗保险			
		自费			
		其他			
吸烟情况		吸烟年龄			
		每天吸烟支数			
		吸烟年限			
饮酒情况		白酒折合38°每天			
		啤酒每天 mL			
		红酒每天 mL			
睡眠情况		>8h			
		6~8h			
		4~6h			
		4h<			

续表

饮食情况	三餐不规律			
	常不吃早餐			
	常暴饮暴食			
	三餐素食			
	常夜间22:00以后用餐			
	喜食咸			
	喜食辣			
	喜甜食			
	喜油炸食品			
	每周一次以上在饭店用餐			
运动情况	每周锻炼次数			
	每次锻炼时间<30min			
	每次锻炼时间30~60min			
	每次锻炼时间>60min			
锻炼方式				
患病史	高血压		确诊时间	
	冠心病		确诊时间	
	脑卒中		确诊时间	
	糖尿病		确诊时间	
	高脂血症		确诊时间	
	其他		确诊时间	
家族史	高血压	父亲		
		母亲		
		其他		
	冠心病	父亲		
		母亲		
		其他		
	脑血管病	父亲		
		母亲		
		其他		
	糖尿病	父亲		
		母亲		
		其他		
	恶性肿瘤	父亲		
		母亲		
		其他		
月经史				
生育史				

3. 实操训练

完成社区居民健康档案的建立。

> **思考题**
>
> 1. 社区营养工作者有哪些素质要求?
> 2. 社区营养工作需要收集哪些居民健康资料?
> 3. 根据所学内容编制一个社区营养状况调查表。

附录一 中国居民膳食营养素参考摄入量表（DRIs）2013

中国居民膳食能量需要量（EER）、宏量营养素可接受范围（AMDR）、蛋白质参考摄入量（RNI）

人群	EER（kcal/d）		AMDR				RNI	
	男	女	总碳水化合物（%E）	添加糖（%E）	总脂肪（%E）	饱和脂肪酸 U-AMDR（%E）	蛋白质（g/d）	
							男	女
0~6个月	90kcal/(kg·d)	90kcal/(kg·d)	—	—	48（AI）	—	9（AI）	9（AI）
7~12个月	80kcal/(kg·d)	80kcal/(kg·d)	—	—	40（AI）	—	20	20
1岁	900	800	50~65	—	35（AI）	—	25	25
2岁	1100	1000	50~65	—	35（AI）	—	25	25
3岁	1250	1200	50~65	—	35（AI）	—	30	30
4岁	1300	1250	50~65	<10	20~30	<8	30	30
5岁	1400	1300	50~65	<10	20~30	<8	30	30
6岁	1400	1250	50~65	<10	20~30	<8	35	35
7岁	1500	1350	50~65	<10	20~30	<8	40	40
8岁	1650	1450	50~65	<10	20~30	<8	40	40
9岁	1750	1550	50~65	<10	20~30	<8	45	45
10岁	1800	1650	50~65	<10	20~30	<8	50	50
11岁	2050	1800	50~65	<10	20~30	<8	60	55
14~17岁	2500	2000	50~65	<10	20~30	<8	75	60
18~49岁	2250	1800	50~65	<10	20~30	<8	65	55
50~64岁	2100	1750	50~65	<10	20~30	<8	65	55

续表

人群	EER (kcal/d)		AMDR				RNI 蛋白质 (g/d)	
	男	女	总碳水化合物 (%E)	添加糖 (%E)	总脂肪 (%E)	饱和脂肪酸 U-AMDR (%E)	男	女
65~79岁	2050	1700	50~65	<10	20~30	<8	65	55
80岁~	1900	1500	50~65	<10	20~30	<8	65	55
孕妇（早）	—	1800	50~65	<10	20~30	<8	—	55
孕妇（中）	—	2100	50~65	<10	20~30	<8	—	70
孕妇（晚）	—	2250	50~65	<10	20~30	<8	—	85
乳母	—	2300	50~65	<10	20~30	<8	—	80

注：此表6岁以上是指轻体力活动水平。

附录二 中国居民膳食矿物质的推荐摄入量(RNI)或适宜摄入量(AI)

人群	钙 mg/d RNI	磷 mg/d RNI	钾 mg/d AI	钠 mg/d AI	镁 mg/d RNI	氯 mg/d AI	铁 mg/d RNI 男	铁 mg/d RNI 女	碘 mg/d RNI	锌 mg/d RNI 男	锌 mg/d RNI 女	硒 mg/d RNI	铜 mg/d RNI	氟 mg/d AI	铬 mg/d AI	锰 mg/d AI	钼 RNI
0岁~	200(AI)	100(AI)	350	170	20(AI)	260	0.3(AI)		85(AI)	2.0(AI)		15(AI)	0.3(AI)	0.01	0.2	0.01	2(AI)
0.5岁~	250(AI)	180(AI)	550	350	65(AI)	550	10		115(AI)	3.5		20(AI)	0.3(AI)	0.23	4	0.7	15(AI)
1岁~	600	300	900	700	140	1100	9		90	4		25	0.3	0.6	15	1.5	40
4岁~	800	350	1200	900	160	1400	10		90	5.5		30	0.4	0.7	20	2	50
7岁~	1000	470	1500	1200	220	1900	13		90	7		40	0.5	1	25	3	65
11岁~	1200	640	1900	1400	300	2200	15	18	110	10	9	55	0.7	1.3	30	4	90
14岁~	1000	710	2200	1600	320	2500	16	18	120	11.5	8.5	60	0.8	1.5	35	4.5	100
18岁~	800	720	2000	1500	330	2300	12	20	120	12.5	7.5	60	0.8	1.5	30	4.5	100
50岁~	1000	720	2000	1400	330	2200	12	12	120	12.5	7.5	60	0.8	1.5	30	4.5	100
65岁~	1000	700	2000	1400	320	2200	12	12	120	12.5	7.5	60	0.8	1.5	30	4.5	100
80岁~	1000	670	2000	1300	310	2000	12	12	120	12.5	7.5	60	0.8	1.5	30	4.5	100
孕妇(早)	800	720	2000	1500	370	2300	—	20	230	—	9.5	65	0.9	1.5	31	4.9	110
孕妇(中)	1000	720	2000	1500	370	2300	—	24	230	—	9.5	65	0.9	1.5	34	4.9	110
孕妇(晚)	1000	720	2000	1500	370	2300	—	29	230	—	9.5	65	0.9	1.5	36	4.9	110
乳母	1000	720	2400	1500	330	2300	—	24	240	—	12	78	1.4	1.5	37	4.8	113

附录三 中国居民膳食维生素推荐摄入量（RNI）或适宜摄入量（AI）

人群	维生素A ugRAE/d RNI 男	维生素A ugRAE/d RNI 女	维生素D ug/d RNI	维生素E mg α-TE/d AI	维生素K ug/d AI	维生素B₁ mg/d RNI 男	维生素B₁ mg/d RNI 女	维生素B₂ mg/d RNI 男	维生素B₂ mg/d RNI 女	维生素B₆ mg/d RNI	维生素B₁₂ ug/d RNI	泛酸 mg/d AI	叶酸 ugDFE/d RNI	烟酸 mgNE/d RNI 男	烟酸 mgNE/d RNI 女	胆碱 mg/d AI 男	胆碱 mg/d AI 女	生物素 ug/d AI	维生素C mg/d RNI
0岁~	300(AI)		10(AI)	3	2	0.1(AI)		0.4(AI)		0.2(AI)	0.3(AI)	1.7	65(AI)	2(AI)		120		5	40(AI)
0.5岁~	350(AI)		10(AI)	4	10	0.3(AI)		0.5(AI)		0.4(AI)	0.6(AI)	1.9	100(AI)	3(AI)		150		9	40(AI)
1岁~	310		10	6	30	0.6		0.6		0.6	1	2.1	160	6		200		17	40
4岁~	360		10	7	40	0.8		0.7		0.7	1.2	2.5	190	8		250		20	50
7岁~	500		10	9	50	1		1		1	1.6	3.5	250			300		25	65
11岁~	670	630	10	13	70	1.3	1.1	1.3	1.1	1.3	2.1	4.5	350	11	10	400		35	90
14岁~	820	630	10	14	75	1.6	1.3	1.5	1.2	1.4	2.4	5	400	14	12	500	400	40	100
18岁~	800	700	10	14	80	1.4	1.2	1.4	1.2	1.4	2.4	5	400	16	13	500	400	40	100
50岁~	800	700	10	14	80	1.4	1.2	1.4	1.2	1.6	2.4	5	400	15	12	500	400	40	100
65岁~	800	700	15	14	80	1.4	1.2	1.4	1.2	1.6	2.4	5	400	14	11	500	400	40	100
80岁~	800	700	15	14	80	1.4	1.2	1.4	1.2	1.6	2.4	5	400	13	10	500	400	40	100
孕妇（早）	—	700	10	14	80	—	1.2	—	1.2	2.2	2.9	6	600	—	12	—	420	40	100
孕妇（中）	—	770	10	14	80	—	1.4	—	1.4	2.2	2.9	6	600	—	12	—	420	40	115
孕妇（晚）	—	770	10	14	80	—	1.5	—	1.4	2.2	2.9	6	600	—	12	—	420	40	115
乳母	—	1300	10	17	80	—	1.5	—	1.5	1.7	3	7	550	—	15	—	520	50	150

附录四 食物营养成分表

类别	名称	食部	蛋白质	脂肪	糖类	热能	不溶性纤维	钙	磷	铁	总维生素A	维生素B$_1$	维生素B$_2$	烟酸	抗坏血酸
		%	g	g	g	kcal	g	mg	mg	mg	ugRE	mg	mg	mg	g
谷类及薯类	籼米(标一)	100	7.7	0.7	77.9	348	0.6	7	146	1.3	—	0.15	0.06	2.1	—
	粳米(标一)	100	7.7	0.6	77.4	345	0.6	8	164	2.3	—	0.16	0.08	1.3	—
	粳米(特等)	100	7.3	0.4	75.7	335	0.4	24	80	0.9	—	0.08	0.04	1.1	—
	小麦粉(标准粉)	100	11.2	1.5	73.6	349	2.1	31	188	3.5	—	0.28	0.08	2	—
	小麦粉(富强粉)	100	10.3	1.1	75.2	351	0.7	27	114	2.7	—	0.17	0.06	2	—
	小米	100	9	3.1	75.1	361	1.6	41	229	5.1	17	0.33	0.1	1.5	—
	高粱米	100	10.4	3.1	74.7	360	4.3	22	329	6.3	—	0.29	0.1	1.6	—
	玉米面(黄)	100	8.1	3.3	75.2	352	5.6	22	196	3.2	7	0.26	0.09	2.3	—
	莜麦面	100	12.2	7.2	67.8	376	4.6	22	35	13.6	3	0.39	0.04	3.6	—
	马铃薯	94	2	0.2	17.2	77	0.7	8	40	0.8	5	0.08	0.04	1.1	27
	甘薯粉	100	2.7	0.2	80.9	336	0.1	33	12	10	3	0.03	0.05	0.2	—
	黄豆	100	35	16	34.2	390	15.5	191	456	8.2	37	0.41	0.2	2.1	—
	绿豆	100	21.6	0.8	62	329	6.4	81	337	6.5	22	0.25	0.11	2	—
	赤豆	100	20.2	0.6	63.4	324	7.7	74	305	7.4	13	0.16	0.11	2	—

附录四 食物营养成分表

类别	食物													
干豆类及制品	豇豆	100	19.3	1.2	65.6	7.1	4	344	7.1	10	0.16	0.08	1.9	—
	蚕豆	100	21.6	1	61.5	1.7	31	418	8.2	—	0.09	0.13	1.9	2
	豆浆	100	1.8	0.7	1.1	1.1	10	30	0.5	15	0.02	0.02	0.1	—
	豆腐(北)	100	12.2	4.8	2	0.5	138	158	2.5	5	0.05	0.03	0.3	—
	豆腐(南)	100	6.2	2.5	2.6	0.2	116	90	1.5	—	0.02	0.04	1	—
	豆腐干	100	57.7	22.8	3.7		5	74	1.3	—	0.03	0.06	—	—
	油豆腐	100	17	17.6	4.9	0.6	147	238	5.2	5	0.05	0.04	0.3	8
	黄豆芽	100	4.5	1.6	4.5	1.5	21	74	0.9	5	0.04	0.07	0.6	6
	绿豆芽	100	2.1	0.1	2.9	0.8	9	37	0.6	3	0.05	0.06	0.5	13
鲜豆类	扁豆	91	2.7	0.2	8.2	2.1	38	54	1.9	25	0.04	0.07	0.9	18
	豆角	96	2.5	0.2	6.7	2.1	29	55	1.5	33	0.05	0.04	0.9	16
	荷兰豆	88	2.5	0.3	4.9	1.4	51	19	0.9	80	0.09	0.06	0.7	9
	豇豆	97	2.9	0.3	5.9	2.3	27	63	0.5	42	0.07	0.07	0.8	9
	苋豆	96	0.8	0.1	7.4	2.1	88	37	1	40	0.33	0.04	0.8	6
茎、叶、根、茎、花类	芋头	84	2.2	0.2	18.1	1	36	55	1	27	0.06	0.05	0.7	21
	白萝卜	95	0.9	0.1	5	1	36	26	0.5	3	0.02	0.03	0.3	3
	红萝卜	97	1	0.1	4.6	0.8	11	26	2.8	—	0.05	0.02	0.1	—
	青萝卜	95	1.3	0.2	6.8	0.8	40	34	3.1	10	0.04	0.02	—	14
	芥菜头	83	1.9	0.2	7.4	1.4	65	36	0.8	—	0.06	0.02	0.6	34
	胡萝卜(红)	96	1	0.2	8.8	1.1	32	27	1	688	0.04	0.03	0.6	13
	洋葱	90	1.1	0.2	9	0.9	24	39	0.6	3	0.03	0.03	0.3	8
	大葱	82	1.7	0.3	6.5	1.3	29	38	0.7	10	0.03	0.05	0.5	17

续表

类别	名称	食部 %	蛋白质 g	脂肪 g	糖类 g	热能 kcal	不溶性纤维 g	钙 mg	磷 mg	铁 mg	总维生素A ugRE	维生素B_1 mg	维生素B_2 mg	烟酸 mg	抗坏血酸 g
	姜	95	1.3	0.6	10.3	46	2.7	27	25	1.4	28	0.02	0.03	0.8	4
	茭白	74	1.2	0.2	5.9	26	1.9	4	36	0.4	5	0.02	0.03	0.5	5
	冬笋	39	4.1	0.1	6.5	42	0.8	22	56	0.1	13	0.08	0.08	0.6	1
	蒜头	85	4.5	0.2	27.6	128	1.1	39	117	1.2	5	0.04	0.06	0.6	7
	藕	88	1.9	0.2	16.4	73	1.2	39	58	1.4	3	0.09	0.03	0.3	44
茎、叶、根、蔓、花类	大白菜	87	1.5	0.1	3.2	18	0.8	50	31	0.7	20	0.04	0.05	0.6	31
	小白菜	81	1.5	0.3	2.7	17	1.1	90	36	1.9	280	0.02	0.09	0.7	28
	芥菜	88	2.9	0.4	4.7	31	1.7	294	81	5.4	432	0.04	0.15	0.6	43
	油菜	87	1.8	0.5	3.8	25	1.1	108	39	1.2	103	0.04	0.11	0.7	36
	卷心菜	86	1.5	0.2	4.6	24	1	49	26	0.6	12	0.03	0.03	0.4	40
	菠菜	89	2.6	0.3	4.5	28	1.7	66	47	2.9	487	0.04	0.11	0.6	32
	韭菜	90	2.4	0.4	4.6	29	1.4	42	38	1.6	235	0.02	0.09	0.8	24
	芹菜茎	67	1.2	0.2	4.5	22	1.2	80	38	1.2	57	0.02	0.06	0.4	8
	雪里蕻	94	2	0.4	4.7	27	1.6	230	47	3.2	52	0.03	0.11	0.5	31
	空心菜	76	2.2	0.3	3.6	23	1.4	99	38	1.5	253	0.03	0.08	0.8	25
	苋菜(红)	73	2.8	0.4	5.9	35	1.8	178	63	2.9	248	0.03	0.1	0.6	30
	莴苣	62	1	0.1	2.8	15	0.6	23	48	0.9	25	0.02	0.02	0.5	4
	花椰菜	82	2.1	0.2	4.6	26	1.2	23	47	1.1	5	0.03	0.08	0.6	61

附录四 食物营养成分表

类别	食物														
瓜果类	西葫芦	73	0.8	0.2	3.8	19	0.6	15	17	0.3	5	0.01	0.03	0.2	6
	番茄	97	0.9	0.2	4	20	0.5	10	23	0.4	92	0.03	0.03	0.3	19
	茄子	93	1.1	0.2	4.9	23	1.3	24	23	0.5	8	0.02	0.04	0.6	5
	辣椒(青,尖)	84	1.4	0.3	5.8	27	2.1	15	33	0.7	57	0.03	0.04	0.5	62
	甜椒	82	1	0.2	5.4	25	1.4	14	20	0.8	57	0.03	0.03	0.9	72
	丝瓜	83	1	0.2	4.2	21	0.6	14	29	0.4	15	0.02	0.04	0.4	5
	冬瓜	80	0.4	0.2	2.6	12	0.7	19	12	0.2	3	0.02	0.01	0.3	18
	黄瓜	92	0.8	0.2	2.9	16	0.5	24	24	0.5	15	0.02	0.03	0.2	9
	南瓜	85	0.7	0.1	5.3	23	0.8	16	24	0.4	17	0.03	0.03	0.4	8
	西瓜	56	0.6	0.1	5.8	26	0.3	8	9	0.3	75	0.02	0.03	0.2	6
	甜瓜	78	0.4	0.1	6.2	27	0.4	8	9	0.3	5	0.02	0.03	0.3	15
咸菜类	榨菜	100	2.2	0.3	6.5	33	2.1	155	41	3.9	82	0.03	0.06	0.5	2
	酱萝卜	100	3.5	0.4	4.5	33	1.3	102	60	3.8	—	0.05	0.09	0.8	—
	腌芥菜头	100	2.8	0.1	9.3	44	2.7	87	41	2.9	—	0.07	0.02	0.8	—
	腌雪里蕻	100	2.4	0.2	5.4	29	2.1	294	36	5.5	8	0.05	0.07	0.7	4
	酱黄瓜	100	3	0.3	3.4	26	1.2	52	73	3.7	30	0.06	0.01	0.9	—
	八宝菜	100	4.6	1.4	13.4	78	3.2	110	77	4.8	—	0.17	0.03	0.2	—
鲜果 干果类	柑橘	77	0.7	0.2	11.9	51	0.4	35	18	0.2	148	0.08	0.04	0.4	28
	苹果	76	0.2	0.2	13.5	48	1.2	4	12	0.6	3	0.06	0.02	0.2	4
	葡萄	86	0.5	0.2	10.3	44	0.4	5	13	0.4	8	0.04	0.02	0.2	25
	桃	86	0.9	0.1	12.2	51	1.3	6	20	0.8	3	0.01	0.03	0.7	7
	杏	91	0.9	0.1	9.1	38	1.3	14	15	0.6	75	0.02	0.03	0.6	4

续表

类别	名称	食部 %	蛋白质 g	脂肪 g	糖类 g	热能 kcal	不溶性纤维 g	钙 mg	磷 mg	铁 mg	总维生素A ugRE	维生素B_1 mg	维生素B_2 mg	烟酸 mg	抗坏血酸 g
鲜果类	柿	87	0.4	0.1	18.5	74	1.4	9	23	0.2	20	0.02	0.02	0.3	30
	枣(鲜)	87	1.1	0.3	30.5	125	1.9	22	23	1.2	40	0.06	0.09	0.9	243
	红果	76	0.5	0.6	25.1	102	3.1	52	24	0.9	10	0.02	0.02	0.7	2
	香蕉	59	1.4	0.2	22	93	1.2	7	28	0.4	10	0.02	0.04	0.7	8
	菠萝	68	0.5	0.1	10.8	44	1.3	12	9	0.6	3	0.04	0.04	0.2	18
干果类	枣(干)	80	3.2	0.5	67.8	276	6.2	64	51	2.3	2	0.04	0.16	0.9	14
	西瓜子(炒)	43	32.7	44.8	14.2	582	4.5	28	765	8.2	—	0.03	0.05	3.4	—
	葵花子(炒)	52	22.6	52.8	17.3	625	4.8	72	564	6.1	5	0.43	0.26	4.8	—
菌藻类	蘑菇(鲜)	99	2.7	0.1	4.1	24	2.1	6	94	1.2	2	0.08	0.35	4	2
	香菇(鲜)	100	2.2	0.3	5.2	26	3.3	2	53	0.3	—	—	0.08	2	1
	海带	100	1.2	0.1	2.1	0.5	13	46	22	0.9	—	0.02	0.15	1.3	—
	紫菜(干)	100	26.7	1.1	44.1	250	21.6	264	350	54.9	228	0.27	1.02	7.3	2
油脂及	猪油(炼)	100	—	99.6	0.2	897	—	—	—	—	27	0.02	0.03	—	—
	花生油	100	—	99.9	0	899	—	12	15	2.9	0.03	—	—	—	—
调味品类	芝麻酱	100	19.2	52.7	22.7	630	5.9	1170	626	50.3	17	0.16	0.22	5.8	—
	酱油	100	5.6	0.1	10.1	63	0.2	66	204	8.6	—	0.05	0.13	1.7	—
	红糖	100	0.7	—	96.6	389	—	157	11	1.4	0	0.01	—	0.3	—
	白砂糖	100	—	—	99.9	400	—	20	8	0.6	—	—	—	—	—
	甜面酱	100	5.5	0.6	28.5	139	1.4	29	76	3.6	5	0.03	0.14	2	—

附录四 食物营养成分表

	食物	食部(%)	蛋白质	脂肪	碳水化合物	热量	粗纤维	钙	磷	铁	胡萝卜素	硫胺素	核黄素	尼克酸	抗坏血酸
	豆瓣酱	100	13.6	6.8	17.1	181	1.5	53	154	16.4	—	0.11	0.46	2.4	—
	醋	100	2.1	0.3	4.9	31	—	17	96	6	—	0.03	0.05	1.4	—
	精盐	100	—	—	—	—	—	22	—	1	—	—	—	—	—
肉及禽类	肥瘦猪肉	100	13.2	37	2.4	395	—	6	162	1.6	18	0.22	0.16	3.5	—
	咸肉	100	16.5	36	0	390	—	10	112	2.6	20	0.77	0.21	3.5	—
	猪舌	94	15.7	18.1	1.7	233	—	13	163	2.8	15	0.13	0.3	4.6	—
	猪心	97	16.6	5.3	1.1	119	—	12	189	4.3	13	0.19	0.48	6.8	4
	猪肝	99	19.3	3.5	5	129	—	6	310	22.6	4972	0.21	2.08	15	20
	猪肾	93	15.4	3.2	1.4	96	—	12	215	6.1	41	0.31	1.14	8	13
	猪肚	96	15.2	5.1	0.7	110	—	11	124	2.4	3	0.07	0.16	3.7	—
	猪血	100	12.2	0.3	0.9	55	—	4	16	8.7	—	0.03	0.04	0.3	—
	肥瘦牛肉	99	19.9	4.2	2	125	—	23	168	3.3	7	0.04	0.14	5.6	—
	牛肝	100	19.8	3.9	6.2	139	—	4	252	6.6	20220	0.16	1.3	11.9	9
	肥瘦羊肉	90	19	14.1	0	203	—	6	146	2.3	22	0.05	0.14	4.5	—
	羊肝	100	12.2	3.4	1.8	87	—	8	299	7.5	20972	0.21	1.75	22.1	—
	鸡	66	19.3	9.4	1.3	167	—	9	156	1.4	48	0.05	0.09	5.6	—
	鸡肝	100	16.6	4.8	2.8	111	—	7	263	12	10414	0.33	1.1	11.9	—
	鸭	68	15.5	19.7	0.2	240	—	6	122	2.2	52	0.08	0.22	4.2	—
	鹅	63	17.9	19.9	0	251	—	4	144	3.8	42	0.07	0.23	4.9	—
蛋类	鸡蛋	88	13.3	8.8	2.8	144	—	56	130	2	234	0.11	0.27	0.2	—
	鸭蛋	87	12.6	13	3.1	180	—	62	226	2.9	261	0.17	0.35	0.2	—

续表

类别	名称	食部 %	蛋白质 g	脂肪 g	糖类 g	热能 kcal	不溶性纤维 g	钙 mg	磷 mg	铁 mg	总维生素A ugRE	维生素B_1 mg	维生素B_2 mg	烟酸 mg	抗坏血酸 g
水产类	小黄花鱼	63	17.9	3	0.1	77.9	—	78	188	0.9	—	0.04	0.04	2.3	—
	带鱼	76	17.7	4.9	3.1	127	—	28	191	1.2	29	0.02	0.06	2.8	—
	鲳鱼	70	18.5	7.3	0	72.8	—	46	155	1.1	24	0.04	0.07	2.1	—
	鲢鱼	61	17.8	3.6	0	104	—	53	190	1.4	20	0.03	0.07	2.5	—
	鲤鱼	54	17.6	4.1	0.5	109	—	50	204	1	25	0.03	0.09	2.7	—
	青鱼	63	20.1	4.2	0	118	—	31	184	0.9	42	0.03	0.07	2.9	—
	鲫鱼	54	17.1	2.7	3.8	108	—	79	193	1.3	17	0.04	0.09	2.5	—
	沙丁鱼	67	19.8	1.1	0	89	—	184	183	1.4	—	0.01	0.03	2	—
	墨鱼	69	15.2	0.9	3.4	83	—	15	165	1	—	0.02	0.04	1.8	—
	河虾	86	16.4	2.4	0	87	—	325	186	4	48	0.04	0.03	—	—
	对虾	61	18.6	0.8	2.8	93	—	62	228	1.5	15	0.01	0.07	1.7	—
	虾米	100	43.7	2.6	0	198	—	555	666	11	21	0.02	0.12	5	—
	虾皮	100	30.7	2.2	2.5	153	—	991	582	6.7	19	0.02	0.14	3.1	—
	蛤蜊	39	7.7	0.6	2.2	45	0.7	133	128	10.9	21	0.01	0.13	1.5	—
乳及代乳品	人乳	100	1.3	3.4	7.4	65	—	30	13	0.1	11	0.01	0.05	0.2	5
	牛乳	100	3	3.2	3.4	54	—	104	73	0.3	24	0.03	0.14	0.1	1
	羊乳	100	1.5	3.5	5.4	59	—	82	98	0.1	84	0.04	0.12	2.1	—
	全脂牛奶粉	100	20.1	21.2	51.7	478	—	676	469	0.7	141	0.11	0.73	0.9	4
	酸奶	100	2.5	2.7	9.3	72	—	118	85	0.4	26	0.03	0.15	0.2	1

参 考 文 献

[1] 中国营养学会. 中国居民膳食指南(2016)[M]. 北京:人民卫生出版社,2016.

[2] 中国营养学会. 中国居民膳食指南(2007)[M]. 西藏:西藏人民出版社,2008.

[3] 中国营养学会. 中国居民膳食指南(2016)科普版[M]. 北京:人民卫生出版社,2016.

[4] 中国营养学会. 中国居民膳食营养素参考摄入量(2013版)[M]. 北京:科学出版社,2014.

[5] 杨月欣,王光亚,潘新昌. 中国食物成分表(第2版)[M]. 北京:北京大学医学出版社.

[6] 中国就业培训技术指导中心组织编写. 公共营养师(国家职业资格一级)(第2版)[M]. 北京:中国劳动社会保障出版社,2014.

[7] 中国就业培训技术指导中心组织编写. 公共营养师(国家职业资格二级)(第2版)[M]. 北京:中国劳动社会保障出版社,2014.

[8] 中国就业培训技术指导中心组织编写. 公共营养师(国家职业资格三级)(第2版)[M]. 北京:中国劳动社会保障出版社,2014.

[9] 中国就业培训技术指导中心组织编写. 公共营养师(国家职业资格四级)(第2版)[M]. 北京:中国劳动社会保障出版社,2014.

[10] 中国就业培训技术指导中心组织编写. 公共营养师(基础知识)(第2版)[M]. 北京:中国劳动社会保障出版社,2012.

[11] 葛可佑. 公共营养师[M]. 北京:人民卫生出版社. 2007.

[12] 李凤林,夏宇. 食品营养与卫生学[M]. 北京:中国轻工业出版社,2009.

[13] 高秀兰. 食品营养与卫生[M]. 重庆:重庆大学出版社,2015.

[14] 王丽琼. 食品营养与卫生(第2版)[M]. 北京:化学工业出版社,2013.

[15] 凌强. 食品营养与卫生安全[M]. 北京:清华大学出版社,2017.

[16] 任顺成. 食品营养与卫生[M]. 北京:中国轻工业出版社,2011.

[17] 刘冬梅,郑桂兰. 食品营养与卫生[M]. 北京:中国轻工业出版社,2015.

[18] 李世敏. 应用营养学与食品卫生管理[M]. 北京:中国农业出版社,2002.

[19] 孙长颢. 营养与食品卫生学(第7版)[M]. 北京:人民卫生出版社,2012.

[20] 高永清,吴小南. 营养与食品卫生学(案例版,第2版)[M]. 北京:科学出版社,2017.

[21] 柳春红. 食品营养与卫生[M]. 北京:中国农业出版社,2013.

[22] 吴坤. 营养与食品卫生学(第6版)[M]. 北京:人民卫生出版社,2008.

[23] 中国就业培训技术指导中心组织编写. 营养配餐员[M]. 北京:中国劳动保障社会出版社,2007.

[24] 孙远明. 食品营养学[M]. 北京:科学出版社,2017.

[25] 周才琼. 食品营养学[M]. 北京:高等教育出版社,2011.

[26] 王光慈. 食品营养学[M]. 北京:中国农业出版社,2001.

[27] 王璋. 食品化学[M]. 北京:中国轻工业出版社,2007.

[28] 杨君. 食品营养学[M]. 北京:中国轻工业出版社,2009.